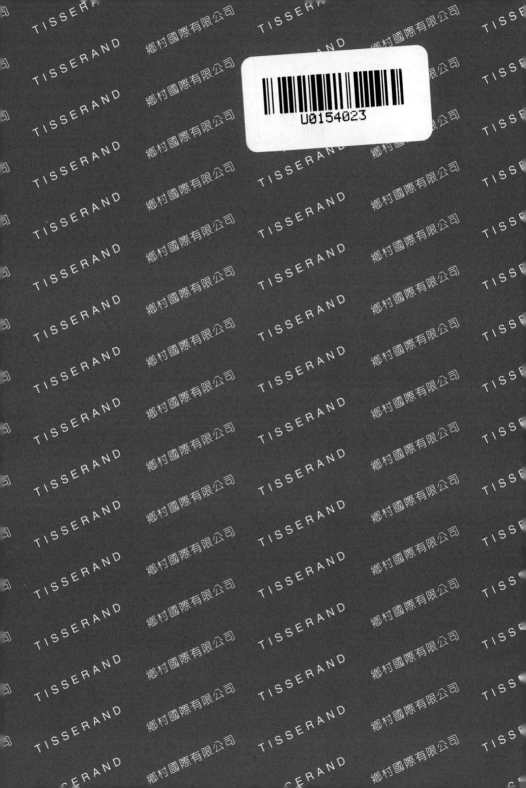

U0154023

歡迎您來到芳香療法的迷人世界

發行者題

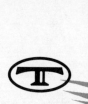

滴莎蘭德
～您個人的專屬芳療書～

The Personal
Guide to Aromatherapy

Michelle Studio　編著

劉容珠　審訂

端看花香

享受大自然的香氣

會讓您感受到

心靈的平靜及生命的喜悅

出版者序

芳香療法的施展猶如一場天籟般地演奏會，能令人渾然忘我，猶如羽化登仙、遺世獨立，進入另一個世外桃源般的快樂無比！

非常感謝眾多芳香療法愛用者的支持與鼓勵，使得這本「滴莎蘭德－您個人的專屬芳療書」能夠於短時間內再次出版！同時也更讓我們證實了一件事，「芳香療法」已經深深地紮根於日常生活之中。

本書在英國滴莎蘭德(Tisserand)純質精油引進台灣滿十週年之際再版上世，對於鄉村公司來說是莫大的鼓勵；不僅表達出我們對於芳香療法的執著，更展現出高品質的精油絕對是經得起環境的變遷及時代的考驗。

回首當年芳香精油引入台灣之際，在一向以保養品為主的美容市場中，芳療市場可說是在褓褓的階段，資訊十分匱乏，坊間的書籍很難得到正確及完整的資訊，再加上消費者的接受程度不高，整個市場推廣的過程可說是千辛萬苦，從排斥、不懂、模糊、疑惑到接受、愛用以及普及化，可說是嚐盡苦頭。直到國外留學的芳療師相繼回國，鄉村公司經常性地舉辦芳療課程之後，才開始如漣漪般地一圈一圈往外拓展。滴莎蘭德(Tisserand)品牌，是由英國芳療之父—羅伯・滴莎蘭德所創立，其芳香系列產品在英國屢獲「英國健康雜誌的翹楚—健康之最」的健康大賞，消費大眾的肯定，證實高品質的芳香精油是輔助大眾健康生活的最佳幫手。

相較於坊間的芳香療法書籍，本書的寫作風格及題材，可說是具有其獨特的優點，每個章節都清楚的表達出主題，更反映出精油的使用者對於芳香療法的熱誠、對專業理念的持守、對身心靈療癒的渴求、對生命的重視以及對於生活環境的關注；每一個文字都希望能引夠起讀者的共鳴，激發讀者們將所學得的知識能夠充分地運用在生活中。

　　鄉村公司在此感謝審訂者—劉容珠小姐(國際芳香治療師)的大力相助，同時也感謝為這本書的出版投入許多心力的同仁們；由於大家的力求完美以及發揮團隊精神，才能讓「滴莎蘭德－您個人的專屬芳療書」能夠以如此快速的重新再版。在此，希望所有熱愛大自然以及芳香療法的朋友們，藉著本書的導引，親身去體驗那芬芳馥郁的精油世界，從中採擷大自然的智慧之果，從而體會心靈的平靜及生命的喜悅。

　　鄉村公司，隨時都在您的生命轉折處引領您…

發行人
鄉村國際有限公司總裁

林松泉

09.30.2004

審訂者序

再次審訂「滴莎蘭德－您個人的專屬芳療書」時，這中間的過程有如穿越時空隧道般地回到初學芳療時的心情，再次細細品味芳香療法的神奇與美妙，心中充滿了愉悅與悸動。回首當年負笈英國學習芳香療法，從懵懵懂懂到慢慢感受她的神奇、體驗她的美好，直到現在深深投入芳香療法的迷人世界中，傳授相關知識並分享學習心得與經驗給大家，這是一條漫長但又充滿喜悅的路程。

近年來芳香療法的市場不斷地在改變，特別是傳播媒體對於芳香精油的報導通常是在消費者使用芳香精油導致身心受傷害的事件之後，並且以外行人的姿態，引用批判的字眼一再地報導，一度使得「芳香療法」、「精油」等字眼，令人聞之膽怯，甚至對於精油療效深感質疑，更害怕成為下一個無辜的受害者；政府也因此一再修改政策並加強對芳香精油的管理，致使誠信經營的業者反而受到各方的鉗制與不信任，芳香療法與精油的使用似乎面臨危機；事實上，對於堅持天然、高品質芳香精油及守法的業者而言，卻認為這是個絕佳的轉機，可以藉著這些不幸事件教導消費者如何辨識品質良好的精油與如何安全、正確的使用芳香精油，以杜絕因為誤用或不當使用造成傷害的事件再度發生，同時也避免芳香療法一而再、再而三地蒙受不白之冤。

消費者要如何避免誤用或是不當使用精油呢？您可以諮詢具有專業執照的芳療師或洽詢專業合格的業者，您也可以尋求專業書籍自修。在琳瑯滿目的書籍中，「滴莎蘭德－您個人的專屬芳療書」

是值得推薦給您的一本好書。本書的特色是以英國滴莎蘭德芳療學院的授課資料為主要架構,並蒐集芳香療法相關的中英文資料精華,交互融合貫通之後,化繁為簡,透過淺顯易懂的文字編纂而成。再版的內容除了原有芳香療法的歷史、芳香精油基本概念、基礎油介紹、精油的實踐、精油小百科、經絡與您之外,更增添了女人的秘密花園、寶寶與嬰兒的護理、與十二星座的芳香療法等單元,讓芳香精油在您居家生活的運用更多,讓您更得心應手。為了呼應DIY市場的需求,本書更提供了各式各樣的芳香產品製作方法,例如芳香蠟燭、芳香足部龜裂乳膏、酸鹼平衡水…等,各式各樣的豐富內容,讓您愛不釋手。

閱讀本書就像閱讀一本有趣的教科書,處處可以看出編者的用心與細心。在精油實踐章節部分,您可找到非常完整、詳細的醫學知識說明與實例,但您卻不會覺得枯燥與乏味,透過文字的導引您也可做簡易的自我症狀判別;而寶寶與嬰兒的護理單元,更是體貼新手媽媽,教導新手媽媽如何與寶貝做最親密的溝通;十二星座的芳香療法,透過希臘神話故事敘述星座的由來,以及不同星座的人應該如何使用獨特且專屬的芳香精油等等。

「滴莎蘭德-您個人的專屬芳療書」是一本實用的工具書,也是精油小百科。您可以針對您個人的需求來運用,對於單方精油有興趣,您可以從精油小百科單元著手;想瞭解經絡與精油的,您可以直接切入經絡與您的單元,查詢您需要的資料。擁有一本好書,有如良師益友般,不僅傳授正確的知識,更能導引正確的方向,不至於在浩瀚的資訊中迷航。

建議您以輕鬆但嚴肅的態度來閱讀本書，並將其運用在生活上，同時，提醒您在使用芳香精油時，一定要小心謹慎，特別注意使用劑量、濃度與使用方法，如您有身體上的重大疾病，一定要諮詢專業的醫生，不能全依賴芳香療法，如此一來，您才能真正體驗芳香療法帶給您迷人的感受。

審訂者

國際芳香治療師

The Tisserand Institute

Diploma in Holistic Aromatherapy

(TIDHA)

滴莎蘭德芳療學院

劉容珠

09. 25. 2004

導 讀

揭開芳香療法的神秘寶盒－開啓您人生另一完美的旅程

　　無論是單從傳統醫學或是自然療法的發展角度來看，甚至是一般普羅大眾的眼中，「芳香療法」的發現，絕對是人類發展史上一個重大的里程碑。這不僅代表所有的字典都可以查得到「Aromatherapy」這個專有名詞，而芳香精油對身心靈所帶來的療效，無論是對於人類的影響或是對歐亞文化醫學上的改變等等，相信這是芳療的愛用者或是反對者、甚至是攻訐者，有目共睹而且毫無異議的。

芳香療法的發現

　　自古以來人類便認爲植物具有身、心、靈的療癒力量，如利用植物當作食材、衣物、遮蔽物、示愛及避邪等。不管是西方的木乃伊、維多利亞時代充滿香氣的公共澡堂或是東方的神農氏及印度的阿輸吠陀等，種種的資料都顯示出，植物的能量及療效已經通過了各種的考驗，甚至是科學家的實驗證明。因此，芳香療法在促進身心健康及改善身、心、靈方面的絕佳功效逐漸地受人矚目，成為西方世界廣受歡迎及東方國家新興的另類療法與生活觀。

　　在 SPA 風潮的崛起後，我們發現週遭的生活用品中幾乎都會添加精油的成分。例如大家熟悉的小護士中就含有薄荷精油，而受大眾歡迎的花草茶那更是將植物拿來直接沖泡飲用，甚至是與睡眠品質相關的枕頭或衣服，也都標榜含有薰衣草的特殊成分。所以精油在生活中不僅提供身體所需的養分，也帶來視覺美感及娛樂的總總經驗。

本書我們將爲讀者介紹精油的相關知識，不論您是初學者、芳療老手、美容師、芳香治療師等等，透過本書循序漸進的導引，能幫助讀者建立更有組織性的觀念及正確的芳療知識與日常生活的運用。

導引

　　然而，究竟什麼是精油呢？精油的成分又是什麼？精油的作用究竟有哪些？諸如此類的問題，儘管在台灣，精油已蔚爲風尚的今天，恐怕還是有許多人未能確實了解精油，而坊間資訊的良莠不齊著實讓編者感到憂心；諸如有些標榜精油的產品，充其量內容物只含3%的精油，其他97%的成分則是由異丙醇及其他化學合成物質所混合，不當地誇大療效以及錯誤的使用觀念等，甚至運用危險的燃燒方式而導致了終身的遺憾…，種種的誤用現象讓編者不禁爲眞正高品質的精油而叫屈，感嘆某些不肖的商人利用文字遊戲來愚弄消費者。然而，消費者損失了金錢倒是還能補救，而如果因而失去了健康，甚至造成身體的傷害，那眞的是再多的時間及金錢都換不回來！

　　儘管精油的療效非常卓著，編者仍然提醒消費者應遵循小心、謹愼的原則來使用。「滴莎蘭德－您個人專屬的芳療書」，它不只是一本查閱精油相關知識與查詢適當療法的工具書，它也是居家生活必備的查詢寶典，其中針對身體的各大系統列出許多問題與症狀的描述，更提出了專業配方供讀者參考。本書的相關內容僅提供參考之用，如您有身體上有重大的不適或症狀，建議您諮詢相關專業人士，請勿以芳香精油自療而錯失就醫的良機。

精采之處

　　市場上，林林總總的芳療書籍中，究竟本書有何不同？「滴莎蘭德－您個人專屬的芳療書」，利用言簡意賅、循序漸進的方式將精油歷史、成份、療效及日常運用等基本常識，透過清楚的文字及表格，讓您親自體驗精油在紓解身心靈方面的神奇療效。其中不但提供各種身心問題的實用治療處方，同時針對不同症狀教導讀者如何做基本判斷。本書經由編者蒐集所有芳香療法相關的中英文資料與個人多年使用經驗，交互融會貫通之後，引用淺顯易懂的文字來表現；因此，本書內容涵蓋相當廣泛，包括：芳療知識、精油百科、經絡概念、心靈層面、十二星座及孩童的芳香療法等，讓芳香生活與日常生活完完全全的融合在一起。

改善您的生活

　　善用大自然的恩賜，可輕輕鬆鬆改善目前的生活環境；您可以利用純天然的植物精油來預防及治療孩子的流行性感冒；邀請朋友到家中作客時，也可利用精油來營造個人獨特的風格，甚至伴侶間的感情互動，您也可以透過芳香精油營造氣氛。無論是在工作上或休閒時，芳香精油都將助您一臂之力。您將會清楚地感受到微妙的改變，讓您可以完全地掌控自己的生活和周遭的環境。就由本書引領您感受所有精油的神奇與美好，進入更深層的迷人芳香世界中。

編著
Michelle Studio
09.30.2004

目　錄

第 1 章

芳香療法的歷史

■ 前言

　　沒有人能否認芳香療法是一種令人愉悅的治療，但是更重要的是，芳香療法在心理及生理上都是一種極有效力的治療藝術，它是一種「整體性治療法」，不是將人當成沒有關連的個體組合，而是當成一個獨特的全體。

　　芳香治療的關鍵是在於芳香精油及按摩的雙重使用，因此必須充分地使用到我們兩種最重要的感官——嗅覺和撫觸。

■ 嗅覺和撫觸的力量——

　　芳香精油是由植物萃取而來的，自太古時代起，人們就知道了它的治療效力。從各種不同植物的各個部位——花、葉、枝、莖、樹脂，甚至根部——所萃取出的芳香精油，範圍從遍地都有的迷迭香和天竺葵到異國種的刺蕊草（廣藿香）及沒藥，皆有許多令人意想不到的特殊療效。

■ 芳香精油有許多不同的特性——

　　它們可以是放鬆精神或振奮情緒，或是具有強效的防腐、殺菌、消毒作用；它們可以用許多種方式來使用在身體上，可以吸入、敷蓋、塗抹、薰蒸及沐浴，亦可選擇最理想的方式——按摩在皮膚上。

　　按摩為身體柔軟組織的撫觸，是一種古老的保持身體健康及保養肌膚的方式。芳香精油可以藉由嗅覺來吸收，若用在皮膚上則

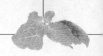

可以直接經由皮膚毛孔進入到血液中，以發揮芳香精油的各種神奇功效。

何謂芳香療法

芳香療法已經被成功地使用好幾世代，首先，我們來了解芳香療法的歷史，芳香精油的各種特性以及各種萃取精油的方式，也詳細地檢視各種最常用的芳香精油。

一、芳香療法的歷史：

芳香精油的歷史可以回溯到前幾個世紀及古老的文明。在中世紀時期的文化中，植物扮演了極為重要的角色。研究這個問題之後，就會了解一些古代文明有多偉大了，包括中國、埃及、印度、阿拉伯及希臘。

中國及埃及人──

西元前幾世紀，中國就已經有了芳香產品的配製。在西元前4500年，一位中國皇帝，研究各種植物的特性，並將心得撰寫成冊，其中包括大黃、鴉片和石榴等，而他所歸類的特性也就是今日我們所認識的。

埃及是香料的搖籃，包括醫學、藥劑、香水及化妝品，都在其荷魯神的保護下，快速發展，第一位埃及的統治者，曼尼斯國王(King Menes) 的陵墓，是建於西元前3000年的孟非斯城，在1897年被打開陵墓時，就發現了許多芳香產品的遺跡，在1922年，圖騰哈曼國王 (Tutankhamen) 的陵墓被發現了，他是西元前1361年～1352年的統治者，而陵墓的雪花瓶中仍有芳香配方的香氣。

埃及人用香水來供奉他們的神明，在神殿中，會有一個專門配

製芳香產品的小室。例如：在艾法 (Edfou) 的神殿中，發現了一個法老王及其家族所使用的非常昂貴的香精配方的描述銘刻。

埃及的祭司也是醫師，他們使用各種的芳香物，包括樹脂、香膏、香粉等。這些芳香物以各種方式來應用，例如用在醫藥配方中，用在神奇的巫術及宗教儀式中，也用來塗抹屍體等。

神像被塗抹著馥郁的芳香油脂，不同的芳香精油被適用在不同的神祇上，例如：蘇合香被用在農業之神沙圖 (Saturn) 身上，科司達香用在戰神 (Mars)；而沒藥則用於月神，最著名的香精稱為基菲 (Kyphi)，是祭司所使用的，據說是由16種不同成分配製成的，包括蜂蜜、葡萄乾、沒藥、肉桂、松脂、杜松、小荳蔻及酒，有非常強烈且刺激的氣味。

埃及人相信輪迴，他們利用芳香的樹脂及精油來塗抹死者，希望藉此在死後仍然將身體保存好，以應付新生命的旅程，由於所使用的芳香物的防腐及抗菌效力非常好，因此不管溫度及時間，木乃伊被發現時，已是幾世紀以後了，卻仍完好保存著。埃及宗教的神祇很多是有動物形象的，例如貓、牛、蜥蜴及鱷魚等，而這些神聖的動物在死後也被製成木乃伊。

植物被用在許多種形式及作用上。埃及人知道如何去萃取植物的芳香精油。例如：雪松被用在一個黏土的容器中加熱，並用羊毛線將開口覆蓋住，雪松因而被壓榨而得到精油；他們也將植物浸泡在酒中用來做為麻醉劑。許多芳香配方用來保護皮膚對抗高溫及陽光；化妝品被用做為裝飾以及治療之用；例如，有一種眼膏被用做為眼影，也有對抗疾病及保護眼睛的功效，法老王都會用芳香的眼膏做為獎賞僕人的禮物，可見此眼膏的珍貴。

希伯來、希臘人及羅馬人——

希伯來人對香精的認識是得自埃及人的囚犯，他們使用香料及

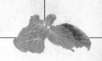

芳香精油，在宗教儀式中做爲塗油儀式用，同時也用來對抗惡魔。他們也了解芳香物質的醫療特性而使用在醫療中。

在希臘，芳香精油不只是用做爲香水，也用做爲照顧身體的芳香配方。它們也被用來預防疾病；希波克拉底（Hippocrates，希臘的名醫）就曾試著在街道上使用薰香法來防止鼠疫的散布。

希臘人將他們的知識傳給了羅馬人，由於羅馬的征服全世界，使羅馬人得以到許多國家去製造芳香精油，香水在凱撒大帝統治的時期中變得廣爲流行，尤其沐浴是最受喜愛的，沐浴後再用芳香油脂來按摩；這些提供沐浴及按摩的地方自此大受歡迎，而且也成爲社交的重要中心。

在尼羅大帝 (Nero) 的宮殿中，有些用象牙板裝飾的房間中，藏有銀管，用來噴灑不同的香水給被接待的賓客。這些銀管也就是現代噴霧劑及芳香噴灑器的前身。在尼羅大帝妻子的葬禮中，尼羅大帝用了阿拉伯製造的大量香料，甚至多達十年中所能生產出的量。

阿拉伯人──

基督教的到來以及羅馬帝國的滅亡，讓我們看到了香水及芳香物使用的衰退期。後來，阿拉伯人開始使用香精油，而且改善了蒸餾法的技術。在西元第十世紀，一位著名的阿拉伯學者，Avicenna（阿威西那）被認爲是創造了第一個蒸餾法，雖然在他的時代之前，就早有人使用蒸餾法了。玫瑰精油和許多種其他的植物都被蒸餾萃取出來，廣泛地被用做爲各種疾病的治療法。

十字軍從阿拉伯人處學到了有關香精油的知識，尤其是蒸餾的藝術；他們用蒸餾法來製造出比藥物更有效力的精髓，而後，他們將所有的技術在10～12世紀時帶回自己的國家；因摩爾人的入侵西班牙，也使得資訊的交流更容易了，例如交流到法國。

歐洲人——

十五世紀時，義大利人發展了香水製造藝術。當凱撒琳‧曼第奇到法國嫁給了亨利二世，她帶了她的香水師，柯西摩‧路奇力(Cosimo Ruggieri)。他非常精通香水及醫藥配方的技術來幫助皇后。凱撒琳(Catherine de' Medici)創造了芳香物的流行時尚，連手套商也用芳香脂來加在手套上。路奇力也非常了解如何使用毒藥，因此許多有毒的手套就被送給了皇后的不幸的敵人。

香水的使用因而廣泛流行著，在英國，伊莉莎白女王一世，用芳香精油加在她的披風及鞋子上，並且用來噴灑在所有的房間中，玫瑰水因此非常的普遍。

到了十七世紀，路易十四便是著名的喜愛香水的國王。每一天都必須用不同的香水來取悅他；非常奇怪的是，在路易十四生命盡頭時，他因疾病而跛腳，卻只能忍受橙水的香味。

許多芳香配方因各種不同的目的被販賣著，但最重要的目的是掩蓋不洗澡的身體氣味。芳香物也被用來做為春藥，提振性慾。

1589年，一位德國的藥學家特製了80種適用於各種不同症狀的芳香精油，在那個時期，香精油被用來做為抵抗疾病的傳染是相當普遍的，其中最著名的配方是「四盜醋」，它是由苦艾、迷迭香、薰衣草、鼠尾草、薄荷、肉桂、肉荳蔻、大蒜及樟腦浸泡在醋中製成的，用來塗抹在全身以保護免於受感染。

現代——

直到本世紀，開始又對植物及其萃取精華有了新的興趣，而且應用在醫藥美容及健康護理中，芳香療法又再度流行了。

有些醫生傾向使用芳香植物來治療疾病，特別是在歐洲，尤其是在法國更為盛行。許多植物萃取液被用在一般的對抗療法、順勢

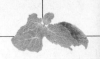

療法的醫藥中，以及花草植物配方中。在法國，一位化學家蓋特福斯 (Gattefosse)，研究了許多芳香精油的特性，出版了許多書並被許多人尊稱為〝芳香治療之父〞。在他作研究時，燒傷了手，他用薰衣草油來塗抹，因而發現了薰衣草油令人驚異的治療效果。

在法國巴黎的吉‧瓦納醫生 (Dr. Jean Valent) 在芳香治療上的成果是相當可貴的，他結合了正統醫藥和以自然植物為基礎的醫藥，他寫了許多本書，包括了"芳香治療的應用"。

瑪格莉特‧摩利 (Marguerite Maury) 是第一位醫學以外的人士研究芳香精油滲透皮膚能力的學者。她根據蓋特福斯的研究為基礎，加上自己和他丈夫工作時的臨床經驗，主張芳香精油經由皮膚的迅速吸收是最有效用的。她引導了將芳香精油使用在美容及健身護理，並寫了"生活與年輕的祕密"一書。

英國的羅伯‧滴莎蘭德 (Robert Tisserand) 首開英國芳香療法的風氣，他除了以身體治療外，也從事神經病理、草藥及東方醫藥的研究。他著有"芳香療法的藝術"、"每人的芳香療法"及"精油安全使用手冊"等書，對芳香療法有卓越的貢獻。

在德國及義大利的有些實驗室專門研究芳香精油。開業醫師及消費大眾都想更了解芳香精油，使得芳香療法愈來愈受大家的重視，也更加地普及化。

第 2 章

關於精油

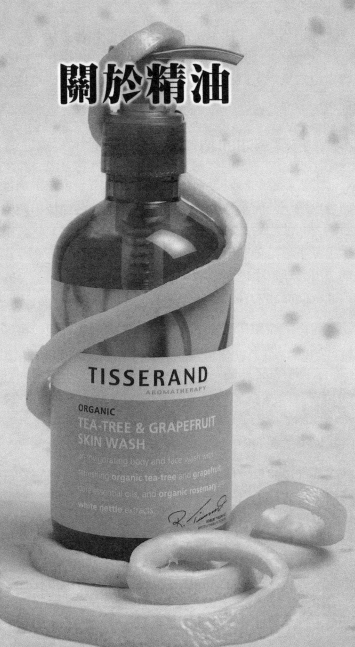

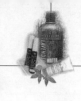

■ 前言

　　植物在人類生活上扮演著極重要的角色；植物可以提供食物、衣物及醫藥，而且其獨特的氣味，也可以作用在情緒及思想上，創造幸福的氣氛，就像漫步在森林中或是青翠茂盛草地上的愉悅感。

■ 芳香精油的特性

　　芳香精油的特點是在於其抗菌、抗微生物及抗病毒的特性。它們會攻擊病菌而不會傷害到組織，使身體各部位組織恢復原有的健康活力。他們的氣味會影響身、心、靈的狀態。其經由嗅覺管道來作用，不只是分別出氣味，而且微小的芳香分子更會在神經中樞上創造出心理及生理各個層次不同的反應；其中最重要的特性是芳香精油有助於加強身體的免疫系統，幫助抵抗各種病菌、病毒的攻擊。

　　芳香精油和其他油脂是不同的，它們的質地較接近水，而不同於油脂。它們不會在紙上留下油漬，具有高度揮發性與顯著的氣味，大部分都比水輕。精油一般都是無色的，有些則可能是深紅色（例如安息香）、綠色（例如佛手柑）、藍色（例如德國洋甘菊）及黃色（例如檸檬）。它們是辛辣、高燃性、芳香的，可溶於酒精、醚類以及基礎油中，但卻不完全溶於水。

　　芳香精油是一種充滿活力的元素，純淨天然的芳香精油比合成的油更有活性，更不會引起不良的反應。在化學上來說，芳香精油是由多種元素所組成的：包括醇、酯、碳水化合物、醛、酮、酚、松烯醇及酸。植物體的芳香成分是在葉片中的葉綠體裡形成，在葉片中，芳香分子與葡萄糖形成醣類，並且被運送到整個植物體中。而大部分的元素都是已知的，但仍有許多尚未被發覺，連化學家也

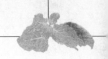

無法100%準確地再組成任一種芳香精油。

芳香精油如何作用於人體吸收

　　精油被人體吸收主要有兩個管道，一個是皮膚，一個是肺部。其滲透路徑一般為透過鼻腔黏膜、毛細孔，經由毛囊、微血管到達淋巴系統、血液系統，然後到達體內各器官，隨之進入細胞組織液、黏膜組織。精油滲透速度快，塗抹於皮膚表面後，2秒鐘即可滲透至皮下組織，2分鐘到達血管，2小時內分佈全身，12小時內經尿液排出體外。

　　如果皮膚被阻塞或是皮下組織太厚，皮膚吸收精油的作用也會受到阻礙，這種情況可以透過淋浴或是按摩來幫助芳香分子被吸收，吸入法則是經由肺部的肺泡，進入周圍的毛細血管；另外，芳香精油經過皮膚吸收進入循環系統而產生藥理反應，用吸入的方法也具同樣的效果。

品質

　　精油儲存在植物體內時，它的化學成份是不斷在改變的，隨著時間及季節，精油還會在植物體的不同部位間移動。正因為如此，我們在萃取精油時，便須在特定的時間內，擷取植物體的特定部位，通常需考量特定的季節時分、天候狀況、甚至需在一天當中的特定時間內來摘取植物。土壤狀況、氣候變化及栽培方式皆會影響精油的化學成份及香味，這也是為什麼保加利亞的玫瑰和錫蘭的肉桂會比其他國家出產的品質更佳。

　　植物中所含的精油量從0.01%到10%以上都有。以玫瑰精油為

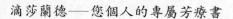

例，玫瑰花瓣中所儲存的精油含量甚少，二千公斤的玫瑰花瓣中，僅可萃取出一公斤的精油。

有些精油，如玫瑰、茉莉及紫羅蘭葉等，其狀態特別濃稠，這些被稱作原精 (Absolute) 的精油由於極度濃稠而且價格高昂，所以使用時只需少量即可。保加利亞的玫瑰精油，在溫度較低時，會凝結成固體，因此使用前需予以暖化。

如何判斷精油的品質

一、瓶身

光與熱會加速精油的氧化反應，這也是為什麼要將精油儲存在深色瓶中並遠離熱源的主要原因。越多的空氣存於精油瓶內，氧化反應就會更快。

盛裝於廣口瓶中的精油是最危險的，一般有誠信的廠商都是採用滴管設計的瓶口，有些使用大瓶分裝的業者雖然使用不透明的瓶身，但是精油在分裝過程中經常性地開開關關，容易導致空氣進入，產生氧化、揮發，所以小瓶裝能讓使用時間縮短，避免變質。

二、標籤

1. 瓶身標籤上應該標示出英文，並提供原始植物的拉丁學名。
2. 註明純質精油的純度 (pure essentil oil)。如果產品經過稀釋，則提供精油的百分比濃度，以及用於調和的植物油種類。
3. 必須要有原廠名稱及產地標示
4. 提供精油的萃取部位。雖然植物萃取的部位對大多數芳香精油的使用來說並沒有多大的影響，但在某些狀況下卻是非常的重要。例如肉桂葉及肉桂皮，對肌膚而言，肉桂皮精油所引起的危險性

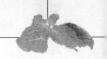

比肉桂葉精油要大得多。

精油不應該與異丙醇混合使用

不少的科學研究確實可以證明精油在病理上確實具有其「療效」。但是如果與大量的異丙醇混合過後，那其療效性確實就會令人質疑了。因為異丙醇具有容易氣爆、暈眩、中毒等特性。在正統的芳香療法中是不會用這種有機溶劑來危害人體健康。只有在製作香水時會使用乙醇（食用、藥用酒精）作為溶劑，協助精油散發香味。

異丙醇確實會對人體健康產生危害，輕度會刺激眼睛及上呼吸道，高濃度可能造成頭痛、噁心症狀，大量暴露時則會造成意識喪失及死亡。另外，異丙醇在密閉空間的蒸氣濃度達百分之二到百分之十二時，即會引起爆炸；因此，我們在此呼籲您千萬要小心使用經過異丙醇混合的芳香物品。

保存

芳香精油不像其他的醫藥，只要正確地保存，不會因為時間而減少其效力，當然也不會因為口服或外用而有不同的效力。古代的人就已知道這一點，他們用大蒜來治療腸內寄生蟲時，會用飲用的方式或是用糊劑敷在腹部上的方式。熱、空氣、陽光及溼度都會破壞精油，所以，儲存精油的容器必須是深色並且與空氣隔絕的，此外，儲存的環境必須乾燥及陰冷，因此，冰箱或木盒都是保存精油的最佳選擇。

在以下的章節中，我們將針對精油的各種相關知識分別探討。

2-1 精油的萃取方法

　　芳香精油萃取自植物的不同的部分，例如：玫瑰、茉莉、橙花、香水樹（伊蘭）是從花朵萃取而來的；迷迭香、薰衣草、紫羅蘭是從花朵及葉子中萃取而來的；薄荷、天竺葵、刺蕊草（廣藿香）及苦橙葉是從葉子萃取而來的；紫檀木（花梨木）、檀香木從樹木的木心而來；佛手柑、柑橘及桔子則是萃取自果皮；杜松莓來自漿果；沒藥、乳香是樹脂，而當歸根、纈草則是從根部萃取而來的。植物中，花朵及藥草的氣味，取決於儲存在其中的精油成份。

　　芳香精油的萃取方法包括蒸餾法、脂吸法、溶劑萃取法、壓榨法及二氧化碳萃取法。

蒸氣蒸餾法

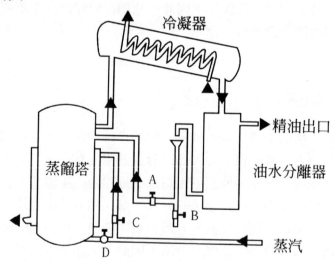

※欲萃取之植物放置於蒸餾塔內，直接或間接與蒸汽接觸，沸騰氣化後經冷凝器再被變回液體，在油水分離器即可分離出精油與回收的水。

　　直接蒸汽法：B與D閥打開，A與C閥關閉；

　　間接蒸汽法：A與C閥打開，B與D閥關閉

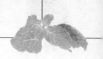

　　蒸餾法是適用於那些不會被熱氣所破壞的植物上。它是從植物中萃取出芳香精油的第一種方式，而且已使用好幾個世紀。蒸餾法可分爲二種，一種是用水蒸餾法，另一種是蒸氣蒸餾法。有時候，也同時用水蒸餾法和蒸氣蒸餾法交替進行。

　　蒸氣蒸餾的原理是從蒸鍋爐中出來的高壓蒸氣管通到蒸餾器內，用水蒸餾的原理則是在蒸餾器內加滿水，然後加熱使其煮沸而產生蒸氣。不管那一種方式都是將蒸氣再引入一個裝滿要蒸餾植物的容器內，然後蒸氣會帶著芳香精油的分子，再進行一個有冷卻系統的過程後進入另一個容器內，此時油水分離，我們可輕易取得精油。

脂吸法

　　脂吸法，是利用油脂來吸收芳香精華，其爲萃取精油的最古老方法。首先，使用一木製框架上用玻璃板覆蓋，再用稍暖熱的油脂，例如豬油或牛油，薄薄地塗抹在玻璃板的每一面上，周圍留一圈邊緣，然後將花瓣散放在有油脂的區域上，幾層的木架堆放著，使花瓣被夾放在兩層脂肪之間。花瓣每日更換，所得的萃取物藉助醇類的數次清洗後即爲脂吸法所得「原精」(Absolute)。所使用的油脂，可利用在香皂製造上。

　　由於脂吸法費時費工，而顯得不經濟。目前只有在法國南部，格拉西 (GRASSE)，還使用著脂吸法來製造茉莉花，橙花及夜來香油，法國人在脂吸法上有相當長久的經驗及專業的技巧。

溶劑萃取法

　　利用溶劑是一個複雜的程序，需要專業的技術及知識。使用最普遍的是石油醚溶劑。萃取法的最初階段是牽涉到一連串萃取物。

產生了芳香物質及天然植物蠟的混合體，這是初期的混凝物，接下來是在暖熱的醇類中將混合體清洗多次後產生最濃縮的天然香精形式，這稱為「原精」。

一般來說，最好不用以溶劑萃取出的芳香精油來做治療，因為怕有溶劑的殘留。這種萃取法得到的芳香精油最適用於香水製造。

壓榨法

此法用在萃取檸檬、柑橘、桔子及佛手柑果皮的柑橘類芳香精油上。壓榨果皮後，用海綿來吸取其汁液。藉著科技的進步，近代以機器取代了手工的製造。

在義大利南部使用的壓榨法是將果實滾放在有凹洞的容器內，然後用有釘的容器壁覆蓋著，果實因而被壓榨後，汁液流向另一容器內，再加以澄清淨化即可。

二氧化碳萃取法

此法是目前最新萃取精油的方式之一，目前尚在不斷的實驗當中。二氧化碳為萃取芳香物質最好的溶煤，其恆溫為33℃（略高於室溫），在整個萃取過程中完全低溫，所以不會破壞精油本身的分子結構而能完整萃取。可惜的是此種方式需要的壓力高過大氣壓力200倍，且要藉助相當昂貴且厚重的不鏽鋼設備。此法最先開始於法國、德國、美國及日本等國，目前仍在實驗階段，還未成為主流風潮。

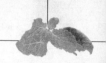

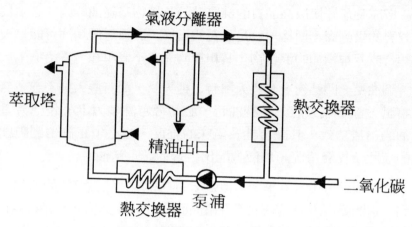

※對加熱極敏感的植物只能用低溫的方法處理，欲萃取之植物放置於
　萃取塔內，與二氧化碳接觸，被萃取出來後進入氣液分離器，分離
　二氧化碳後即可得純精油，整個系統在低溫冷卻下操作。

■ 2-2 精油的保存與調配基礎

　　芳香精油具高揮發性，對光線、熱及空氣都很敏感。因此，在
處理時必須極小心並且記住以下這些要點：

　　首先最重要的是在**通風良好的房間**內混合芳香精油以避免芳香
精油的過度濃郁。而且絕對要使用非常**乾淨且乾燥的容器**來進行混
合，因為即使一滴水都可能使芳香精油混濁而破壞其品質，灰塵沙
粒也都必須濾淨。

　　純芳香精油最好是保存在**深色的玻璃瓶**中，而非塑膠瓶中，因
為過多的光線會破壞其品質，使用後應即刻蓋緊瓶蓋以避免芳香精
油的受污染及氧化。大量的芳香精油需分裝在小瓶中也是為了避免
氧化。

按摩時最好使用**高品質的純質精油及植物基礎油**,因此必須找**有聲譽的供應商**,價格一般是品質的指標,因為低價精油可能是天然和合成芳香精油的混合物,其粗糙的品質不適用在芳香治療上。

調油是一門藝術,有些人擁有這種天賦,而有些人則不管多努力嚐試,都不盡人意。在調油時,必須考慮許多因素,包括芳香精油的治療功效,其調合性及氣味的強度,也必須正確地判斷顧客的症狀及皮膚情況,以便調配出合適的芳香精油。

許多理論可由書本學習,但臨床的經驗則只能從實際的練習中得到,這門藝術不只是調配芳香精油而已,最重要的是了解顧客的需要,並解決他們的生理及心理上的問題。

2-3 精油的化學結構

植物精油大部分的分子化合物都是由碳氫或碳、氫和氧等元素所組成。精油本身的化學結構由二大因素所決定:一是人為的;意即蒸餾的過程,二是植物本身的生物合成。

精油於蒸餾的過程中只萃取植物中具揮發性和不溶於水的物質,像是萜烯類和萜品類化合以及苯基衍生物。植物中含有許多有效物質而無法存留在精油中,像是一些水溶性物質,例如酸和醣都是因為分子太大或是太重(丹寧酸、類黃酮、類胡蘿蔔素和多醣等)。

植物精油中所含的化學化合物主要分為三大類:
1. 萜烯類和萜品類化合物。
2. 倍半萜烯類和倍半萜烯類化合物。
3. 丙苯衍生物。
* 前兩者的合成途徑是相同的。

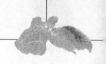

萜烯類【Terpenes】

　　萜烯類和倍半萜烯類的分子是由碳原子和氫原子所組合而成的（碳氫化合物），提供碳原子形成化學鍵與其他碳原子相連，碳原子間的相連接決定於所有分子的多少、形狀和大小（它們形成分子的脊柱），而唯一出現的其他元素是氫，這些分子與萜烯（倍半萜烯）的關連是無可替代的。

　　所有萜品類分子生合成的途徑是相同的，可以從它們由多數的異戊二烯分子的組合看出其化學結構。異戊二烯的構造是由5個碳原子組成一個鏈（完全符合萜品類分子由多數異戊二烯單位所組合成的模式，但實際的生合成則有不同的方向），所以在此以最小的分子所形成的只有單萜烯（含10個碳原子），其為植物精油的主要成份。倍半萜烯（含15個碳原子）在精油中也常出現。雙萜烯（含20個碳原子）精油中較少出現。其他萜品類分子尚有含30及含40個碳原子的，在植物中可發現，但是在精油中就無法存留下來，因為它們的分子重量太重而無法在蒸氣中蒸發（像是一些生命必須的重要分子如類固醇及一些特定的荷爾蒙等）。

單萜烯【Monoterpenes】

　　含10個碳原子（2個異戊二烯），在大部分的精油化學結構中都可發現，單萜烯容易在空氣中氧化，所以必須保持密封並避開熱和光（因為會加速其分解）。在許多果皮類精油，像是檸檬、柑橘、葡萄柚和桔子等含量超過90%的單萜烯碳氫化合物，這類精油帶有濃烈的水果香，最普遍為檸檬烯、蒎烯、α 檜烯和 γ 萜品烯。其具有抗病毒、殺菌、止痛和溫暖皮膚的效果，但如果長期使用過量會造成皮膚和黏膜組織的過度刺激。

芡　烯→杜松莓、苦橙葉、松木。

二苯烯→佛手柑、胡荽、茴香、檸檬。

寧　烯→佛手柑、胡荽、胡蘿葡籽、茴香、檸檬、橙花、柑橘。

蒎　烯→胡荽、茴香、尤加利樹、松木、迷迭香。

樅　萜→絲柏、松木含許多其他的精油。

倍半萜烯【Sesquiterpenes】

其為精油中僅次於單萜烯的重要分子，含有15個碳原子，為一典型的芳香分子。具有很強的舒緩、鎮靜、輕微降血壓、抗腫瘤、抗痙攣、利膽、止痛及抗發炎的效果，其中以含有甘菊環藍的洋甘菊，它抗發炎的效果最顯著。大部分含倍半萜烯的精油都是萃取自根部和木頭的紫苑科家族。主要的化學成份有甘菊藍、甜沒藥、檀香腦、薑醇、胡蘿葡醇、丁香烯和法呢醇等。

甘菊藍→德國洋甘菊、西洋蓍草、艾菊。

丁香烯→丁香(10%)、其他許多精油含微量。

法呢烯→玫瑰、洋甘菊、其他許多萃取自花朵的精油。

石竹烯→薰衣草、馬喬蓮(馬鬱蘭)、快樂鼠尾草和其他大部分的唇形科家族。

杜松烯→乳香、檸檬、刺蕊草(廣藿香)。

雪松烯→雪松、杜松莓。

精油的官能基【Functional group】

是一小的有機分子(含有單個原子或一群無可替代的碳氫化合物)，也就是說在分子中一或二個氫原子被官能基所取代。在植物精油的領域裏，從許多精油的特性中證明由官能基和氧組合產生很多不同的化合物，像是醇、醛和酮。大部份是可以製造的，但是有些成份特定的變化，將視其結構的不同而有所變化。例如分子的一

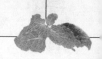

些物理特性，官能基就是重要的關鍵。

　　一般來說，由萜烯類和官能基組成的分子叫萜品類化合物（倍半萜類化合物是由倍半萜烯而來），嚴格的說萜烯或倍半萜烯與碳氫化合物相關的是萜品類化合物取代萜烯類。專業領域稱為萜烯或倍半萜烯時，通常表示整個分子群的基本結構是相同的，包括碳氫化合物和其替代分子。精油的基本構造 (Momo-、Sesqu-、Diterpene) 和官能基決定了精油的特性。

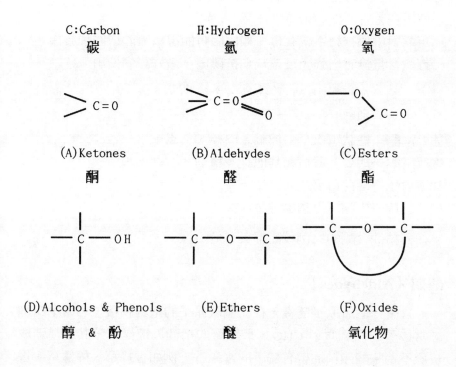

酮類【Ketones】

由一個氧原子雙鍵和一個碳原子相連，同時此碳原子和其他兩個碳原子單鍵相連。

特性

1. 具促進細胞再生，是皮膚保養品的成份。
2. 幫助上呼吸系統的疾病，袪痰的成效顯著。
3. 助消化、抗發炎、鎮靜、結疤、分解脂肪、抗凝血劑。
4. 具有潛在的毒性，含有酮的精油對身體系統有很強的作用，因此使用在芳香療法中須特別注意。
5. 可能對中樞神經系統有毒，如內服可能導致流產或癲癇發作。
6. 輕微含量具有增強免疫系統和抗黴菌，最好謹慎使用。

銩　　酮→在酮類中最具危險性，金鐘柏、艾蒿、山艾（流產毒害神經）。

冰片酮→穗狀薰衣草、樟腦、肉桂、艾蒿。

香芹酮→胡荽、薄荷和其他許多精油。

胡薄荷酮→胡薄荷易造成流產。

松艾烷→牛膝草引誘癲癇發作。

＊任何精油含酮的比例較高都具有危險性。

醛類【Aldehydes】

含有一個氧原子雙鍵，在一個碳原子的尾鍵相接，它的第四鍵經常接著一個氫原子-CHO，最顯著的精油為檸檬草，其容易造成皮膚不適。醛類精油帶有橘子的水果香，例如香蜂草、檸檬草、香茅等。所有含有高醛類的精油都有鎮靜和抗發炎的特性，但使用濃度必須降至1%。

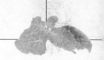

特性

1. 香味很強，在香水工業佔有重要的地位。
2. 很強的抗發炎和鎮定中樞神經的作用。
3. 降低血壓、擴張血管。
4. 發燒時幫助降低體溫和抗病毒。

檸檬醛→檸檬、檸檬草、香茅、天竺葵。

香茅醛→香茅、尤加利樹、檸檬、檸檬草、香蜂草。

水芹醛→在許多萃取自樹的油。

茴香醛→茴香籽、香草。

肉桂醛→肉桂皮含量較高，肉桂葉含量較少。

＊ 肉桂醛容易造成皮膚過敏，所以任何油含有肉桂醛的成份時，
　 最好不要直接塗抹到皮膚上。

酯類【Esters】

　　由醇和酸變化而來，大部分的酸在植物中都呈水溶性，但是酸在精油中並無法存留，其通常帶有濃濃的水果香。含酯類的精油主要具有鎮靜特性，尤其是中樞神經系統，有些具有很強的抗痙攣效果。羅馬洋甘菊所含的酯是其他精油所沒有的。

乙酸沈香酯→佛手柑、快樂鼠尾草、茉莉、薰衣草、橙花、苦橙
　　　　　　葉。

乙酸香葉草酯→尤加利樹、天竺葵、薰衣草。

苯 酸 苄 酯→安息香和其他樹脂類精油。

氨茴酸甲酯→桔子、柑橘、橙花。

萜烯醇【Terpene alcohols】

　　在屬於羥基群中氧原子通常是一個單鍵和一個萜烯分子相接，

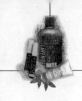

同時一個氫原子取代第二個氧原子鍵。羥基群 (-O-H) 含有一個水分子 (H-O-H)，其從碳氫化合物中分離而得名。羥基群的作用非常的強。

　　屬於羥基群的醇是典型的且帶有水果香味，若是有一群醇和萜烯分子相結合的複合物則稱為醇類或萜烯醇。萜烯醇在芳香療法中非常有用，具殺菌作用而且沒有毒性，適合使用於日常的皮膚保養，調油中加入薰衣草、天竺葵或佛手柑可成為天然的除臭劑，同時還可抑制細菌的滋生。

單萜烯醇【Monoterpene alcohols】

　　精油中含有單萜烯醇的分子呈溫和陽性反應，具有殺菌、抗真菌和抗病毒的特性，輕微毒性可能造成皮膚輕微的不適反應。

沈　香　醇→薰衣草、紫檀木。
香 葉 草 醇→天竺葵、玫瑰草（棕櫚玫瑰）。
α-萜品 醇→尤加利樹、白千層。
萜品醇-4-ol→杜松、茶樹。
薄　荷　醇→薄荷。
香　茅　醇→香茅。

倍半萜烯醇【Sesquiterpene alcohols】

　　在藥理方面的特性是多重的，包括抗過敏、活絡肝臟、活絡內分泌腺、抗發炎，甚至有些還有抗腫瘤或增強免疫系統的特性，但是在一般的精油中並不容易被發現。

　　法呢醇具有阻止細菌繁殖的作用，其為除臭劑的主要成份。沒有毒性亦不會造成皮膚任何的不適反應。

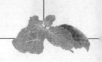

氧化物【Oxides】-桉醚【Cineol】

在結構裏包含一個氧原子形成一個環狀，主要出於醇類，所以取名也是在醇的後面加上氧化物，例如沈香醇氧化物(linalool oxide)。氧化物中最具代表的就是桉醚，能活絡呼吸系統的黏膜腺體，所以具有很強的袪痰作用。在許多桃金孃科家族中的精油皆含有豐富的桉醚。

酚類【Phenols】

當一個醇羥基群和一個苯相接所形成的環狀叫做酚。酚類的結構呈現很強的陽性反應，因此其化學性也很活潑。像是百里香酚或是香芹酚，其抗菌作用在芳香療法中為最強效。由於強烈的殺菌特性在芳香療法中使用範圍很廣，但須低劑量使用。對皮膚和黏膜組織有嚴重刺激，如果使用時間過長或使用過量都會損害肝臟，絕對不能將此類油未經稀釋而直接塗抹於皮膚上。

香芹酚（最具毒性）→野馬鬱蘭、百里香（麝香草）。
丁子香酚→黑胡椒、丁香、肉桂葉、肉豆蔻。
百里香酚→百里香（麝香草）和一些其他的精油。

丙苯衍生物【Phenylpropane Derivatives】

丁香酚、肉桂醛、茴香腦、草嵩腦、黃樟素、肉豆蔻這些化學結構的特性都是衍生自丙苯的結構。一個芳香基環狀系統帶有一個丙烷（3個碳原子）旁鍵，由9個碳原子的基礎架構然後朝多方向的改變，其生合成的途徑源自莽草酸和源自於萜品類化合物是完全不同的。肉桂和丁香含酚類的精油殺菌力強，易造成皮膚嚴重的不適反應，所以使用必須小心注意。丁香精油的主要結構是丁香酚，除了殺菌和抗真菌作用之外，還有局部麻醉的特性，根據研究報告，其同時亦具有抑制某些特定致癌物的功效。丁香油的另一成份－丁

香烯（屬於倍半萜烯類），也具有此特性。羅勒（紫蘇）和大茴香籽的主要結構是草蒿腦和茴香腦，其可能產生負面的作用，所以不適合使用高濃度。其他屬於此類的包括有：黃樟素（黃樟、樟腦），肉豆蔻醚（肉豆蔻），芹酚（芹）。

內酯【Lactones】

是一群酯和一個碳原子相結合的環狀系統。只有在冷壓萃取法和溶劑萃取法的精油中可發現，例如：茉莉（因其分子太重不適合使用蒸餾萃取法），內酯具有很強的祛痰、分解黏液和降低體溫的功能，但是容易造成皮膚過敏和光毒反應。香豆素是一典型的內酯和酮，一樣對神經系統有毒且容易造成皮膚過敏。呋喃香豆素具有光毒反應，所以在使用之後不可馬上作日光浴和曝曬在陽光下，這樣會造成皮膚的過敏反應，有些精油具有抗病毒和抗黴菌的作用。

酸【Acid】

偶而在精油中出現，大部分是水溶性。其為很好的抗發炎媒介物和有溫和鎮定的效果，有些具有止痛作用。

安息香酸→安息香、香水樹。
牻牛兒酸→天竺葵、玫瑰。
水楊酸→樺樹。

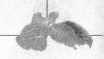

2-4 植物精油成份總表

精油成分分類	特　色	內容分子	生理屬性	代表精油	化學字尾	禁　忌
單萜烯	脂溶性佳，分子小，很快能穿透皮膚與受體結合。人體的細胞膜有許多的萜烯的受體存在。最能促進體內神經傳導物質的活躍性，具有滋補、抗感染的作用。存在於大部分的柑橘屬類及松科類植物中。	α、β松油萜	消炎止痛，對肺部黏液體腺有調節作用。	葡萄柚、檸檬、萊姆、杜松莓、絲柏、當歸根、卡努卡、黑胡椒	−ol	
		檸檬烯	強大抗菌及病毒作用，強化免疫功能			
		萜品烯	強大消炎			
單帖醇	可提升免疫、抗菌作用（依成分差異而有所不同）	牻牛兒醇	親膚、安撫作用、抗黴菌、平衡油脂	紫檀木、胡荽、麝香草、棕櫚玫瑰、橙花、茶樹、馬喬蓮	−ol	具神經毒性，人體上較難代謝，孕婦、小孩、癲癇患者避免使用
		沉香醇	強化神經、提振情緒、抗菌			
		薄荷醇	止痛、清涼			

精油成分分類	特　色	內容分子	生理屬性	代表精油	化學字尾	禁　忌
		龍腦	強化心肌功能			
		萜品烯四醇	溫和、抗真菌			
香豆素	平靜、抗痙攣，鬆弛神經和肌肉	呋喃香豆素	具光敏性，使用後避免日曬	刺蕊草、芹菜		
單萜酮	利腦、強化神經、消脂肪、溶解黏液	馬鞭草酮	少毒性、有促進細胞再生功能	萬壽菊、牛膝草	–one	具神經毒性，人體上較難代謝，孕婦、小孩、癲癇患者避免使用
		側柏酮	具毒性，可消黏液、利腦			
		藏茴香酮	作用於腹部的重要成分			
		薄荷酮	疏風清熱			
酯	鎮靜及放鬆中樞神經，具有香甜、怡人的氣味，可抗痙攣、止痛	乙酸沉香酯	抗痙攣、放鬆	羅馬洋甘菊、快樂鼠尾草、苦橙葉	–yl –ate	
		乙酸龍腦酯	安定、對應肺部痙攣狀態、強力消解黏液			
		乙酸萜品酯	作用於腹部			
酚	可殺菌、抗感染、抗病毒、抗痙攣，激勵免疫	百里香酚	抗病毒	肉桂葉、丁香	–ol	容易刺激皮膚，應用一定要使用基礎
		丁香酚	容易刺激皮			

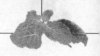

精油成分分類	特　色	內容分子	生理屬性	代表精油	化學字尾	禁　忌
	機能，影響前列腺素達到消炎止痛的作用。		膚，應用一定要使用基礎油稀釋			油稀釋
醚	放鬆神經	甲基醚蔞葉酚	抗痙攣作用最強、對皮膚刺激最強，使用時宜用基礎油稀釋	肉荳蔻、茴香、荷蘭芹菜籽(歐芹)	–ol	容易刺激皮膚，應用時一定要使用基礎油稀釋
		反式洋茴香酚	強大的驅脹氣、化解黏液			
醛	抗病毒、抗感染、消炎	檸檬醛	抗菌、藥學屬性較香茅醛強、比較作用於神經系統	檸檬草、山蒼果、香蜂草	–ol	略刺激皮膚、可水解、易代謝
		香茅醛	抗菌			
倍半萜烯	消炎、保護神經、抗組織胺、抗過敏、抗癌的作用	天藍羥	調理熱性體質，具有抗發炎功能	西洋蓍草、德國洋甘菊、沒藥、薑、纈草、香水樹、雪松	–ene	倍半類分子較大，所以較難萃取
		丁香油羥	調理涼性體質，具有抗發炎功能。很好的心臟用油。			

精油成分分類	特　色	內容分子	生理屬性	代表精油	化學字尾	禁　忌
倍半萜酮	可以消解黏液、溶解脂肪、安定神經，有別於單萜酮，不具毒性	紫羅蘭酮	呼吸系統問題		－one	
倍半萜醇	平衡免疫及神經系統，可修護傷口，促進細胞再生	沒藥醇	消炎，促進再生，使人平靜		－ol	
		檀香醇	呼吸器官疾病、黏膜炎症的緩和			
氧化物	具有化痰、抗菌	1,8桉油醇	激勵免疫系統	尤加利、綠花白千層、白荳蔻	－ole	過量會使人皮膚及黏膜乾燥
		玫瑰氧化物	對應心靈有強大的安撫作用			
		沉香醇氧化物	存在於快樂鼠尾草中			

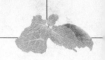

2-5 精油植物家族一覽表

科　別	拉丁名	效　用	精　油	備　註
蕃荔枝科	Annonaceae	抗發炎、抗痙攣、降低血壓、鎮靜、補強胰臟	香水樹	只有一個品種 Ganaga odorata
繖形科	Apiaceae or Umbelliferae	幫助消化、祛風、激勵、補身、溫暖等功能	洋茴香、胡荽、蒔蘿、甜茴香	通常萃取自種籽
菊科	Asteraceae Compositae	對皮膚及消化系統有消炎和殺菌的功能	洋甘菊、永年草（永久花）、萬壽菊和西洋蓍草	因酮、酚醚含量高，此家族有許多具毒性的油，使用須小心
橄欖科	Burseraceae	去疤痕有益於潰瘍和傷口皮膚、祛痰、增強免疫力、癌症、抗憂鬱症等	乳香、沒藥	萃取自樹脂
牻牛兒苗科	Geranaceae	抗發炎、收斂、去疤痕、止血、改善糖尿病	天竺葵	只有幾種精油屬於這個家族
唇形科	Lamiaceae or Labiatae	提供全身能量、殺菌、抗痙攣、通經、發汗劑	羅勒（紫蘇）、牛膝草、薰衣草、馬喬蓮（馬鬱蘭）、香蜂草、刺蕊草（廣藿香）、薄荷、迷迭香、麝香草（百里香）	很多精油來自於此家族，氣味強且高揮發性，存在於葉子的腺體中。唇形科的油都很安全（山艾、牛膝草除外），因含有銍酮和松坎酮，使用過量會引起神經中毒

科　別	拉丁名	效　用	精　油	備　註
樟科	Lauraceae	具刺激提神的作用	肉桂、樟腦、紫檀木、山蒼果	具有良好的香味，有時濃烈有時辛辣、或苦味，使用時須小心
桃金孃科	Myrtaceae	抗病毒、收斂、激勵和強身	白千層、尤加利樹、綠花白千層、丁香、茶樹	大部分萃取至葉子有很強的殺菌功能，尤其是呼吸系統
木犀科	Oleaceae	放鬆和幫助全身系列	茉莉	茉莉不適合蒸餾萃取法，因此大部分是溶劑萃取法
胡椒科	Piperceae	止痛、抗鼻黏膜炎、祛痰、激勵、強身等功能	黑胡椒、蓽澄茄	
禾本科	Poaceae or Gramineae	抗發炎、強身、增強免疫系統	香茅、檸檬草、棕櫚玫瑰（玫瑰草）、培地草	
薔薇科	Rosaceae	收斂、止血、去疤痕、調整荷爾蒙、增強免疫系統	玫瑰	蒸餾萃取法玫瑰精油，甜味略低於溶劑萃取法的玫瑰精油
芸香科	Rutaceae	具清新水果香、殺菌、激勵、幫助消化、鎮靜、解除不安、幫助睡眠	果皮：佛手柑、葡萄柚、檸檬、桔子、柑橘 葉子：苦橙葉 花朵：橙花	自果樹的葉子、果皮和花朵萃取三種不同的精油，果皮用壓榨萃取法

科　別	拉丁名	效　　用	精　　油	備　　註
				未經過蒸餾其分子較大，含有色素和蠟質，如果保存不當或時間過長會有沈澱物。苦橙葉可治療暗瘡，橙花可改善靜脈曲張、痔瘡和降低血壓等
安息香科	Styaceae	抗鼻黏膜炎、化痰、去疤痕、改善龜裂和過於乾燥的皮膚	安息香	萃取自Styrax tonkinensis和S. Benzoin的樹脂，購買精油時注意在某些國家仍用苯作為溶劑萃取，歐洲禁用
纈草	Valerianaceae	鎮定安撫、改善靜脈曲張和痔瘡	纈草、甘松香	經常做為安眠藥的原料，真油不易取得
馬鞭草科	Verbenaceae	殺菌、抗痙攣、袪風、解毒和建胃	西班牙馬鞭草	原料不易取得，經常被攙假
松柏科	Coniferae Cupressaeae	淨化空氣和深層潔淨肌膚，幫助泌尿系統、循環系統和頭皮的疾病	松科：松木、雪松 柏科：絲柏、杜松	此類精油為高品質的衛生消毒劑

2-6 如何成功調配精油？

加了基礎油的精油稱爲複方按摩油，在充分了解精油的功效、基礎油的種類及適用性之後，就可以依照個人的需要，配合體質與生理的變化來調製。別忘了，調製的氣味最好是自己喜歡的，隨時調整純精油、基礎油的種類與比例，調配出適當的按摩油。再利用按摩的手法（淋巴按摩、瑞典式按摩…等），將植物精油滲透至身體內部，達到保健或治療的目的。

如何調配複方精油

不論是調配按摩用油或是自己調配香水，首先必須找出自己喜歡的香味。此時，可打開兩瓶精油，拿近鼻下約兩吋的地方，輕輕地轉圓圈，讓不同的香味混合在一起，試試看混合的味道喜不喜歡。如果其中有一瓶的味道太強烈了，把它拿遠一點，再次混合和增加另一種油來淡化你不喜歡的那瓶，再試試看別組精油有甚麼變化。

一般來說，花香類、柑橘類、異國情調類的精油很容易混合；草本類、木頭類和柑橘類的味道也容易混合；香料類則容易和樹脂類的精油混合。

不過，原則並非一成不變，當你越來越得心應手時，也可試試看不一樣的調法，說不定會有意想不到的效果。

有些精油的味道較強烈，像是尤加利、薄荷、檸檬等，而檀香則較弱，要花點時間才聞得到。這是由於精油其揮發性快慢的關係，在調配精油時，考慮不同精油的揮發速度有助於你了解這個混合香味能持續多久。

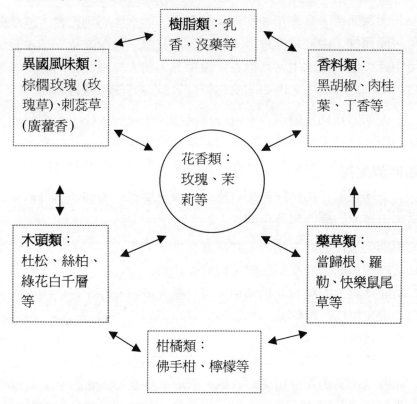

調製精油參考圖

左右相鄰或與同類相調和的氣味較佳；而花香類則可與各類調和

樹脂類：乳香，沒藥等

異國風味類：棕櫚玫瑰 (玫瑰草)、刺蕊草 (廣藿香)

香料類：黑胡椒、肉桂葉、丁香等

花香類：玫瑰、茉莉等

木頭類：杜松、絲柏、綠花白千層等

藥草類：當歸根、羅勒、快樂鼠尾草等

柑橘類：佛手柑、檸檬等

精油的揮發速度

　　雖然稱做精油，摸起來也是油油的，它卻是高揮發性的物質，只要滴在紙上20分鐘，就會完全揮發，例如薰衣草精油；當然也有揮發性較慢的精油。所謂揮發性，指的是物質接觸空氣後消失的速度，也可以作為人體吸收快慢的判斷，我們可以利用高、中、低音來區分揮發的速度，雖然並不是一定的準則，但卻是一個參考值。

　　一般的判斷方式是，將精油滴入基礎油中放在室溫下，香氣持 **2-27**

續二十四個小時稱高音 (Top)、七十二小時稱中音 (Middle)、一個星期以上稱低音 (Base) 精油。

大體而言，高音精油的香氣較刺激、能令人感到振奮，就像薄荷、葡萄柚；中音精油會令人感到平衡和諧，像薰衣草、迷迭香就是中音；低音精油中就有檀香、沒藥等，給人一種沈穩的感受，適合冥想沈思時使用，例如印度的修行者就偏好使用檀香木。

就如同我們常聽到香水有分為前味、中味與後味，其實精油香味的組合也是需要依循這些揮發速度的快慢來搭配，其散發出來的香味也會依照揮發速度的快慢，由高音至低音漸漸地散發出來。

氣味相近、植物科屬相近或是揮發速度差不多的，都可以互相搭配，形成所謂的複方精油。

使用調製過後的複方精油，其好處在於：
1. 功能類似的精油互相調配，可增強功效。
2. 功能差異大的精油互相調和，可更擴大療效（好比醫生的處方，很少單用一種藥品）。
3. 增加香味的豐富性。
4. 一次使用二、三種不同的精油，不但可讓香味有不一樣的感受，同時還可讓功效有相乘的效果，對於一些雖然氣味較令人難以接受但具實質療效的精油來說，也可藉由其他芳香精油的香氣來蓋過那不好聞的味道，使您在運用的時候能更為舒適、接受度更高。

精油的調配原則

在了解精油的揮發速度後，對於調配精油會有很大的幫助。例如精油的滴數比例、哪一些的精油同時搭配較適合等。若是能再以功能來區分，效果將有相乘的感受，至於劑量除了須參考調油表外，也可以參考高音：中音：低音的比率為2：2：1。

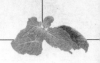

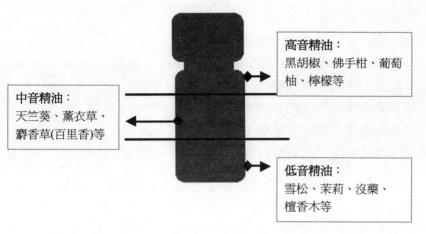

中音精油：
天竺葵、薰衣草、
麝香草(百里香)等

高音精油：
黑胡椒、佛手柑、葡萄
柚、檸檬等

低音精油：
雪松、茉莉、沒藥、
檀香木等

　　調製精油時，還須注意每一種精油間的功能是否會互相抵觸，如果抵觸的話，非但達不到預期的效果，反而容易出現反效果。

調製精油時所需要的工具：

1. 基礎油
2. 量杯：調配基礎油及精油計量容器
3. 精油：3~5種
4. 精油瓶：存放按摩油，深藍色、深綠色、深褐色皆可。
5. 標籤：於瓶身外註明調製的內容及調製日期。（您必須考慮到基礎油的氧化程度、精油的揮發性以及存放環境等問題。調和基礎油與精油時，建議您最好只調製當次使用的份量或是維持六個月即可）

這些事項您都注意到了嗎：

1. 精油的安全使用量（全身的用油量大約為 5ml~25ml，濃度控制在 1%~5%）。詳見表 1（P2-30）
2. 所有精油及基礎油的總數量。
3. 皮膚的面積。
4. 使用的精油有哪幾種？

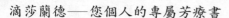

5. 使用的基礎油。

6. 按摩、塗抹於身體的哪個部位？

7. 皮膚的溫度及保溫度是否足夠？

8. 皮膚的健康與否及膚質。

9. 皮膚的吸收度如何？

10. 按摩的覆蓋範圍有多廣？

11. 按摩之後多久可以清洗掉？

　　如果上述的事項您都注意到了，您就可以安心的調油了！

表1　精油的安全使用量

基礎油 濃度	5ml	10ml	15ml	20ml	25ml	30ml	50ml
0.1%	0.1	0.2	0.3	0.4	0.5	0.6	1.0
0.4%	0.4	0.8	1.2	1.6	2.0	2.4	4.0
0.5%	0.5	1.0	1.5	2.0	2.5	3.0	5.0
0.7%	0.7	1.4	2.1	2.8	3.5	4.2	7.0
0.8%	0.8	1.6	2.4	3.2	4.0	4.8	8.0
1.0%	1.0	2.0	3.0	4.0	5.0	6.0	10
1.4%	1.4	2.8	4.2	5.6	7.0	8.4	14
1.5%	1.5	3.0	4.5	6.0	7.5	9.0	15
2.0%	2.0	4.0	6.0	8	10	12	20
2.5%	2.5	5.0	7.5	10	12.5	15	25
3.0%	3.0	6.0	9.0	12	15	18	30
4.0%	4.0	8.0	12	16	20	24	40
5.0%	5.0	10	15	20	25	30	50

＊末標示數量的數字為精油的使用滴數

小朋友的精油安全使用量

1~6個月	0.5%~1%	6~24個月	0.1%~2%
2~10歲	0.2%~3%	10歲以上	1% ~ 5%

2-7 使用時注意的事項

　　雖然芳香療法在大部分的國家只是輔助療法，還是有些國家將芳香療法納入醫療（例如英國、法國和澳洲）的範疇，配合藥物治療，讓身體復原得較快。了解精油使用的禁忌，才不會造成遺憾。尤其很多精油中都含有毒性的酮，而酮向來是孕婦以及嬰兒的禁忌，不宜長時間、高劑量的使用。

1. 芳香療法的禁忌、毒素及使用量

A. 使用新的精油前，最好先做皮膚測試，以免過敏。

　　簡易的皮膚測試法：在10ml的基礎油中加入一滴精油（0.5%稀釋），抹在手後、手肘彎曲或手腕內側，並在皮膚上停留二十四小時勿洗掉，如果沒有紅腫、刺痛的反應就表示可接受此種精油。一次最多可以試驗六種精油，但是必須記錄好什麼精油塗在什麼部位，這樣才能確定哪一種是安全的。

B. 嬰兒使用精油按摩最好在出生二至三月之後才能開始。

　　嬰兒的按摩最好在三個月之後才開始進行，而且室溫須保持在攝氏27度左右。然而因為精油的分子極微小，很容易經皮膚滲透入體內，所以用精油按摩可以得到很好的安撫效果。

＊嬰兒按摩的劑量調配

0~6個月的嬰兒

　　這個階段的嬰兒能使用的精油種類有限，可以在10ml的甜杏

仁油或荷荷芭基礎油中加入一滴的薰衣草或是羅馬洋甘菊,依照按摩嬰兒的程序來進行;或是使用室內薰香亦可。

6~12個月的嬰兒

在這個時期的嬰兒,適合的精油有洋甘菊、薰衣草、桔子、橙花及玫瑰。

1~6歲

此時期可使用洋甘菊、胡荽、薰衣草、橘子、橙花、紫檀木和茶樹。

7~12歲

除了一些須特別注意的精油之外,幾乎都可使用,但是劑量請控制在大人的一半。

12歲以上

劑量可與成人相同。

C. 精油通常不能直接塗抹於皮膚上

所有精油皆須經過基礎油的稀釋才能使用於皮膚上,目前只有薰衣草及茶樹被認為可以安全直接使用。除了不能直接接觸皮膚,也不能碰到眼睛,若是發生上述狀況,應立刻用大量清水沖洗眼睛並就醫。精油也不適合以口服(除非經過專業醫師或合格芳療師指導),或者是接觸身體一些敏感部位,如直腸、陰道。

D. 同一種精油最好不要長時間的使用

芳香療法的最大好處是在於能讓身、心、靈達到全面性的平衡,如果全身各系統長期處於不平衡的狀態下,在使用精油的過程中可能得到一些負面的反應,有的甚至會比治療前更嚴重,也可能一次就能得到很好的反應。如果進步的情況突然停頓下來時,可能就需要改變您的處方了。

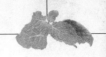

2

E. 以下精油除非您已經完全認識它，否則請避免使用：

Ajowan 香旱芹	Almond,bitter 苦杏仁	Boldo leaf 波耳多
Buchu 布丘	Calamus 菖蒲	Camphor 樟腦
Cassia 肉桂	Cinnamon Bark 肉桂皮	Clove 丁香
Costus 廣木香	Elecampane 土木香	Horseradish 辣根
Mugwort 艾蒿	Mustard 芥茉	Oregano 野馬鬱蘭
Parsley seed 歐芹籽	Pennyroyal 胡薄荷	Rue 芸香
Sassafras 黃樟	Savin 沙地柏	Savory 風輪菜（夏冬）
Tansy 艾菊	Thuja 側柏	Wintergreen 冬青白珠樹
Wormseed 洋香藜	Wormwood 苦艾	

2. 哪些狀況下須特別小心使用精油？

A. 懷孕婦女：

　　懷孕初期的婦女不宜使用荷爾蒙類或通經類的精油，原因在於使用這類精油會導致通經，意即月經來潮，至於會不會流產，目前尚無證據顯示。若是使用基礎油稀釋過的話將會比口服來的安全。

除非經過合格芳療師或是醫師指示，懷孕期間避免使用下列精油：

羅勒（紫蘇）	快樂鼠尾草	雪松
絲柏	茴香	茉莉
杜松莓	檸檬草	馬喬蓮（馬鬱蘭）
沒藥	歐芹（荷蘭芹茱籽）	薄荷
玫瑰	迷迭香	

* 懷孕前三個月儘量不要使用洋甘菊、薰衣草、天竺葵、香蜂草
等，除非經由合格芳療師或是醫師指示。

B. 氣喘病患最好避免使用蒸汽吸入法，以免發病。

除此之外，並非所有的精油都是安全的，仍然有少許的精油呈現毒性、具有毒素以及容易讓人上癮，甚至會造成皮膚損傷或抽慉。內服或直接使用都是相當危險且不安全。

3. 哪些狀況下最好不要進行按摩？

1. 任何疼痛的部位。
2. 關節腫脹和發炎。
3. 濕疹和牛皮癬。
4. 血栓形成和靜脈炎的部份。
5. 最近骨折和骨頭破裂的部位。
6. 皮膚的接觸傳染或感染。
7. 不明腫瘤。
8. 剛形成的疤痕組織。
9. 不可直接按摩在靜脈曲張的血管上（可沿著血管周圍按摩，能幫助血液回流）。
10. 發燒。
11. 偏頭痛。
12. 月經來的前三天。
13. 懷孕的前幾個月，必須特別注意。
14. 老人、小孩及嬰兒的按摩要輕柔、溫和。
15. 癌症、心臟血管疾病（例如高血壓、心絞痛…等）以及其他較嚴重的疾病，在安全的前提下，最好先請教醫師。

＊在任何情況下，若您有疑問時，請停止或立刻諮詢合格的芳療師、醫師。

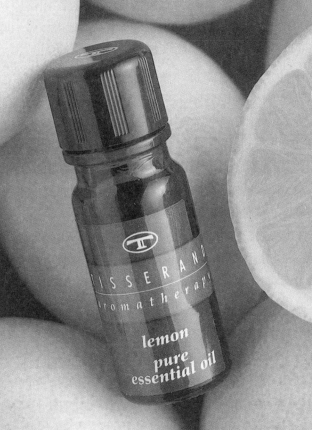

第 **3** 章

基礎油的介紹

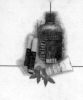

■ 前言

　　基礎油，也有人稱爲媒介油或基底油。在芳香療法中所使用的基礎油幾乎都是植物油，基礎油除了能幫助按摩時在皮膚上做大面積的延展之外，其本身亦含有許多的營養物質和醫療特性。大部分的精油無法直接塗抹於皮膚上(薰衣草及茶樹除外)，他們都必須經過基礎油的稀釋之後，才能使用於人體的肌膚上。

　　基礎油是萃取自蔬菜、植物的花朵、堅果或種子的油。從生長在世界各地的植物種籽中，可以製造出各種的植物油；有好幾百種植物，它們的種籽可以生產出油，其中只有少數的幾種油是用在商業的用途上。一些植物油，例如，我們熟知的大豆油、花生油、橄欖油主要是爲了食用，是營養和精力的良好來源，身體有了它就能產生熱量，它是蛋白質的絕佳來源；爲工業及家庭的用途，提供了潤滑油及烹飪的材料。

　　芳香療法使用的基礎油必須是以第一道冷壓萃取(first or virgin pressing)取得來(在攝氏60度以下處理)才是最高品質；而食用的植物油，如大豆是以200度以上的高溫萃取而來，是平時在超級市場的貨架上所看到的食用油。冷壓萃取的植物油可以將植物中的礦物質、維生素、脂肪酸，保存良好不流失，具有優越的滋潤滋養特質。

　　可拿來當作基礎油的植物油，必須是不會揮發且未經過化學提煉的植物油，例如：甜杏仁油、核桃仁油、酪梨油、荷荷芭油、小麥胚芽油等，這類油脂富含維生素D、E與碘、鈣、鎂、脂肪酸等，可藉其稀釋精油，並協助精油迅速被皮膚吸收。而一般的食用油通常經過高溫提煉，已經失去天然養分，較不適合當作芳香療法用的基礎油。

　　基礎油能快速溶解精油，同時攜帶精油滲透進入肌膚，所以基礎油的品質必須謹慎選擇，調油時依次可放入兩種以上的基礎油，

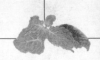

加入精油後，可保存六個月左右。因此，每次調和的份量最好一次用完，或勿存放過久。

哪些油不適合當基礎油？

　　若基礎油與精油相比較之下，基礎油比較潤滑及滋養，而不適合當基礎油的通常是石油提煉的礦物油，如嬰兒油或分子較大的綿羊油等。因為礦物油不但不含養分，還因為滲透力差且容易阻塞毛孔，造成粉刺與膿瘡；混合精油做按摩時，更會阻撓肌膚對精油的吸收，無法發揮療效。

一、常用的基礎油

甜杏仁油〔Sweet Almond oil〕

成份：維生素 A、B1、B2、B6、E、蛋白質、脂肪酸、礦物
　　　　質、葡萄糖甘。

特質：淡黃色，萃取自核仁，味道輕柔，具滑潤度但非常清爽，是
　　　　中性不油膩的基礎油。

概說：

　　遠自古羅馬時代就已經使用甜杏仁油來美化肌膚及治療受傷的傷口。其屬於中性的基礎油，由杏樹果實壓榨而得，主產於環地中海區的希臘、義大利、法國、葡萄牙、西班牙以及北非等地，最新的研究報告指出，對面皰皮膚有調理作用，有富貴手的敏感性肌膚也有保護功效。它與任何植物油皆可互相調和，因此也是最為廣泛使用的基礎油；食用可治咳嗽。

適用：

　　具有良好的親膚性，連最嬌嫩的嬰兒也可以使用。而含有高營 **3-3**

養素的特質，是很好的滋潤和混合油，適合乾性、敏感性、皺紋、粉刺的肌膚使用。

其滋潤、軟化膚質的功能良好，適合做全身按摩，也能作為治療搔癢、紅腫、乾燥和發炎的配方使用。耐儲時間為10個月，可作為100%的基礎油使用。

食用甜杏仁油可以平衡內分泌系統的腦下垂體、胸腺和腎上腺素，促進細胞更新。

核桃仁油【Peach kernel oil】

成份： 維生素A、B1、B2、B6、C、礦物質及GLA。

特質： 淡黃色，較甜杏仁油濃稠、黏膩一些，具營養、緩和及治療的特性。

概說：

取自於核桃仁，多產於中亞、土耳其一帶。經常和甜杏仁油混合使用。得自於未經加工製造的原油，耐儲時間約一年，可作為100%的基礎油使用。

適用：

膚色蠟黃或是臉部有脫皮現象的人非常適合；對於重病以及身體虛弱的皮膚也有助益；幫助舒緩緊繃的身體、成熟的皮膚、敏感、發炎乾燥等症狀。

小麥胚芽油【Wheatgerm oil】

成份： 蛋白質、泛酸、菸鹼酸、維生素A、D、E、B1、B2、B6及礦物質(例如鈣、鐵、鋅、鎂等)。還有不飽和脂肪酸(例如亞麻油酸、亞麻脂酸、油酸和卵磷脂)。

特質： 黃棕色，帶有濃烈的氣味，取自小麥種籽發芽的部位(約20磅出產1品脫的油)；大多產於美國、澳洲等地區。

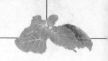

概說：

　　含高量天然維生素E，是一種抗氧化劑，它抗氧化的特質可延長複方精油的保存期限，只需10%的量添加在配方中，不僅可以延長其壽命，同時可減少受傷或手術所造成的疤痕，還可以減少臉上長青春痘所留下的痕跡。小麥胚芽油能清除自由基(註：所謂自由基是人體運作時所產生的副產品，會破壞人體組織，也會導致生病。)，促進人體新陳代謝，幫助肌肉和淋巴功能，可預防老化，內服可治療高血壓、動脈硬化、心臟病及癌症等多種疾病。

適用：

　　消化、呼吸以及血液循環系統的配方皆適用。它含有的脂肪酸可促進皮膚細胞再生，特別是針對乾性皮膚、黑斑、疤痕、濕疹、牛皮癬、妊娠紋等問題。

荷荷芭油【Jojoba oil】

成份：礦物質、維生素、蛋白質、似膠原蛋白、植物蠟、Mytidyic Acid。

特質：呈黃色，萃取自荷荷芭豆。非常滋潤、無任何味道，油質輕滑似脂腺分泌的油脂。滲透力佳，適用所有膚質，其為調製香水、臉部及身體按摩油的最佳基礎油。荷荷芭是一種沙漠植物，長約10尺高，耐高溫可達60℃，生長於南加州、亞歷桑那州、以色列、澳洲等地區。具有高度穩定性，能耐強光、高溫而保持結構不變，其為使用時間較長的基礎油。

概說：

　　它有良好的滲透性，只要有空隙，都可以滲透；同時具有耐高溫的特質，並且分子排列和人的油脂非常類似，是穩定性極高、延展性特佳的基礎油，適合乾性敏感皮膚、風濕、關節炎、痛風的人使用，同時是良好的護髮素。

荷荷芭也含豐富的維生素D及蛋白質，是很好的滋潤及保濕油，可以維護皮膚水分、預防皺紋以及軟化皮膚，適合成熟及老化皮膚，常用於臉部、身體按摩及頭髮的保養。

在1997年亞歷桑那州大學研究發現荷荷芭油有一另外的特性，類似於鯨魚腦腔中的一種物質，是一種天然乳化劑，被廣泛使用於製造化妝品的基劑。近來由於動物環保意識的提倡，所以目前在市面上都以荷荷芭油取代鯨魚腦。

它本身是一種濃厚的蠟質液體，不會氧化同時也具有不會腐臭的特質，壽命比其他基礎油長。

適用：

荷荷芭油具有很好的抗發炎作用，即適合護理皮膚方面的感染，例如乾性肌膚及發炎、濕疹、乾癬、面皰等問題。其同時含有天然的係數(SPF4)，爲防曬霜的最佳原料，能改善粗糙的髮質，是頭髮用油及美髮產品的最佳選擇，甚至在防止頭髮曬傷及柔軟頭髮之外，還可幫助頭髮烏黑及預防分叉。

葡萄籽油【Grapeseed oil】

成份： 維生素B1、B3、B5、C、F、葉綠素、微量礦物元素、必需脂肪酸、果糖、葡萄糖、礦物質、鉀、鈣、鎂及葡萄多酚。

特質： 淡黃色或淡綠色，無味；細緻、清爽不油膩。最大產地在中國。

概說：

葡萄籽最令人讚賞的是含有兩種重要元素，亞麻油酸(linoleic acid)以及原花色素(Oligo Proanthocyanidin，簡稱OPC)。亞麻油酸是人體必需而又爲人體所不能合成的脂肪酸，可以抵抗自由基、抗老化、幫助吸收維生素C和E、強化循環系統的彈性、降低紫外線

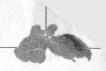

的傷害、保護肌膚中的膠原蛋白、改善靜脈腫脹與水腫以及預防黑色素的沈澱。

OPC具有保護血管彈性、阻止膽固醇囤積在血管壁上及減少血小板凝固。對於皮膚，原花色素扮演了保護肌膚免於紫外線的荼毒、預防膠原纖維以及彈性纖維的破壞，使肌膚保持應有的彈性及張力，避免皮膚下垂及皺紋產生。葡萄籽中還含有許多強力的抗氧化物質，如牻牛兒酸、肉桂酸、香草酸等各種天然有機酸，這些都是抗氧化的元素。

葡萄籽油是所有植物油中最清淡的一種，耐儲時間約為10個月，可作為100%的基礎油使用。

適用：

滲透力強，具有輕微的收斂特性，可作臉部按摩及治療時用，尤其是細緻及敏感肌膚、油性、暗瘡、粉刺皮膚。含豐富維生素F、礦物質、蛋白質，能增強肌膚的保濕效果，同時可潤澤、柔軟肌膚，質地清爽不油膩，易為皮膚所吸收。

酪梨油【Avocado oil】

成份：礦物質、蛋白質、維生素A、B、B2、D、E以及卵磷脂。

特質：甜甜的水果香，帶有些油脂感以及果實的味道。味較重、顏色偏綠，較不適合單獨使用，10%的量便足夠。主要產於美洲赤道地區。

概說：

它營養度極高，從乾燥的果實壓榨的酪梨油，營養素豐富、質地較重及黏稠，屬滲透性較深層的基礎油。

中南美洲的印加文明時期，當地人即發現它豐富的營養素，是他們主要的食物之一。

適用：

　　適合乾性、敏感性、老化、缺水、濕疹肌膚使用。在臉部的使用上，它可以做清潔乳，深層清潔效果良好，對促進細胞新陳代謝、淡化黑斑、消除皺紋均有很好的效果。如經常曝曬於陽光下的人，可服用酪梨油膠囊來預防皮膚水分流失。

大豆油【Soya bean oil】

成份： 20%-25% 的油份、酸(油酸、亞麻酸、硬脂酸、棕櫚酸等)、少許葉綠素。

特質： 色極淺而略帶蛋黃，其爲唯一含完全蛋白質的植物，在皮膚上能被迅速吸收。

概說：

　　大豆爲一種一年生的直立植物，有時高達 1 至 1.75 公尺(4~6 呎)，原產地於中國與日本。雖然東方過去四千年來一直使用大豆，但直到十七世紀才出現於歐洲，二十世紀出現於英國。大豆油含高量的多元不飽和脂肪酸，爲一種常用的食用油。大豆本身是世界上最主要、最具營養成份的食物之一。

適用：

　　油質易吸收，適用於所有膚質，更可應用於粉刺、不潔的肌膚，其爲絕佳的基礎油。法國人更是十分重視大豆油的醫療效用。因爲亞麻酸的成份能降低膽固醇，使人體健康。

二、特殊用處的治療用油

夜櫻草油【Evening primrose oil】

成份： γ-亞麻油酸、鎂、鋅、維生素、C、E、B6 及菸鹼酸。

特質： 深黃色，有點藥草味，壓榨夜櫻草種籽而得。

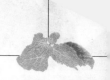

概說：

又名月見草，傍晚開花天亮凋謝，直立粗壯二年生植物，為北美洲東部乾燥地區常見的植物。是印第安人的傳統藥草之一，兩百多年前才傳到歐洲。它是一種可以調和基礎油與精油的油脂，具有多項治療功能；夜櫻草油含豐富的脂肪酸，特別是一種名為 γ-亞麻油酸(Gamma Linolenic acid.簡稱GLA)，它是一種必需脂肪酸，是形成人體所需的荷爾蒙和前列腺素所需要的物質，其作用能影響神經系統、循環系統、女性生殖器官和代謝。它最常被拿來製成膠囊內服，用在治療心臟血管疾病、經前症候群(PMS)、更年期等症狀。在芳香療法的用法中，它可直接塗抹在皮膚上來治療皮膚過敏，也可調和乳液、乳霜或精油直接按摩於皮膚上來改善妊娠紋、濕疹及牛皮癬等皮膚問題。

適用：

改善濕疹、異位性皮膚炎、傷口癒合、妊娠紋，能幫助指甲發育、解決頭皮問題。

GLA 的功能

－幫助人體各組織維持健康
－平衡血液中的膽固醇
－規律經期
－減輕疼痛及抗發炎
－幫助免疫系統及腦部的發展

人體內無法製造前列腺素的因素有：

－酒精中毒和遺傳因素
－病毒感染
－營養不良

＊若有以上問題，可供給GLA來促進前列腺素上升。 GLA 不僅可

補充身體的雌激素，還可治療月經的各種問題及更年期症狀及障礙等。更可治療多發性硬化症、風濕關節痛、心臟疾病、過動兒、心理不安及早發性癡呆等相關問題。

三、如何選擇基礎油

1. 以膚質選擇：

油　　性：甜杏仁油、核桃仁油、荷荷芭油、葡萄籽油、大豆油

乾　　性：酪梨油、小麥胚芽油、荷荷芭油

敏感性：甜杏仁油、葡萄籽油、荷荷芭油

老　　化：小麥胚芽油、酪梨油

皺　　紋：酪梨油、荷荷芭油

青春痘：荷荷芭油、葡萄籽油

2. 以使用範圍選擇

全身：甜杏仁油、核桃仁油、荷荷芭油、葡萄籽油、大豆油

臉部：甜杏仁油、核桃仁油、荷荷芭油、葡萄籽油

局部：小麥胚芽油、酪梨油、夜櫻草油

✳小麥胚芽油、酪梨油在調配時只須占調配油的10-20%；小麥胚芽油、荷荷芭油最能保存精油的使用期限。

第4章

精油療效實踐

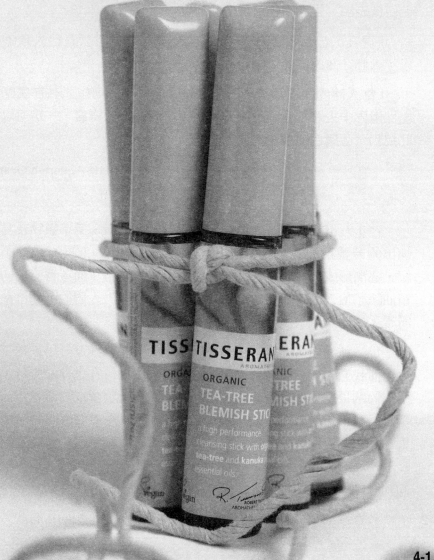

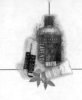

▊ 前言

「醫藥有助於協調人體中的各個部份，以確保身體機能的健康…」

「人體就像是羽管鍵琴，當琴弦過鬆或是過緊時，彈奏出的音色便會走調，生病時的狀況便是如此…」

「現在，自然界的一切物質被人類大量使用以滿足人類的需求；人們在醫療的奧祕中可以找到一切…」

「當人體內的羽管鍵琴出現走調的情形時，可以試著在廣闊的自然世界中去尋找可能的良藥；對於身體的任何病痛，一定可以依此找到一個適合的解決方法。」

The Aquarian Gospel

在十八世紀期間，人們大量使用芳香類樹脂、藥草植物及其提煉出的芳香精油在醫療用途上。隨著十九世紀的進展再到二十世紀，逐漸形成一個步調緩慢但是受人肯定的趨勢。而芳香療法的香精油除了怡人的香味之外，它的真正魅力在於對人體的各部位系統所產生的療效。

每一種病症，一定都有一種或調和的芳香精油適合用來進行治療，而我們的任務便是要找出其中正確的選擇。在選擇配方時，使用時的劑量是一個很重要的因素，無論在正統醫學或是芳香療法中都是一樣的。如果給錯了使用劑量，不僅不會產生預期的治療效果，甚至還可能造成身體上的損害；有時，這種情形將會產生與實際上相反的影響。例如以香蜂草及迷迭香為例，它們是作為療程中的刺激劑或者是鎮靜劑，這完全是根據我們用量的多少而定。

芳香精油在人體中從吸收到排除的過程，各不相同。有些芳香

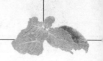

精油是藉由人體的肺臟排除出去，有些透過尿液、有些透過皮膚，而大多數都透過超過一種途徑來排出體外。有些芳香精油在人體中會產生化學變化，有些卻不會。芳香精油在體內傳送的期間，可能部份會停留在腎臟、肝臟或者其他的器官中。舉例來說，就大蒜精油而言，大部分是經由肺部排出體外，不會產生化學變化。而檀香木精油，則藉由尿液排出體外。

　　芳香精油可作用於生理上及心理上兩部分。前者是直接作用在身體器官上，而後者是透過氣味的影響。生理上的作用又可再區分為兩種：一種是透過神經系統(也可能是內分泌作用)，而另一種則是直接作用在器官或皮膚上。這兩種作用的方式是截然不同的，但是很可能同時發生，而我們無法明確分辨究竟是何種模式對身體產生作用。

　　在本章中，我們將依序討論腦部及神經系統，肺部及呼吸系統，消化系統，心臟、血管循環系統，免疫系統，淋巴系統，內分泌、生殖/泌尿系統，骨骼、肌肉、關節系統，皮膚系統等各大課題，並且提供您一般常見的症狀及適用的配方。

一、腦部及神經系統

腦部及神經系統的結構

　　腦部位於由頭顱骨組成的堅硬顱腔之內。腦部分為三大部分：大腦、腦幹和小腦。

1. 大腦由左右兩個腦半球組成，是最頂端的部分；小腦則處於顱腔的後下方，它聯接於腦橋，腦橋上接中腦，下接腦延髓中腦、腦橋和延髓一起構成了腦幹。
2. 延髓下面連接的神經系統部分是脊髓。脊髓存在於脊椎的椎管內，一直到腰部脊椎骨的水平為止。

3. 由腦幹分支出十二對腦神經，分佈到面部、頸部以至腹腔的器官上，支配它們的功能運作。

4. 脊髓總共分出三十一對脊神經，經過椎間孔穿出椎管後，通過不同的神經間的分裂和結合，形成各種大大小小的周圍神經，最終被分佈於頸背、胸腹和四肢。

　　神經系統 (nervous system) 由解剖構造與胚胎發育來源上可分為中樞神經系統 (central nervous system) 及周圍神經系統 (peripheral nervous system) 等兩部分。

腦部及神經系統的功能

1. 指揮中樞

　　腦部是人體最重要的器官之一，功能是指揮、控制和協調身體各部的運作，及行使智力和語言的功能。

2. 左右腦各司其職

　　這些不同的功能分佈在大腦皮質層的各個特定分區之內。而左右大腦半球具有不同的功能。例如，左半球負責的是右側軀體的手腳活動和皮膚感覺，右半球則相反。

3. 掌管肢體協調

　　小腦的作用主要是協調肢體的活動，使之暢順和靈活，並控制著身體的平衡。

4. 指揮神經系統

　　腦幹通過十二對腦神經來調節面部器官的功能，以及調控人體呼吸、心跳、血壓和清醒程度的功能區。

5. 操控感覺與平衡

　　脊髓和脊神經主要是控制軀體四肢的運動、感覺、大小便的控制和平衡等。

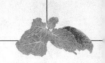

芳香療法對於腦部及神經系統的作用

　　芳香療法最具特色的功能，恐怕就是神經系統了：因為薰香是精油使用中較簡單又能迅速感受到芳香魔力的方式。

　　芳香精油可簡單的區分為興奮劑或鎮靜劑。歸類為興奮劑類的精油包括了雪松、茴香、白豆蔻、肉桂葉、檸檬和香水樹(伊蘭)；而歸類為鎮靜劑類的精油包括了：薰衣草、洋甘菊、香蜂草和乳香。在一些研究中發現，當薄荷油的劑量加重時，會表現出麻醉的作用，然而在較輕的劑量時，反而具有刺激的作用。

　　興奮劑類的精油在傳統上用來治療沮喪、倦怠狀態以及與神經缺乏聯繫的癱瘓和失聲等等的症狀。而鎮靜劑類的精油則用在治療歇斯底里、失眠和神經過敏。

以下為常見的腦部及神經系統症狀：

(一)、焦慮 (Anxiety)

　　焦慮是種極普遍的情緒感受，是每個人由小到老都會有的經驗。所以說，焦慮不一定就是不正常的反應，其實適當的焦慮不僅無須避免，反而可以促使個體表現得超出平常的水準。例如：人在緊張的狀態下常可工作得更久，或在緊急時有跑得更快，力氣更大的情形，俗話說「狗急跳牆」也是一例。面對輕微的焦慮時，大多數人都能夠暫時拋開焦慮的心情，繼續完成身邊的工作。可是有的人卻長期持續地處於焦慮之下，而產生非理性的害怕與憂慮，嚴重影響他們的日常生活。

　　焦慮症較其他的心理障礙更為普遍。焦慮的特質是患者針對將來，專注於日後可能面對難以控制的危險或不幸事件。這些事件往往未必發生，但患者仍然過份擔心。

一般焦慮症涵蓋以下範圍：

1. 廣泛性焦慮症 (Generalized Anxiety Disorder)：指的是過度且持續

不斷的擔心莫名的事物,且沒有一定的對象,沒有理由。

2. 畏懼症 (Phobias):不是很實際的害怕某些特定東西的地方。例如:一般性的畏懼、怕蛇、小動物…。社交畏懼症:害怕與陌生人交談、曠懼症、不敢獨自外出。

3. 恐慌症:獨特且不可預期的生活反應,造成瀕死的害怕。

4. 強迫症:重複不願意的想法或被迫的行為。例如:不斷反覆的洗手或檢查東西。

焦慮症的症狀:

1. 擔心或害怕有不好的事情發生
2. 顫抖、抽搐或感覺發抖,手腳或其他部份感覺痲痹或有針刺感
3. 疲倦、虛脫
4. 腸胃問題
5. 肌肉緊張或心神不定
6. 暈眩或頭痛
7. 心跳加快、呼吸急促
8. 冒冷汗或手心冒汗
9. 口乾、反胃或腹瀉
10. 沒有耐心、容易生氣

芳香療法的建議

適用精油:

　　安息香、佛手柑、洋甘菊、雪松、快樂鼠尾草、絲柏、乳香、天竺葵、牛膝草、茉莉、杜松、薰衣草、馬喬蓮(馬鬱蘭)、香蜂草、橙花、刺蕊草(廣藿香)、玫瑰、、檀香木、香水樹(伊蘭)

建議配方:

－薰香:薰衣草3滴＋檀香木2滴＋天竺葵3滴
－空氣噴灑:薰衣草純露100ml＋天竺葵10滴＋柑橘10滴
　－泡澡:天竺葵3滴＋薰衣草3滴＋柑橘2滴

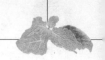

－按摩：小麥胚芽油4ml＋葡萄籽油16ml＋香蜂草5滴＋檀香木5
　滴

－太陽穴塗抹：荷荷芭油10ml＋洋甘菊2滴＋檀香木1滴＋天竺葵
　2滴

注意事項

　　芳療師必須根據患者的人格特質、生活型態、生活背景、焦慮
來源以及個人對香味的偏好來選擇精油。利用精油來進行按摩，是
治療焦慮症的基本方法，因為按摩是最直接的表達關懷方式。另外
還可同時搭配其他的減壓方式，例如：瑜珈、冥想、運動及其他減
輕壓力的方法，利用整體治療的概念來幫助患者。

(二)、強化注意力 (Attention)

　　注意力是指一個人能將焦點或意志集中在某一件事物上所持
續的時間，而不被外界刺激所干擾的能力。不管是孩童、青少
年、成人以及許多上了年紀的人都會健忘，而其中注意力的不集
中就是健忘的主要原因。精油並不能幫助您把所有遺忘的記憶都
找回來，但是卻能夠幫助您注意力的集中，使得記事情的時候比
較不容易忘記。

　　另外適時的補充維他命也是一種輔助的方法之一。維他命C、
E、硒與鋅最為重要，同時卵磷脂亦是人腦不可或缺的補給品。

注意力無法集中的共通特質

1. 喜歡打斷別人談話或搶答
2. 無法記住別人所給予的指示
3. 語言表達或文字能力較不完整

芳香療法的建議

適用精油：

　　羅勒(紫蘇)、黑胡椒、白豆蔻、牛膝草、檸檬、薄荷、迷迭香

建議配方：

－薰蒸 (1)：薄荷2滴＋檸檬3滴＋迷迭香3滴

－薰蒸 (2)：檸檬4滴＋迷迭香2滴＋羅勒(紫蘇)2滴

－薰蒸 (3)：香水樹(伊蘭)3滴＋刺蕊草(廣藿香)2滴＋檸檬3滴

－泡澡：香水樹(伊蘭)2滴＋迷迭香4滴＋羅勒(紫蘇)2滴

－按摩：甜杏仁油10ml＋葡萄籽油10ml＋薰衣草4滴＋柑橘4滴
＋馬喬蓮(馬鬱蘭)2滴

(三)、適應能力 (Changeability)

　　每個人適應環境的能力不同，對所有人來說，每一個小改變都是一段探險的旅程，進入不一樣的環境是人生必經的過程，家人的支持、鼓勵格外重要。除了每個孩子的人格特質不同之外，如果能夠在平時多培養個人的自信心，面對陌生環境時，我們就會有比較緩和的情緒反應。

芳香療法的建議

適用精油：

　　羅勒(紫蘇)、佛手柑、杜松莓、檸檬、檸檬草、柑橘、薄荷、迷迭香、紫檀木

建議配方：

－薰香 (1)：羅勒(紫蘇)2滴＋檸檬4滴＋薄荷2滴

－薰香 (2)：柑橘3滴＋薄荷3滴＋檸檬草2滴

(四)、沮喪 (Depression)

　　什麼樣的感覺可稱為沮喪？心理上失去秩序、伴隨傷感、沒有活力、思想困難、難集中注意力、胃口特別的差或特別嗜食、失眠或特別嗜睡，頹喪絕望之感，自殺的想法或甚至企圖的自殺。

症狀

　　沮喪的特徵包括憂傷、哀憐以及缺乏活力，以至於連〝前進〞

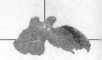

或做選擇都顯得困難；喪失精力、倦怠加上經常的失眠；悲觀與絕望；恐懼、一種否定消極的自我概念；自責、罪惡感、羞愧、無價值感及無助感；對工作、性及一般活動都提不起興致；喪失自發性、無法集中注意力、不能享受歡樂的事或活動、食慾經常很差。

　　沮喪的情緒存在於各年齡層(包括嬰兒)，並且可分為以下幾種類型：

1. 反應性沮喪(也稱作外因性沮喪)：對某些真實的或想像的失落，或生活中重大的創傷所引起的反應。
2. 內因性沮喪：似乎是很自然的發自於內，這類案例多為老年人。
3. 精神性沮喪：包括強烈的失望及自我破壞的態度，經常伴隨著幻覺，阻斷了與現實的接觸。
4. 神經性沮喪：常帶有高度的焦慮。

導致沮喪的原因：
1. 不歡樂的童年
2. 自我低估
3. 身體過份疲乏
4. 沒有生命中心
5. 無生命意義

<u>芳香療法的建議</u>

適用精油：
　　佛手柑、茉莉、薰衣草、檸檬、桔子、柑橘、橙花、薄荷、玫瑰、香水樹(伊蘭)

建議配方：
－薰香：檸檬 5 滴＋薄荷 3 滴
－按摩：甜杏仁油 10ml ＋葡萄籽油 10ml ＋薰衣草 5 滴＋柑橘 5 滴

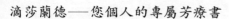

—吸入：香水樹(伊蘭)1滴＋茉莉1滴＋柑橘2滴

—泡澡：檸檬4滴＋薄荷2滴＋香水樹(伊蘭)2滴

—塗抹：葡萄籽油10ml＋香水樹(伊蘭)2滴＋茉莉1滴＋桔子2滴

注意事項

　　如果患者覺得疲倦或昏昏欲睡，使用具有強力鎮定效果的精油，會讓情況惡化。相反的，如果沮喪導致敏感、緊張而無法入睡，鎮靜性的精油就適合患者使用。如果沮喪伴隨者焦慮出現，最適合使用橙花精油，而傳統的茉莉精油可以增強自信心和面對挑戰的能力。芳療師必須根據患者的人格特質、生活型態、生活背景、焦慮來源以及個人對香味的偏好來選擇精油。如果療程中患者的心情和需要已經改變，芳療師則必須要重新選擇合適的精油。

(五)、老人失智症 (Dementia)

　　老人失智症是一種腦部疾病，會造成腦部神經細胞逐漸喪失，尤其與大腦皮質之退化導致功能喪失有關。這些功能包括記憶力、判斷力、抽象思考力、推理能力及空間關係等。在發病過程中，神經細胞退化，出現大腦損耗的徵兆。此症常見於六十歲以上老人，但中年人也有患此病的機會。

症狀

1. 認知方面：記憶力衰退，發病初期會喪失短期記憶，只記得過去的事卻忘記現今的事，可能連帶出現失語症。

2. 精神方面：時常出現視覺或聽覺上的幻覺、妄想、多疑、失眠、憂鬱、躁鬱症傾向。

3. 行為方面：失去時間觀念，半夜起來活動。躁動不安、多話，甚或出現攻擊性行為。

4. 病況發至後期，手腳活動變得僵硬，和出現大小便失禁。

5. 生活方面：缺乏方向感及空間感，容易走失，欠缺思考能力及判斷能力，與人溝通有問題，無法處理日常生活。

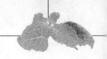

記憶力衰退的判斷

描　　　　述	失智症的記憶喪失	正常的健忘
記憶力喪失	所有的經驗	部分
忘記東西或人的名字	漸進性	偶而
延遲叫出名字	經常	偶而
可以描述看過電視或書中內容	漸漸不行	可以
使用標誌或備忘辨識環境的能力	漸漸不行	可以
遵循文字或聲音的指示	漸漸喪失能力	可以
算數的能力	漸漸喪失能力	可以
自我照顧能力	漸漸不行	可以

成因

1. 造成老人癡呆症的主要原因仍無正確定論。
2. 一般認為腦部的細胞有缺陷，造成大腦皮質退化所產生。
3. 另外相信遺傳也是致病原因之一。
4. 科學家在早老性癡呆患者大腦的壞死細胞塊(或稱斑)中發現鋁，
   顯示鋁可能與這種病的形成有關。

芳香療法的建議：

　　根據「臨床心理學」期刊的最新研究報告，研究人員採用「香蜂草(學名：Melissa officinal is)」這種具有鎮靜作用的香草植物，進行其芳香精油的塗抹實驗。在老人失智症患者的臉上或手臂上，每天塗抹兩次芳香精油，連續四周。結果顯示，在72名患者中，塗抹香蜂草精油的患者，共有60%出現症狀減輕的好轉反應，其好轉程度約為三成。塗抹安慰劑的對照組患者，則只有 14%出現香疼程度的好轉反應。更重要的是，塗抹香蜂草精油的患者，其生活品質表現較佳，比較不會發呆，也比較能夠從事具有建設性的社

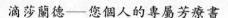

交活動。

適用精油

　　佛手柑、尤加利樹、茉莉、薰衣草、檸檬、香蜂草、桔子、柑橘、橙花、薄荷、迷迭香、玫瑰、檀香木、香水樹(伊蘭)

建議配方：

－薰香：薰衣草4滴＋橙花2滴＋柑橘2滴

－泡澡：柑橘2滴＋薰衣草3滴＋香蜂草3滴

－按摩：甜杏仁油10ml＋葡萄籽油10ml＋桔子4滴＋薰衣草4滴
　　＋香蜂草2滴

(六)、煩悶‧不安 (Disturbed)

　　現代人皆有壓力，壓力已經是目前社會的寫照。生活中您一定常面臨許多突發的變故、或一下子難以處理的狀況，例如學業、工作、經濟上發生變化困擾，或是親友過世、分居、離婚，甚至是辦喜事，這些情況往往會造成自己的身心狀態改變，也都是壓力的來源！重重的壓力累積久了可能就會形成焦躁、煩悶及不安等各式各樣的負面情緒，之後工作效率會降低，心情也因而更焦慮、脾氣更暴躁，並且把生理健康也賠了進去，形成惡性循環，終至身心崩潰。

芳香療法的建議

適用精油：

　　羅勒(紫蘇)、佛手柑、肉桂葉、快樂鼠尾草、薰衣草、檸檬草、薄荷、檀香木

建議配方：

－薰香 (1)：羅勒(紫蘇)2滴＋薄荷3滴＋佛手柑3滴

－薰香 (2)：薰衣草3滴＋佛手柑2滴＋快樂鼠尾草3滴

－泡澡：桔子3滴＋快樂鼠尾草2滴＋薰衣草3滴

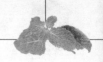

－按摩：甜杏仁油16ml＋小麥胚芽油4ml＋佛手柑3滴＋快樂鼠尾
　草3滴＋薰衣草4滴

(七)、頭痛 (Headache)

　　在台灣，每天有十萬人有頭痛問題。根據台北榮總和陽明醫學
大學所做的調查推估，全台灣約有150萬名偏頭痛患者。此外，15
歲以下的孩童，有75％曾經歷過明顯的頭痛，且原因不明。突如
其來的頭痛，彷彿鐘形玻璃罩當頭罩下，所有的歡笑快樂頓時被隔
絕在外，得獨自一人慢慢熬煮頭痛欲裂的酸楚。其實，大部份的頭
痛，只要找出原因，多半可以獲得解決。常見的頭痛可分為緊張性
頭痛、偏頭痛及神經痛性頭痛三種。頭痛有時是身體發出的警訊，
而8成以上的頭痛，都是緊張性頭痛，如果已經排除壓力因素後，
請立刻尋求專科醫師的協助。

症狀

1. 緊張性頭痛：緊張性頭痛的症狀大部分有頭頸部的肌肉過於緊
   繃，疼痛不會因為身體活動而加劇，也不會有噁心的現象，但會
   有畏光或怕吵的症狀，有時會同時出現頭暈。
2. 偏頭痛：若是無預兆性偏頭痛，通常是單側性及反覆地發生，日
   常活動會加重頭痛，會有噁心、畏光、怕吵，每次持續4至72小
   時。
3. 神經性頭痛：為後頸部的大枕神經痛，疼痛像是被電擊般的痛
   法，發作嚴重時，患者會痛得坐立不安、無法入眠，而且吃任何
   止痛藥，都無法有效疏解。

原因

1. 心理因素：精神緊張、心理壓力或焦慮等也會引致頭痛，尤其容
   易產生緊張性頭痛及偏頭痛。
2. 環境因素：曾受強光照射、處身在環境嘈雜或空氣污濁的地方也
   有機會頭痛。

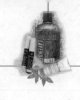

3. 生活因素：睡眠不足、坐姿不確影響頸椎、醉酒過後等也會引致頭痛。

4. 疾病因素：疾病如頸部的肌肉緊張、腦血管出血、血栓堵塞、腦壓上升及頭部器官疾病(包括眼耳鼻等病，如青光眼)等，也會引致頭痛，所以要經檢查及診斷，才能找出引致頭痛的病原。

5. 其他因素：曾受腦震盪或頭部受傷，長期服用藥物等因素也容易引起頭痛。

芳香療法的建議

　　芳香療法在解除壓力性頭痛的效果不錯。尤其對於情緒不佳、壓力造成的頭痛，芳香療法效果明顯，然而我們建議最好使用純植物性的精油。如果使用一般薰香燈用的精油，其標示成分不明，有些還可能參雜人工合成的精油及酒精成分，反而會對呼吸道造成傷害，因此不建議使用。在人體顱骨下方的頸部，左右各有四條小肌肉，當我們長時間盯著電腦螢幕不動，不但易使眼睛疲憊，相對這四條頸部肌肉也會僵硬，引起瀰漫性的頭痛。而且只要壓到痛點，痛就會像通電一樣傳到頭部。因此我們建議可用冷、熱敷的方式來加速舒緩惱人的頭痛。

適用精油：

　　羅勒(紫蘇)、德國洋甘菊、天竺葵、茴香、薰衣草、檸檬草、馬喬蓮(馬鬱蘭)、薄荷、迷迭香

建議配方：

－痙攣性頭痛如偏頭痛，冷敷(前額及太陽穴)：薰衣草2滴＋薄荷1滴

－慢性頭痛，熱敷或溫敷(頸後)：馬喬蓮(馬鬱蘭)或德國洋甘菊2滴

－按摩(太陽穴)：荷荷芭油20ml＋薰衣草5滴＋羅勒(紫蘇)2滴＋薄荷3滴

－泡澡：薰衣草4滴＋天竺葵2滴＋迷迭香1滴

注意事項

　　當頭痛為緊張性頭痛時，我們建議在肩頸部份用熱敷，頭部用冰敷，尤其像是偏頭痛發作時，太陽穴有跳動性的疼痛，用冷敷或冰敷稍微壓迫一下，可以緩解血管痙攣。肩頸痠痛時切忌冰敷，因為冰冷會使肌肉緊繃，反而會引發更劇烈的頭痛。

(八)、失眠 (Insomnia)

　　失眠指長期不斷地輾轉反側，不能成眠，人體想休息時，卻無法睡著；造成失眠有環境因素、個人行為狀況、年齡(如年齡大睡眠少)及疾病引起的。

症狀

1. 短暫性失眠：

　　大部分的人在經驗到壓力、刺激、興奮、焦慮時；生病時；至高海拔的地方；或者睡眠規律改變時(如時差；輪班的工作等)都會有短暫性失眠障礙。

　　大部分這方面的失眠會隨著事件的消失或時間的拉長而改善。但是短暫性失眠如未接受適當的處理有部分的人亦會導至慢性失眠。

2. 短期性失眠：

　　嚴重或持續性壓力，像重大身體疾病或開刀、親朋好友的過世、和嚴重的家庭、工作、或人際關係的問題等皆可能會導致短期性失眠。此種失眠與壓力有明顯的相關性。

3. 慢性失眠：

　　比起短暫性和短期性失眠，慢性失眠的原因是很複雜的且較難去發現。而許多的慢性失眠是多種原因合在一起所造成的。可能會造成慢性失眠的原因，以診斷流程圖來說明。

1. 是否有身體方面的疾病會導至失眠？(據研究許多慢性病皆和失眠有關)

2. 是否有精神疾患或情緒障礙而導致失眠？是否有使用藥物、酒精、刺激物、或毒品等而與失眠有關？

3. 是否有睡醒週期障礙或不規律而導致失眠？

4. 是否睡前小腿有不舒服的感覺或睡覺中腳會不自主的抽動而導致失眠？

5. 是否睡覺會打呼、不規律的呼吸或其他呼吸障礙而導致失眠？

6. 是否為原發性失眠？(要排除以上之次發性失眠的原因)

　　失眠的成因是很複雜的，如果失眠的情況直持續著或已逐漸影響生活，請勿自行購買安眠藥使用，因為安眠藥只能幫助入睡，對失眠的特定原因並無治療效果且長期不適當使用會有依賴性甚至成癮，應儘速尋求專業芳療師或醫院專業醫師的幫忙作最適切的壓力情緒舒緩及治療。

適用精油：

　　佛手柑、羅馬洋甘菊、快樂鼠尾草、薰衣草、檸檬、菩提樹花、馬喬蓮(馬鬱蘭)、橙花、柑橘、檀香木、纈草、培地草(岩蘭草)。

建議配方：

－薰香：薰衣草3滴＋佛手柑3滴＋檀香木2滴

－按摩 (1)：荷荷芭油10ml＋薰衣草3滴＋羅馬洋甘菊1滴＋柑橘1滴

－按摩 (2)：荷荷芭油10ml＋薰衣草2滴＋檸檬2滴＋培地草1滴

－按摩 (3)：荷荷芭油10ml＋羅馬洋甘菊2滴＋檀香木2滴＋檸檬1滴

(九)、偏頭痛 (Migraine)

　　偏頭痛是一種以單側為主的反復發作性的血管性頭痛。是臨床上面常見的頭痛之一。這是一種原因不明的頭痛，它可能和遺傳有關，也可能和食物、緊張、精神疾病有關，發作時常使人無法進行正常作息。由於大多數病人只有痛頭的一邊，故稱為「偏頭痛」。

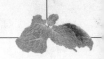

偏頭痛的症狀

1. 嚴重的頭痛發作前有先兆，並伴有其他的症狀。
2. 先兆期時會覺得特別的累、不舒服，接著會噁心、嘔吐，有時還會瀉肚子、怕光、視覺會模糊，這段時間從幾分鐘到幾小時不等。
3. 當疼痛開始時，先兆期就結束了，此時強烈的劇疼從頭的一邊開始漸漸地擴散開，可能會抽痛，然後整個頭都痛起來。
4. 臉色變得蒼白，好像生病的樣子。
5. 有些人疼痛是發生在眼睛與鼻子之間，會流眼淚及鼻涕。
6. 疼痛的時間長短及性質常因人而異。

偏頭痛的預防

　　注意頭痛發作的規律及誘因，避免過度疲勞和精神緊張。飲食不要過飽或過飢，不宜攝進高脂食物和飲酒。發作時須靜臥，保持安靜。儘早求醫處理。

芳香療法的建議

適用精油：

　　洋甘菊、茴香、薰衣草、檸檬草、馬喬蓮(馬鬱蘭)、香蜂草、薄荷

建議配方：

－冷敷(前額及太陽穴)：薰衣草2滴＋薄荷1滴
－熱或溫敷(頸後)：馬喬蓮(馬鬱蘭)2滴
－按摩(太陽穴)：荷荷芭油20ml＋薰衣草5滴＋羅勒(紫蘇)2滴＋薄荷3滴

(十)、緊張 (Nervous)

　　緊張使我們畏懼不前，以爲夢想永遠無法實現，使我們沈默不語，與親愛的人漸行漸遠。緊張使我們囿於現狀，淺嘗輒止，不敢冒險，安於目前平庸的生活。緊張有時不是壞事。它發出的預警信

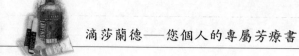

號對我們是一種保護，如緊張會讓我們從懸崖邊上快速離開。但如果我們每天平常的生活充滿了緊張，這就不正常了。

緊張的症狀

1. 腹瀉
2. 全身冒汗
3. 頻尿
4. 手腳顫抖
5. 暈眩

芳香療法的建議

適用精油：

佛手柑、德國、羅馬洋甘菊、快樂鼠尾草、天竺葵、茉莉、薰衣草、檸檬、橙花、肉豆蔻、柑橘、苦橙葉、玫瑰、紫檀木、檀香木、纈草、培地草(岩蘭草)、香水樹(伊蘭)

建議配方：

－薰蒸：香水樹(伊蘭)2滴＋柑橘3滴＋薰衣草3滴
－泡澡：佛手柑2滴＋薰衣草3滴＋天竺葵3滴

(十一)、筋疲力竭 (Powerless)

筋疲力竭通常被視為生理方面的問題，但它也可能與情感及精神狀況有關係，進而由心理影響生理。當你已哭乾淚水、感情麻木時，你可能發生情感透支。當情感已耗盡時，身體也差不多無力了！

芳香療法的建議

適用精油：

安息香、羅馬洋甘菊、快樂鼠尾草、薰衣草、檸檬、菩提樹花、馬喬蓮(馬鬱蘭)、香蜂草、橙花、刺蕊草(廣藿香)、玫瑰、迷迭香、檀香木、培地草(岩蘭草)、香水樹(伊蘭)

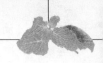

建議配方：

－薰香 (1)：檸檬3滴＋迷迭香2滴＋菩提樹花3滴

－薰香 (2)：香水樹(伊蘭)2滴＋橙花2滴＋薰衣草4滴

－泡澡：玫瑰2滴＋快樂鼠尾草2滴＋薰衣草4滴

－按摩：甜杏仁油10ml＋核桃仁油10ml＋佛手柑8滴＋培地草2滴＋薰衣草10滴

(十二)、空氣清淨 (Refresh)

　　人的一生當中有80％的時間是生活於室內，與室內的二手菸、黴菌、懸浮微粒、塵蟎、殺蟲藥、黏著劑、修正液等不良化學物質共處一室，時間久了之後，人會感覺疲倦、頭暈、眼花等…是受到不良物質的影響。而家中的空氣可容易透露出家人的點點滴滴：家中是否有人吸煙、養寵物、或是吃些什麼樣的食物等。

　　對您和家人而言，乾淨的香氣是優先於任何的事情，善用精油營造愉悅的氣氛，必定能使您的生活更加順利及愉快！

芳香療法的建議

適用精油：

　　佛手柑、絲柏、尤加利樹、葡萄柚、杜松莓、檸檬、薰衣草、檸檬草、沒藥、橙花、柑橘、薄荷、迷迭香、茶樹、檀香木、香水樹(伊蘭)

建議配方：

－薰香 (1)：檸檬4滴＋尤加利樹4滴

－薰香 (2)：薄荷3滴＋尤加利樹3滴＋檸檬草2滴

－薰香 (3)：茶樹3滴＋迷迭香3滴＋葡萄柚2滴

－芳香噴霧：100ml薰衣草純露＋30滴薰香配方 (1)、(2) 或 (3) 混合後使用噴霧器噴灑室內

(十三)、消除疲勞 (Relaxtion)

一個人經常加班、熬夜、休息不好，時間長了就會導致焦慮、失眠、記憶力減退、精神抑鬱，甚至引發憂鬱症和精神分裂症。如果這種疲勞持續6個月或更長時間，身體就可能會出現發燒、咽喉腫痛、注意力下降、記憶力減退等症狀。而且，非常嚴重的長期性疲勞很可能就是其他病症的先兆。人們常說的"過勞死"實際是長期過度的勞累，引發人體心、肺、腎等衰竭、心肌梗、腦溢血等病症造成的猝死。只不過這些病的潛在性使過勞者忽略，以至釀成嚴重後果。但若沒有過度勞累這個誘因，猝死可能就不會發生。

症狀

1. 體力或心理負荷過重引起不易解除的疲勞
2. 沒有明確原因的肌肉無力
3. 失眠症狀普遍存在，多夢或早醒
4. 頭漲、頭昏或頭痛
5. 注意力不易集中，記憶力減退
6. 肩背部不適、胸部有緊縮感，或有腰背痛、不定位的肌痛和關節痛
7. 心情抑鬱、焦慮或緊張、恐懼
8. 興趣減退或喪失
9. 性功能減退
10. 咽喉痛或喉部有緊縮感。

如果你同時具有2項主要標準、2項症狀標準和6項症狀標準，或累計具有8項以上單純的症狀標準，即可確診為疲勞狀態。

《過勞死》的10大危險信號

1. "鮪魚肚"早現。30歲～50歲的人如果大腹便便，則可能有罹患高血脂、脂肪肝、高血壓、冠心病的危險。

2. 脫髮、局部禿、早禿。每次洗頭都有一大堆頭髮脫落，這是工作壓力大、精神緊張所致。

3. 頻頻去洗手間。如果你的年齡在30歲～40歲之間，排泄次數超過正常人，說明消化系統和泌尿系統開始衰退。

4. 性能力下降。中年人過早地出現腰酸腿痛，性慾減退或男子不舉、女子過早更年期，都是身體機能整體衰退的第一信號。

5. 記憶力減退。開始忘記熟人的名字。

6. 心算能力越來越差。

7. 做事經常後悔，易怒、煩躁、悲觀，難以控制自己的情緒。

8. 注意力不集中，集中精神的能力越來越差。

9. 睡覺時間越來越短，就算醒來還是覺得疲累。

10. 經常頭痛、耳鳴、目眩，檢查也沒有結果。

芳香療法的建議

適用精油：

　　絲柏、尤加利樹、葡萄柚、杜松莓、天竺葵、薰衣草、迷迭香

建議配方：

－泡澡：薰衣草4滴＋天竺葵4滴

－按摩：甜杏仁油10ml＋葡萄籽油10ml＋杜松莓5滴＋薰衣草5滴

(十四)、震驚、休克 (Shock)

　　震驚是一種心理功能僵住的與打結的狀況。受震驚的當事人通常無法自強烈的情感中表達而獲得別人的幫助。有時，自然的感覺表達有助於化解這僵住情況。其他時間，則需要讓心理系統漸漸地、溫和地解凍，讓神經系統慢慢地解開心中的結。

適用精油：

　　尤加利樹、天竺葵、檸檬、柑橘、薄荷、迷迭香、檀香木、茶樹、培地草(岩蘭草)

建議配方：

－薰蒸：香水樹(伊蘭)2滴＋柑橘3滴＋天竺葵3滴

－泡澡：香水樹(伊蘭)2滴＋柑橘3滴＋天竺葵3滴

－按摩：甜杏仁油10ml＋葡萄籽油10ml＋迷迭香4滴＋柑橘6滴

(十五)、壓力 (Stress)

壓力一詞，尤其用英文說 Stress 是一種流行，但是正如同任何一種流行一樣，每個人都聽說過它，但對它的真實面貌卻一知半解。壓力其實是人體對任何需求所表現出來的一種反應，所以日常生活中，身體所需承受的任何負荷或消耗(Bodily wear and tear)均可視之為壓力。從這個角度來看，壓力並非壞事，因為人體的運作本來就是各種壓力的承受與排解，壓力會使人更具生命力，或在壓力之下激發潛能而表現得更好。壓力之所以危害人體，是在壓力過大，或持續過久，或次數(發生頻率)過多時，尤其當壓力集於某一特定器官或機能時，危害更大。

壓力下會出現的異常行為

1. 經常缺席。

2. 拖延，遲到。

3. 對時間控制經常出差錯。

4. 常有自我防衛性或自我解釋之行為，如逃避現實或過度猜疑。

5. 工作表現失常。

在壓力下生理上與心理上的警告信號

1. 生理上的徵兆

　1. 體重過重，與你的年齡及高度不相稱。

　2. 高血壓。胃口欠佳。一發生問題時就有想吃的慾望。

　3. 心臟經常疼痛。

　4. 慢性腹瀉或便秘。失眠。長期疲倦。

　5. 經常頭痛。

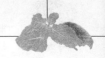

6. 每天需要服用阿斯匹靈或其他藥品。

7. 肌肉痙攣。

8. 沒吃東西卻覺得很飽。

9. 呼吸急促。

10. 容易昏眩或嘔吐。

11. 哭不出來或容易掉眼淚。

12. 持續性的性問題(性冷感、無能、性恐懼)。

13. 精力過盛以致不能安靜坐著休息。

2. 心理上的徵兆

1. 常常感到不安。

2. 經常對家人或工作夥伴發脾氣。

3. 覺得人生乏味。

4. 常常覺得無法適應生活。

5. 擔心金錢問題。

6. 對疾病懷有莫名的恐懼，特別是癌症或心臟病。

7. 害怕自己或別人會死去。

8. 有壓抑氣憤之感。

9. 不能痛快大笑。

10. 覺得被人家排拒。

11. 擔心不能成為成功的父母，而感到失望。

12. 害怕週末來到。

13. 不想渡假。

14. 覺得無法與任何人談論自己的問題。

15. 在做另一件事之前，完全無法集中精神或完成一件事。

16. 害怕身在高處、狹窄空間、打雷或地震。

壓力可能導致的疾病

1.過度與持續的壓力如未加紓解，會演變成致病的因素，或甚至變

成致病的主要原因。

2. 心臟病：壓力會讓一個有心臟病(高危險)傾向的人發病。

3. 頭痛及偏頭痛：壓力造成的頭痛屬緊張性頭痛，壓力使肌肉收縮，肌肉收縮導致頭痛，而頭痛又導致肌肉收縮而益加嚴重。

4. 背痛：壓力會使背部肌肉收縮而致背痛。

5. 消化性潰瘍(胃與十二指腸)：壓力容易引起胃酸的大量分泌。

6. 糖尿病：糖尿病與遺傳有關，而環境與壓力是決定是否發病的重要因素之一。

7. 癌症：癌症與壓力的關連在於壓力會產生自由基 (Fee radicals)，而自由基會破壞細胞，並造成細胞突變 (Mutation)，進而使人體的免疫系統功能減弱，並使免疫系統不能在惡性細胞侵入前將它消滅。

8. 皮膚病：當壓力出現時，症狀會再發作或更惡化。

9. 肝病：消除壓力及充足休息對於肝病病患者來說，比藥物治療更重要。

芳香療法的建議

適用精油：

　　羅勒(紫蘇)、安息香、佛手柑、胡蘿蔔籽、羅馬洋甘菊、快樂鼠尾草、天竺葵、葡萄柚、茉莉、薰衣草、馬喬蓮(馬鬱蘭)、香蜂草、橙花、柑橘、桔子、玫瑰、紫檀木、檀香木、百里香(麝香草)、培地草(岩蘭草)、香水樹(伊蘭)

建議配方：

－薰香：薰衣草4滴＋橙花2滴＋柑橘2滴

－泡澡：柑橘2滴＋薰衣草3滴＋紫檀木3滴

－按摩：甜杏仁油10ml＋葡萄籽油10ml＋桔子4滴＋薰衣草4滴＋香水樹(伊蘭)2滴

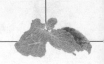

(十六)、防蟲 (Vermiguge)

適用精油：

羅勒(紫蘇)、香茅、丁香籽、絲柏、雪松、天竺葵、杜松莓、尤加利樹、薰衣草、檸檬、檸檬草、刺蕊草(廣藿香)、薄荷

建議配方：

－衣物防蟲：雪松15滴＋薰衣草15滴

－蟑螂：薰衣草10滴＋檸檬10滴＋薄荷10滴

－白蟻驅趕：丁香籽15滴＋薰衣草15滴

－蚊蠅：檸檬草8滴＋薄荷7滴＋天竺葵8滴＋羅勒(紫蘇)7滴

－防蟲噴霧：100ml薰衣草純露＋30滴上述配方混合後噴灑四周環境或取4至6滴於棉球上放置於四周環境

(十七)、眩暈 (Vertigo)

眩暈是指一個人彷彿感到自己或周遭環境天旋地轉的一種錯覺，常伴有噁心、平衡失調。這個症狀，通常發生得很突然，又令人極之不適，因此常引起很大的驚恐。

芳香療法的建議

適用精油：

羅勒(紫蘇)、黑胡椒、洋甘菊、茴香、薑、薰衣草、檸檬草、馬喬蓮(馬鬱蘭)、香蜂草、薄荷

建議配方：

－冷敷(前額及太陽穴)：薰衣草2滴＋薄荷1滴

－熱或溫敷(頸後)：洋甘菊2滴

－按摩(太陽穴)：荷荷芭油20ml＋薰衣草5滴＋羅勒(紫蘇)2滴＋薄荷3滴

二、肺部及呼吸系統

呼吸為氧氣供應身體細胞和二氧化碳並由體內細胞移出所憑藉的過程，而呼吸系統是指從鼻腔、咽喉、氣管、支氣管到肺臟肺泡的一系列結構。呼吸系統 (respiratory system) 根據其功能上可分為氣體通道與氣體交換 (respiratory portion) 兩大部分。氣體之通道包括自鼻腔、咽、喉、氣管、支氣管、細支氣管至終端細支氣管等，主要提供在呼吸過程中將新鮮空氣自外界引入到達氣體交換部位，及將氣體交換完畢之廢氣呼出體外。而氣體交換部分則包括呼吸性細支氣管、肺泡囊(包括肺泡管及肺泡)等構造，在這些區段中藉由擴散方式在微血管及肺泡腔間達成氣體之交換。

構造

- 肺臟位於胸腔內，左右雙肺由左右支氣管連接於氣管，肺臟和胸壁肌肉層之間有薄薄的胸膜隔開。
- 胸腔和腹腔之間是橫隔膜。橫隔膜、肋骨之間的肌肉和一些頸部的肌肉能幫助呼吸運動，所以又稱為呼吸肌。

功能

吸入氧氣排出二氧化碳，人體從外界空氣中吸入氧氣，使氧氣進入肺部血液，再運輸到身體各部份供使用。另一方面，肺部血液裡的二氧化碳則滲透到肺泡裡，再排出到體外。

在呼吸系統中，芳香精油最常發揮的是抗菌、抗痙攣以及化痰的功效。以抗菌性而言，它們可以用於治療各種類型的呼吸系統疾病。一般而言，最常使用的有佛手柑、茶樹及尤加利樹精油。

佛手柑對於白喉桿菌的治療最有效，除此之外尚發現樟腦可以成功治療肺炎雙球菌引起肺炎。

蘇聯於 1973 年的實驗中證實，尤加利樹精油可有效對抗 A2 和 A 型流行性感冒病毒，其他像安息香、佛手柑、黑胡椒、快樂鼠尾

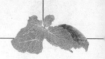

草、絲柏、乳香、牛膝草、薰衣草、檸檬、馬喬蓮(馬鬱蘭)、沒藥、綠花白千層、薄荷、迷迭香、松木、檀香木、百里香(麝香草)、茶樹等，都是治療呼吸系統疾病的上選精油。

呼吸系統問題的治療，可以藉由口服、吸入、針對胸部及脊椎的按摩，或者直接在患部的相應體表部位上方濕敷。

以下為常見的呼吸系統疾病症狀：

(一)、哮喘 (又稱氣喘)(Asthma)

哮喘是上呼吸道的常見疾病，肺部支氣管壁的平滑肌痙攣收縮，使得氣管狹窄。一般會引起呼吸困難、哮喘、窒息、咳嗽等。往往伴隨有支氣管炎、神經系統功能失調、花粉過敏，也容易讓人性情變得神經質。幾乎半數的哮喘病是過敏所引起，兒童期哮喘通常與濕疹有關。而對花粉過敏者而言，花粉、灰塵、羽毛與動物毛髮，都可能是過敏原。

哮喘通常是突發狀況，所以治療的原則是迅速吸入精油，患者最好隨身攜帶

聞香瓶，若臨時找不到瓶子可以滴在手帕或紙巾上，以吸入法緩和呼吸；或是經常在家中薰香以降低哮喘發生的機率。

另一種哮喘是壓力與憂鬱造成，因此保持身心平衡的芳香按摩及薰香也是有效的辦法之一。

請注意，哮喘患者絕對避免使用成份不純或者人工仿製的精油，只有高品質的純質精油才能達到預期的效果。

成因

哮喘俗稱氣喘病，哮喘的成因有三種：呼吸道發炎；呼吸道對刺激反應過敏及可逆性呼吸道阻塞。這種呼吸道阻塞通常的原因是呼吸道炎反應以及呼吸道受刺激後產生平滑肌收縮。成人哮喘可以

是小兒哮喘的延續，也可以是成年期才發生。即使是八、九十歲的老人，初次被診斷為哮喘，也非罕見。

氣喘、哮喘和哮吼是同一種病嗎？

　　氣喘病和哮喘病其實指的是同一種疾病，只是醫師的習慣不同而有不同的中譯名詞。在台灣，傳統的內科醫師習慣用哮喘這個名詞，也沿用了相當長的時間。至於氣喘病，原本是小兒科醫師使用的名詞，當時為了統一名詞，曾開會討論並徵詢各科醫師的意見，甚至請出國學大師以中文〝氣喘〞及〝哮喘〞做字義分析，結果仍無法下結論，由於小兒科有氣喘免疫專科，且在政府登記有案，所以最後決定統一使用氣喘這個名詞。

　　而容易與哮喘混淆的哮吼則與哮喘有完全不同的病症，其好發於小孩子，主要是因為喉部(有時延伸到氣管)阻塞(感染引起或非感染病變)而引起吸氣性喘鳴、聲音嘶啞、咳嗽如狗吠聲及呼吸困難的症候群。通常是病毒感染引起(副流感染病毒最多)，故又稱病毒性哮吼。

芳香療法的建議

適用精油：

　　佛手柑、尤加利樹、乳香、薰衣草、沒藥、綠花白千層、茶樹、檀香木

　　因壓力引起的哮喘：佛手柑、洋甘菊、快樂鼠尾草、薰衣草、橙花、玫瑰

建議配方：

一按摩：核桃仁油20ml＋佛手柑5滴＋洋甘菊2滴＋尤加利樹3滴

一薰香：薰衣草3滴＋快樂鼠尾草2滴＋乳香2滴

(二)、支氣管炎 (Bronchitis)

　　支氣管是通往肺部的較大氣管，支氣管炎分為急性與慢性兩種

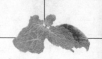

類型。急性或突然發作的支氣管炎是在感冒時細菌或病毒感染後發生，這種病持續下去會引起慢性咳嗽。嬰兒和老人的急性支氣管炎尤其危險，因為會增加罹患肺炎的機會。慢性的支氣管炎是由於支氣管內壁長期受刺激所致，諸如吸煙或是長期處於潮溼、煙霧、多灰塵、濃煙密佈的空氣所引起。

　　支氣管炎最常見的兩個症狀就是咳嗽與咳痰。而支氣管炎最好的保養方法就是長期按摩喉嚨、胸及背部，並且注意減少牛乳製品及避免攝取加工、乾燥、冷藏、包裝或經事先處理過的食物，以降低所有可能引發黏液分泌的可能。若罹患急性支氣管炎，應儘快薰香以及蒸汽吸入，緩和發作時的症狀。

芳香療法的建議

適用精油：

　　安息香、羅勒(紫蘇)、佛手柑、雪松、尤加利樹、乳香、薑、杜松莓、薰衣草、馬喬蓮(馬鬱蘭)、沒藥、松木、迷迭香、檀香木、百里香(麝香草)

建議配方：

－按摩：核桃仁油10ml＋茶樹2滴＋百里香(麝香草)1滴＋薰衣草1滴

－吸入：乳香、迷迭香、沒藥、松木(任擇其一)

(三)、感冒 (Colds)

　　常見的感冒在醫學名詞稱為鼻黏膜炎 (Coryza)，是指上呼吸道傳染性強的病毒感染。引起的病毒有許多種，全都具有高度傳染性，藉由病原攜帶者咳嗽、打噴嚏及呼出的空氣傳染。一般的症狀有輕微發燒、打噴嚏、四肢酸痛、眼皮沉重或眼睛刺痛、喉嚨痛與黏膜炎。感冒常見於冬季，不見得是因為溼冷，而是因為身體對感染的抵抗力降低所致。疾病、疲倦、憂鬱都是感染發生的可能原因。

對抗感冒最好的方式就是增強抵抗力，在病症未發作前，就將病毒殲滅。而芳香精油有助於減輕感冒症狀及降低再次感染的機會，為什麼會有這些功能呢？除了芳香精油本身就是良好的殺菌劑之外，它們也能夠刺激人體自身的免疫系統，協助對抗病菌的入侵。而利用芳香精油治療感冒時，最常使用的就是吸入法及泡澡。如果在剛出現感冒症狀時，立刻進行茶樹精油的泡澡，就可以避免感冒病症的進一步惡化。而大量攝取維生素及新鮮的大蒜，也可縮短感冒的期間。總而言之，能夠將芳香療法同時搭配新鮮食療將會出現最大的療效。

芳香療法的建議

適用精油：

　　肉桂葉、丁香籽、尤加利樹、天竺葵、牛膝草、薰衣草、檸檬、馬喬蓮(馬鬱蘭)、綠花白千層、薄荷、松木、迷迭香、茶樹

建議配方：

－薰香：薰衣草2滴＋尤加利樹2滴＋檸檬2滴(可以綠花白千層、茶樹、松木替代)

－泡澡：薰衣草4滴＋尤加利樹4滴(可用羅勒(紫蘇)、檸檬、馬喬蓮(馬鬱蘭)、松木、迷迭香、茶樹、百里香(麝香草)其中任一替代)

(四)、咳嗽 (Coughs)

　　咳嗽是呼吸系統疾病的常見症狀，是支氣管(呼吸道)的一種反射動作，有助於排除肺部刺激物的保護性反應，因此我們不該故意去壓抑咳嗽。借助咳嗽可將呼吸道內的分泌物或異物排出體外。但是，頻繁而劇烈的咳嗽，可影響休息與睡眠，危害身體健康，失去其保護性意義。咳嗽可能是許多不同疾病所引起，例如因為哮喘、支氣管炎、流行性感冒、花粉過敏、肺炎、喉嚨痛、扁桃腺炎與鼻竇炎、或抽煙所引發。另外，咳嗽也是咽喉、氣管、支氣管等部份

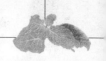

受到刺激而產生的生理反應。

　　芳香療法中，蒸汽吸入法最適合用來治療咳嗽，吸入的芳香蒸汽可以撫順喉嚨和支氣管，化解痰液組織，讓患者可以輕鬆地咳出痰。如果要治療細菌感染所引起的咳嗽，可以選用具有殺菌效果的精油。除了蒸汽吸入法之外，還可在喉嚨和胸部進行芳香按摩，效果會更好。

症狀

　　咳嗽的種類很多，不同咳嗽的性質是不同疾病的表徵。而咳嗽的時間及音色亦有所影響 。

咳嗽的性質

1. 乾性咳嗽

　　無痰的咳嗽，常見於急性咽或喉炎，支氣管炎的早期，胸膜炎，早期肺結核，吸煙及神經因素等。

2. 濕性咳嗽(痰咳)

　　帶痰的咳嗽，常見於慢性支氣管炎、支氣管擴張、肺炎、肺膿腫、肺水腫、空洞型肺結核。

咳嗽的時間

1. 有些疾病，咳嗽與時間有一定關係。

2. 經常性咳嗽，見於慢性支氣管炎，支氣管哮喘，肺結核等。

3. 陣發性咳嗽見於百日咳。

4. 周期性咳嗽見於支氣管擴張，肺膿腫等。因夜間痰液積聚而在清晨起床咳嗽排痰或晚上臥下因體位改變而使咳嗽加劇。左心功能不全和肺結核等病人常在夜間咳嗽或加重。

5. 夜間咳嗽有時是由被褥揚起的毛塵等引致。

咳嗽的音色

　　指的是咳嗽聲音的改變，有助診斷。

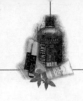

1. 嘶啞咳嗽常見於聲帶炎或水腫、喉炎、喉結核、喉癌等。
2. 無聲咳嗽常見於聲帶麻痺，聲帶水腫，極度衰弱的病人。
3. 犬吠聲咳嗽見於喉狹窄，氣管受壓等。
4. 金屬聲咳嗽見於縱隔腫瘤，支氣管肺癌或主動脈瘤壓迫氣管等。

芳香療法的建議

適用精油：

安息香、肉桂葉、洋甘菊、快樂鼠尾草、絲柏、尤加利樹、天竺葵、薑、乳香、牛膝草、薰衣草、檸檬、馬喬蓮(馬鬱蘭)、香蜂草、薄荷、松木、玫瑰、迷迭香、檀香木、百里香(麝香草)

建議配方：

－按摩：甜杏仁油15ml＋薰衣草3滴＋松木1滴＋快樂鼠尾草2滴
　　(可用洋甘菊、檀香木、檸檬取代)
－吸入：薰衣草1滴＋松木1滴＋沒藥1滴(可用洋甘菊、百里香(麝香草)、松木、尤加利樹、檀香木、薑、天竺葵取代)
－漱口：溫水＋茶樹2滴

(五)、鼻竇炎 (Sinusitis)

鼻竇是鼻子內部骨骼所圍成的腔室，位於鼻子上方的兩側，開口在鼻腔。鼻竇的作用就像鼻子的音箱，可以讓聲音產生共鳴。而鼻竇炎是指位於眼鼻四周骨頭中之一個或數個鼻竇通道感染細菌並發炎。症狀包括聲音變得扁平、鼻黏膜充血、鼻出血、疲勞、頭痛、耳痛、眼睛四週疼痛、輕微發燒或咳嗽。急性鼻竇炎需要立即治療，因為它可能會向顱內蔓延而引發腦膜炎。慢性(長期)鼻竇炎的感覺較不明顯，多半出現在前額或眼睛與顴骨間，患者總有鼻塞的感覺。這也需要徹底治療，清除各種部位的感染。

目前所知，鼻竇炎可能是由一般感冒、流行性感冒、扁桃腺炎或口腔衛生不良所引起。近年來的研究顯示，鼻竇炎與維生素A不

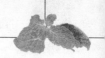

足有關。濕冷的天氣也會造成鼻竇炎。事實上，某些食物，特別是乳製品和小麥，會使人體產生較多的黏液，讓人更容易罹患鼻竇炎。因此，急性鼻竇炎患者最好避免攝取所有的乳製品和小麥製品。而慢性鼻竇炎患者最好也完全避免攝取這類食物。

　　每天進行五～六次的蒸汽吸入是治療鼻竇炎的最佳方式。特殊的臉部按摩可以促進鼻子和鼻竇中的黏液排出，但對急性鼻竇炎的患者來說，這種方式可能不太舒服。可以先進行蒸汽吸入法後，先減輕鼻塞的狀況，待一～二天之後再開始按摩。輕柔的拍撫受感染的鼻竇部位，按壓適當的穴位，再加上眉骨和顴骨作圓圈狀按摩等，都將對患者有益。

芳香療法的建議

適用精油：

　　羅勒(紫蘇)、洋甘菊、尤加利樹、天竺葵、杜松莓、薰衣草、沒藥、綠花白千層、薄荷、松木、迷迭香、茶樹、百里香(麝香草)

建議配方：

－吸入：蒸汽或毛巾＋迷迭香3滴＋天竺葵1滴＋尤加利樹1滴(可用百里香(麝香草)、薄荷、茶樹、羅勒(紫蘇)、杜松莓替代)

－按摩：甜杏仁油10ml＋迷迭香2滴＋天竺葵1滴＋尤加利樹1滴＋薄荷1滴

(六)、扁桃腺炎 (Tonsillitis)

　　扁桃腺炎是種淋巴組織的形成，位於喉嚨的上端(咽部)。與脾臟、胸腺和淋巴系統相同，它們都是身體對抗感染的防禦系統。扁桃腺炎就是扁桃腺的感染症，通常都是由鏈球菌所引起的發炎化膿，並且感染喉嚨附近而造成喉頭炎。假如能經常讓患者進行蒸汽吸入法，可以緩解患者的疼痛並幫助對抗感染。如果經常罹患扁桃腺炎，就表示患者的抵抗力很差，必須採取某些步驟以增進健康，

例如飲食狀況、服用大蒜膠囊、用茶樹或其他精油進行按摩、補充大量維他命C等都是可行方法。

芳香療法的建議

適用精油：

安息香、薰衣草、檸檬、薄荷、茶樹、百里香(麝香草)

建議配方：

－吸入法：百里香(麝香草)3滴＋檸檬2滴＋薄荷1滴＋一盆水

－漱口：茶樹2滴＋一杯水

三、消化系統

消化系統是指的是唾液的分泌、口腔咀嚼、腸胃道分解吸收以及排泄等幾個部位。口腔相通咽喉，然後是食管。食管穿過橫隔膜後，便是膨脹的胃部。胃和十二指腸相連，然後才是迂迴卷曲的小腸。小腸開口於大腸，大腸的末端是直腸和肛門。

消化功能

1. 運送食物的管道

將吞咽下的食物消化後，吸收入身體內，最後將食物殘渣和一些代謝廢物，通過大便的形式排出體外。簡單來說，口腔是負責將食物嚼碎並吞咽入肚。咽喉和食管是純粹運送食物的通道。

2. 胃部——食物暫存

胃不但可暫時儲存食物，它分泌出胃酸和消化酶，同時將食物攪勻成食糜，為食物進入小腸和被吸收製造方便，包括十二指腸的小腸是營養物質被吸收的主要場所。

3. 小腸—吸收養份

小腸黏膜分泌大量的消化酶，加上膽汁和胰臟消化酶的幫助，

加上它表面數以百萬計的絨毛令吸收面積顯著增加，將絕大部分

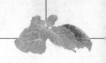

的營養和水分吸收，只有很少部分得以進入大腸，成為大便被排出體外。

　　而嗅覺是消化過程中的第一個動作。食物的香氣會刺激消化液的分泌，尤其是在這種氣味剛好符合我們的喜好。消化的第二個動作是品嚐這份食物，這將更進一步刺激消化液的分泌，尤其是唾液。而我們通常所指的食物的味道，事實上絕大部份是指它的氣味。

　　當食物的氣味越好，我們越能享受這份食物，這也就是為什們在廚房中我們常使用香料添加於美食中。芳香精油的使用，就如同我們在運用香料一般，在適度的情況下，是可以產生較好的結果。如果我們食用添加過量香料的食品，可能會使我們的消化系統過度緊張，而且加重腎臟的負擔；只有在適度情況下，它們才可以幫助消化。所有香料都能促進消化液的分泌，並且減低胃痙攣和胃腸脹氣。這些性質完全與它們所含有的精油成份有關。

營養過程所需時間表			
過程	器官	時間	
		液體食物	固體食物
吞嚥	咽喉	1秒	
	食道	6秒	30秒－60秒
消化 及 吸收	胃	5分鐘	醣類　1小時
			蛋白質　2－3小時
			脂肪　4-5小時
	小腸	4－5小時	12－15小時
排遣	大腸	10－15小時	
合　計		24－72小時	

以下為一些常見的消化系統問題：

(一)、食慾不振 (Loss of appetite)

食慾不振者容易感到疲勞倦怠，而食慾不振多半也是伴隨著某種疾病而發生。其中胃腸病患者最容易出現食慾不振。所謂食慾不振並不能單指伴隨某種疾病而發生的症狀，如果從不能充份攝取營養的方面來說，食慾不振會導致無法迅速治癒疾病的後果，因此不容忽視。有些病情可能很嚴重，如神經性厭食症的青少女。厭食的狀況在嬰兒或老年人身上也會發生，可是通常只是暫時性的，可能是受到輕微感染或不適所引起，諸如消化不良、腸胃炎、感冒或扁桃腺炎，或是可能身體需要不進食一陣子。但如果是嬰兒一直不吃東西，就必須求診就醫了。

有許多種精油可以刺激食慾，最為人知也是最有效的精油是佛手柑，其他如檸檬、黑胡椒、薑都是很常用的精油。用少許這類精油來泡澡或按摩，可以刺激全身器官、組織，可說是最有效的方式。如果失去食慾是由情緒壓力等問題所引起，治療情緒問題比單獨刺激食慾來得重要。用精油按摩可說是最佳選擇，透過香氣及撫觸，能讓患者感到舒服而放鬆，自然而然的就會恢復食慾。

芳香療法的建議

適用精油：

羅勒(紫蘇)、佛手柑、黑胡椒、胡荽、茴香、薑、檸檬、薄荷、迷迭香

建議配方：

－按摩：葡萄籽油10ml＋檸檬2滴＋黑胡椒1滴＋薑1滴
－泡澡：檸檬3滴＋佛手柑3滴

(二)、口臭 (Bad breath)

口臭會使旁人感覺不舒服，令人敬而遠之。有口臭的人自己可

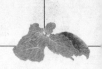

能沒有察覺到，但旁人卻很容易感受到。幾乎每個人在某一些時候都會有口臭，而且口臭會影響人際關係。根據古猶太法律，「口臭」可以當作離婚的理由，直到今天，以色列法律仍有這項規定，近幾年就曾有幾對夫妻以這個理由經法院判決離婚。口臭往往是身體疾病的最初症狀之一。其造成的原因很多，可能是肝病、食物消化不良、肺病與呼吸疾病、喉嚨感染或鼻竇疾病。許多牙醫亦認為口臭主要是口腔的毛病，由唾液與口腔細菌、蛀牙與牙齦感染引起。

　　突然發生的強烈口臭應向醫師或牙醫反應，才是謹慎的做法。一般來說，注意口腔衛生就可改善口臭問題。

口臭的自我鑑定

　　口臭最麻煩的一點，就是周圍的人都知道，只有自己不知道。即使是最好的朋友也不便說出口。不過口臭可以自己檢查，方法之一是用牙線剔牙，再聞一聞有沒有味道，當然牙線上的氣味會比您的口氣重些，但仍不失為一種指標。另外一個方法是用紗布在舌頭上按幾下，如果紗布上有黃色的殘渣，表示口中細菌不少，口氣應不會太怡人。

為什麼會有口臭？

A. 非病理性口臭原因

—日常生活習慣及作息
—個人口腔衛生不好，牙齒沒有刷乾淨、抽煙或喝酒
—吃了大量肉類與某些蔬菜如大蒜、韭菜、齒縫間殘留腐敗食物等
—另外某一些藥物如抗憂鬱劑、止痛藥、抗膽鹼劑等，這些藥物會
　造成唾液分泌變少而形成口臭
—個性容易緊張或工作忙碌的人，比較容易發生口臭。
—習慣以飲料來解渴、大量糖分和唾液發酵，使得口腔產生異味的
　情況偏高。

B. 病理性口臭原因

—呼吸道感染、肺膿瘍會使呼吸中有臭味

—肝衰竭、腎衰竭、糖尿病及尿毒症患者，當有酮酸中毒時會有不同的特殊氣味

—使人發燒的疾病以及造成脫水狀態的疾病，會使得病人有口臭發生。有些藥物則因抑制口水的分泌，間接造成口臭

—口腔蛀牙、牙周病等是其常見的原因

—腸胃的蠕動較差，消化不全，造成氣體逆流，形成口臭。

芳香療法的建議

適用精油：

佛手柑、洋甘菊、白豆蔻、丁香籽、茴香、薰衣草、沒藥、綠花白千層、柑橘、薄荷、茶樹、百里香(麝香草)

建議配方：

—漱口：沒藥1滴(亦可以上述精油取代)＋一杯冷開水

(三)、便秘 (Constipation)

便秘指排便困難，大便比較硬、成粒狀，稱便秘。便秘並無時間規定，而是按個人飲食習慣而定。便秘最常見的是由消化道疾病引起，不過根據最新的研究指出長期便秘也可能是子宮頸癌所導致。

便秘時排便困難、次數少，可能也會引起腹痛與不適、疲倦與壓力，後者會使得便秘更形惡化。排便困難的原因是身體中的廢物變得結實堅硬。月經前與懷孕的婦女以及服用大量藥物的人都可能便秘，但最常見的原因仍是飲食中缺乏纖維或粗食。纖維素主要存在於穀類、蔬菜、水果，雖然無法被身體吸收，卻能促使廢物輕易經由腸子排出。

有許多種精油都可減輕便秘，但首先必須留意：精油並非藥

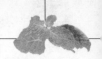

劑。其實治療便秘最好的方法，就是改變飲食習慣。但是如果便秘是由長期的情緒問題而引起，就應該選擇對舒緩情緒、治療壓力有關的精油做中期和長期的治療，期間再配合溫和的腹部按摩和高纖膳食來改變腸胃的消化狀態。

　　利用按摩立刻可排除便秘的困擾，但必須針對引起便秘的原因，做深入而徹底的治療，才是眞正的治本之道。

常見的便秘包括：

1. 機能性便秘：由於環境因素，造成大腸活動力老化的結果，只要消除原因即可治療。
2. 暫時性便秘：因飲食、生活方式改變、精神緊張或煩惱，造成短時間的便秘。如當兵入伍的前幾天，常不覺便意的產生而便秘。
3. 習慣性便秘：常常強忍便意、食用高度精緻食品，或是常常使用灌劑，使大腸的運動能力降低，彈性失調，於是大便會積存在大腸中不往下排，形成習慣性便秘，又稱弛緩性便秘，多數女性便秘屬於此類。
4. 直腸性便秘：以老人居多，因爲年紀的增加，腸黏膜的活性降低，即使有大便囤積，也不感覺有便意。
5. 痙攣性便秘：由於感情、情緒的變化或是精神壓力所引起，都市中勞心工作者居多，工作壓力大，容易罹患這型便秘，大便一粒粒像羊大便一樣。
6. 病變性便秘：是腸子本身發生病變所造成的便秘，通常需要積極的藥物或手術治療。
7. 腸道阻塞型便秘：腸子發炎或有癌症，腸道會阻塞而形成便秘。此外，腸子被周圍器官的腫瘤壓扁，或是曾開刀造成粘連，也會便秘，必須經由糞便檢查或大腸鏡檢測。
8. 先天腸道異常便秘：例如先天大腸缺少神經，造成結腸巨大症，大便囤積在此不會往下排，導致便秘。

便秘的原因

1. 水份攝取不足
2. 食物中的纖維量不夠
3. 缺乏運動
4. 憂鬱
5. 壓力
6. 肛門疾病

症狀

1. 排便次數少
2. 排便困難必須用力解便
3. 排便時痛或有便血
4. 排便後仍有便意腹脹
5. 腹痛只能解出少量稀水便或滲便，這是嚴重便秘的後期症狀，很多人以為自己有拉肚子，吃了止瀉藥把便秘弄得更嚴重！

芳香療法的建議

適用精油：

　　羅勒(紫蘇)、黑胡椒、樟腦、茴香、馬喬蓮(馬鬱蘭)、玫瑰、迷迭香

建議配方：

－按摩(順時針)：甜杏仁基礎油10ml＋迷迭香3滴＋馬喬蓮(馬鬱蘭)2滴
－情緒引發(泡澡)：玫瑰3滴＋馬喬蓮(馬鬱蘭)3滴

㈣、腹瀉 (Diarrhea)

　　經過小腸消化的食糜進入大腸之後，大腸壁的細胞會吸收食糜中大多數的水分，最後形成軟硬適中的糞便，而非流質般的水狀物。如果食糜通過腸道的速度過快，大腸細胞沒有足夠的時間吸收

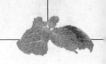

水分，便會使得糞便中的含水量過高，因此造成腹瀉。

　　而腸管發炎，是造成食糜快速通過腸管的主要原因，另外像病毒或細菌感染、刺激性藥物、中毒、過敏等，都是引起腸管發炎的原因。腸管的功能，受到內分泌和神經系統的影響，其他如震驚、恐懼、焦慮或長期壓力等情緒因子，也會影響這兩個系統而間接引發腹瀉。

　　我們必須依據引起腹瀉的原因來選擇適當的精油。如果是病毒感染所引起的，使用具抗病毒功效的尤加利樹精油是最好的選擇。如果是治療食物過敏引起的腹瀉，首先必須停吃引起過敏的食物，再使用能減輕過敏的洋甘菊精油。有時，具有祛風功效的精油也可以減輕腹瀉的疼痛(例如：安息香、薑…等)。如果是情緒壓力所引起的腹瀉，就可使用橙花、洋甘菊或薰衣草來處理。

　　不論是治療哪一種的腹瀉患者，一定要讓患者補充大量的水分，避免造成脫水的現象。如果症狀持續很多天，就必須找合格的醫生求診，確定腸道的健康狀況。

芳香療法的建議

適用精油：

　　安息香、黑胡椒、洋甘菊、絲柏、尤加利樹、茴香、天竺葵、薑、薰衣草、檸檬、橙花、薄荷、茶樹、百里香(麝香草)

建議配方：

－食物引起腹瀉：甜杏仁油10ml＋尤加利樹1滴＋薄荷2滴＋百里香(麝香草)2滴

－病毒引起腹瀉：甜杏仁油10ml＋薰衣草2滴＋檸檬2滴＋茶樹1滴

－過敏(壓力)引起腹：甜杏仁油10ml＋薰衣草2滴＋天竺葵2滴＋洋甘菊1滴

(五)、消化不良 (Dyspepsia)

消化不良 (Dyspepsia) 是概括的醫學名詞，泛指稱為消化不良引發的各種症狀，包括胃病與胃部不適、嘔吐、脹氣與胃灼熱。它可能是由內神經性緊張所引起的，許多女性在月經前會出現消化問題，但最常見的症狀是胃炎所引起的。

消化不良讓人覺得難受且傷身，問題的起因有很多：像是憂慮、緊張、吃得太快且未經咀嚼，或是因為胃壁肌肉不健康。治療消化不良的方法有很多，例如：選用洋甘菊、薰衣草或馬喬蓮(馬鬱蘭)等具有撫順和放鬆作用的精油，於兩餐之間，在胃部進行順時針按摩，或用上述任一種精油熱敷胃部，不時更新敷劑以維持熱度等方式，都非常有效。飲用洋甘菊、茴香或薄荷藥草茶也可以減輕症狀。其實，細嚼慢嚥才是治療消化不良及胃腸脹氣的不二法門。

芳香療法的建議

適用精油：

胡荽、白豆蔻、洋甘菊、茴香、薑、薰衣草、檸檬草、馬喬蓮(馬鬱蘭)、薄荷、培地草(岩蘭草)

建議配方：

－按摩：甜杏仁油5ml＋薰衣草2滴＋馬喬蓮(馬鬱蘭)1滴(可以上述精油取代)

(六)、脹氣 (Flatulence)

消化系統最容易出現排氣不良的症狀，其可能是吸入過多氣體而導致的胃腸膨脹，這些氣體必須排出，否則脹氣的感覺將令人感到十分痛苦。

我們從空氣中會吸入過多不必要的氧與氮，這必須讓它排出體外。當我們承受到壓力或緊張時，說話速度會加速並會喘氣，這更說明了焦慮時較易引起脹氣。而有些氣體是腸內細菌作用與某些發酵作用所形成的。許多人缺乏消化某些食物的酵素，例如牛奶中的

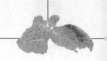

乳糖及小麥中的麩質也會引起脹氣。另外有些食物因含有糖分，例如豆類、蘿蔔、黃瓜及青椒等沙拉蔬菜同樣會引發脹氣。

如果這種腸胃脹氣的毛病是暫時的，只要利用一些祛腸胃脹氣的精油按摩即可，但如果經常有脹氣的困擾，就必須重新檢視自己的日常膳食，重建腸管中的益菌菌叢，再搭配祛風除氣的精油來舒緩種種腸道的不適症狀。

芳香療法的建議

適用精油：

佛手柑、黑胡椒、洋甘菊、茴香、樟樹、白豆蔻、快樂鼠尾草、牛膝草、杜松莓、薰衣草、馬喬蓮(馬鬱蘭)、沒藥、薄荷、迷迭香

建議配方：

－順時針按摩：甜杏仁油5ml＋薰衣草1滴＋茴香1滴

(七)、痔瘡 (Hemorrhoids (Piles))

每個人在肛門口周圍都有很多小靜脈，當這些靜脈不正常擴張或變大時，我們稱之爲痔瘡。靜脈擴張的原因主要是因爲長期靜脈壓力增加的緣故，例如便秘、懷孕及長期蹲坐等都會令靜脈壓增加，引起痔瘡。

造成痔瘡最常見的原因有：直腸的血液循環不良、舉重物或舉重物的姿勢不良、排便時或便秘時腹部肌肉緊繃而使力不當、懷孕時子宮壓迫直腸、肝臟病變等。通常罹患痔瘡所引起的不適，很容易降低患者排便的意願而引起便秘，因此，痔瘡和便秘這兩種病症很容易相互增強。

如果肛門出血一定要求診就醫，因爲它會引起靜脈出血，也有可能是更嚴重的疾病症狀。

痔瘡的種類：

痔瘡分爲內痔和外痔，均會產生搔癢，可能在患部或腹部會出血疼痛。痔瘡可依其所在部位分爲內痔及外痔。在肛門內解剖上有

一條線稱爲「齒狀線」，在此線上面的皮膚不會有痛覺，這裏的痔瘡爲內痔；而在「齒狀線」下面的皮膚則對痛覺非常敏感，長在這裏的痔瘡爲外痔。

痔瘡的症狀

1. 內痔

因爲是在齒狀線上面，所以一般都不會痛，最常見的症狀是肛門出血，常是在大便後或肛門用力時就會流鮮紅的血，較大的痔瘡也可能會脫出肛門外，其他症狀包括肛門口癢或痛，有時候在內褲上會有黏液或大便殘留。

我們可以依症狀的嚴重度把內痔分成四級：

第一級　只有留血的症狀

第二級　痔瘡在大便時會脫出，但便後會自動縮回去

第三級　痔瘡脫出後須以手把它推回才能復位

第四級　脫出後就算把它復位，它馬上又會掉出來

2. 外痔

平時看起來就像是肛門口多出的皮膚一樣，很少會出血，一般也不會痛，一但有栓塞(即痔瘡內的血凝固)發生，就會痛得坐立難安。

如何預防痔瘡的發生

1. 避免久站、久坐、久蹲及坐馬桶時看書報。
2. 養成定時排便習慣。
3. 多喝水，多攝取含纖維的食物、水果、蔬菜。使大便鬆軟，預防便秘。
4. 保持肛門處清潔、乾燥，在便後用水沖洗肛門。
5. 避免熬夜、過度勞累、喝酒或吃辣椒等刺激的食物，易引發疼痛。
6. 以溫水坐浴，可促進肛門周圍血液循環，消腫、止痛。(以臉盆裝溫水，將臀部坐入浸泡約10分鐘，每天2-3次)
7. 便後出血或痔瘡脫出時，須在坐浴後趴臥床上休息。
8. 經醫師指示局部使用軟膏、栓劑及軟便劑。

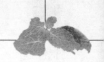

9. 定期返院檢查。

芳香療法的建議

　　芳香療法的治療有泡澡、臀浴或是塗抹的方式。如果患者有便秘的困擾，改善飲食習慣將會是較長遠的解決方法。不過，如果以順時針的方向在腹部按摩迷迭香、馬喬蓮(馬鬱蘭)或茴香等精油(3%的濃度)，可以刺激腸管的自然蠕動，能達到短期改善便秘的效果。

適用精油：

　　絲柏、乳香、天竺葵、杜松莓、沒藥、刺蕊草(廣藿香)

配方：

一臀浴：水1公升＋絲柏2滴＋天竺葵1滴＋刺蕊草(廣藿香)1滴

一塗抹：薰衣草膠5ml＋杜松莓1滴＋絲柏1滴

(八)、過敏性的腸道症候群（Irritable bowel syndrome，簡稱IBS）

　　IBS是一種很常見的腸胃科疾病，其特徵是腹痛或腹部不適、腹脹，合併間歇性的腹瀉或便秘，或是腹瀉、便秘交替出現。其症狀常反復發作，持續很久，不但影響生活品質，也造成不少醫療資源的花費。雖然，IBS目前仍無法完全治癒，但是它是良性的，絕不會威脅生命。

症狀

　　IBS的主要臨床表徵是腹痛、腹脹和腸道蠕動異常(腹瀉或便秘)。這些症狀可能每天都會發生，或是間歇性產生。大部分的IBS患者從年輕時就開始有此症狀，常常反反復復，終其一生。腹痛或腹脹常因排便或放屁而得到舒解。少部分的IBS患者(<20%)，其臨床上腹痛和腹脹的症狀並不明顯，而是以腹瀉為主要的臨床表現。在排便異常方面，IBS患者通常是腹瀉和便秘交替產生，而會以其中一種(腹瀉或便秘)為主要症狀呈現。患者經常剛剛才解完大便不久，又想再去排便，總覺得大便排不完全。IBS患者常會因情緒壓力或是用餐後，產生排便急迫感或使原本腹瀉的症狀更加惡化。

IBS 的診斷準則 (Rome II)
(一) 過去一年內有3個月或3個月以上的腹部不適或腹痛的症狀 (連續或再發)， 　　且合併有下列三種情況的兩種： 1. 排便後症狀改善 2. 排便次數改變 3. 大便軟硬改變
(二) 過去一年內有3個月或3個月以上，且這段時間內至少有25%的日數出現 　　兩種或兩種以上的下列症狀： 1. 排便次數改變 (大於一天三次或少於一星期三次) 2. 大便形態改變 (硬、塊狀或水、稀狀) 3. 排便情況改變 (須用力、有急迫感、裡急後重) 4. 有黏液排出 5. 腹脹或腹脹感。
(一) 和 (二) 都要符合，才能診斷為IBS。

芳香療法的建議

　　根據一些學者專家的看法，壓力可能是形成IBS發作的原因，因此我們建議能夠從情緒舒緩方面著手，如果情形無法改變，請諮詢專業醫生。

適用精油：

　　羅勒(紫蘇)、安息香、佛手柑、胡蘿蔔籽、羅馬洋甘菊、快樂鼠尾草、天竺葵、葡萄柚、茉莉、薰衣草、馬喬蓮(馬鬱蘭)、香蜂草、橙花、柑橘、桔子、玫瑰、紫檀木、檀香木、百里香(麝香草)、培地草(岩蘭草)、香水樹(伊蘭)

建議配方：

－薰香：薰衣草4滴＋橙花2滴＋柑橘2滴

－泡澡：柑橘2滴＋薰衣草3滴＋紫檀木3滴

－按摩：甜杏仁油10ml＋葡萄籽油10ml＋桔子4滴＋薰衣草4滴

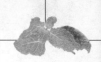

＋香水樹(伊蘭)2滴

(九)、噁心 (Nausea)

　　噁心的原因很多，包括心理與生理兩方面。心理的原因，例如處於令人厭惡的景象與氣味。生理的原因，例如懷孕的初期、消化不良、扁桃腺炎、流行性感冒、宿醉、偏頭痛或食物中毒都有可能引起。有些人對於食物過敏與舟車顛簸也會引起噁心。

適用精油：

　　黑胡椒、白豆蔻、洋甘菊、丁香籽、茴香、薑、薰衣草、檸檬、萊姆、馬喬蓮(馬鬱蘭)、香蜂草、薄荷

建議配方：

－吸入：手巾＋薑1滴＋檸檬1滴(可用丁香籽、薑、薄荷、白豆蔻取代)
－塗抹：甜杏仁油5ml＋丁香籽2滴(以順時針按摩)

(十)、嘔吐 (Vomiting)

　　引起嘔吐原因很多，驚慌的情緒使胃部收縮，會嘔吐，食物中毒，胃腸道疾病，妊娠、暈船，治療癌症的化學治療等都會引起嘔吐。嘔吐是一個徵狀，必須確定嘔吐的原因，才能真正止嘔。

症狀

1. 頭暈、耳鳴、畏光、視物旋轉、嘔吐，可能是梅尼爾氏症。
2. 便秘、腹脹、嘔吐，可能是腸梗阻。
3. 頭痛、嘔吐、昏迷，可見腦出血。
4. 食用不潔食物、嘔吐、腹瀉，腹痛，可能食物中毒。
5. 胸痛、心跳不規則，嘔吐出冷汗，可能心肌梗塞。

芳香療法的建議

　　輕輕按摩或熱敷胃部可以舒緩嘔吐的症狀。但是首先應先了解是食物、情緒還是流行性病毒引起的嘔吐。如果是感冒引起的嘔吐

症狀，可用黑胡椒或馬喬蓮(馬鬱蘭)等溫暖的精油效果更好。如果是情緒低落引起的，選用洋甘菊和薰衣草會更適合。

適用精油：

羅勒(紫蘇)、黑胡椒、洋甘菊、樟樹、白豆蔻、茴香、薰衣草、香蜂草、薄荷、玫瑰、檀香木

建議配方：

－病毒：甜杏仁油10ml＋黑胡椒2滴＋洋甘菊1滴＋馬喬蓮(馬鬱蘭)1滴

－情緒：甜杏仁油10ml＋薰衣草2滴＋檸檬1滴＋薄荷1滴

四、心臟、血管循環系統

循環系統 (circulatory system) 又稱為心脈管系統 (cardiovascular system)，功能上主要經由推動其內血液之循環達成全身物質之交換與平衡之功能。構造上主要包含提供循環動力之心臟，將血液導向組織之動脈，提供物質擴散交換之微血管，將血液倒流回心臟之靜脈，以及將滲出血管進入組織間之額外體液予以回收之淋巴管等幾大部分。

心臟是由特殊肌肉組成的「馬達」，從我們出生前到我們死亡的這段時間，它不停的跳動、工作，夜以繼日，週而復始。而所有進入身體的物質，包括食物中的營養素和空氣中的氧氣，都是藉著血液循環繞行全身，而血液循環的過程，正是維持生命所不能缺少的。

如果要精油發揮功效，良好的血液循環是不可缺少的要件。精油需要依賴循環系統來運往全身，但精油也能影響循環系統。治療心臟血管循環系統不良的處方，可以採用熱敷心臟部位、強化背部的脊椎按摩或是芳香精油泡澡。

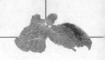

功能

1. 運送血液

　　右心負責接收從身體各處回流的血液，將它運送到肺臟內重新氧化並同時排出二氧化碳。

　　左心將從肺臟返回的血液泵向身體的每一部分。

2. 排除廢物

　　包含氧氣的血液首先經過各種動脈，然後到達微細血管，氧氣和其它的營養物質在此穿過微細血管壁和二氧化碳及代謝廢物交換；二氧化碳和身體廢物則由靜脈運送回心臟，完成一個循環。

血液的成分		
水 (90%)		
溶解物質 (10%)	蛋白質 (7%)	
	礦物鹽、溶解的食物本質、代謝廢物、激素、氣體 (3%)	
紅血球 (5000000/mm^3)		將氧氣從肺部運往身體各部分
白血球 (7000/mm^3)	吞噬細胞	吞噬病菌
	淋巴細胞	產生抗體以殺死病菌
血小板 (250000/mm^3)		產生凝血作用

以下為一些常見的心臟、血管循環系統問題：

(一)、貧血 (Anemic)

　　貧血為最常見的血液疾病，它是因為血液中攜帶氧氣的血紅素不足而引起的。當體內的血紅素減少時，全身細胞包括腦部細胞所獲取的氧氣會減少，因而引起昏眩、疲倦、皮膚蒼白、虛弱、指甲脆弱、食慾不振、腹痛與全身不舒服等症狀。

貧血可分為三種：缺鐵性貧血、惡性貧血、鐮狀紅血球貧血。缺鐵性貧血是最常見的貧血病。成年人缺鐵的唯一原因是失血過多；生長發育中的嬰兒需要更多的鐵，食物中鐵質的含量不足可能導致缺鐵。男人及絕經後的婦女，缺鐵的原因多是消化道出血，年輕女性也可以因月經過多而發生缺鐵。在貧血的類型中，最常見的是鐵質不足的貧血。而生理期大量出血、醫療手術的失血、懷孕期的鐵質被胎兒大量吸收，也都是會出現貧血現象。

　　想避免貧血，就要多吸收含有鐵質與維生素 B，尤其是 B6、B12 與菸鹼酸的食物，同時再搭配芳香療法來幫助身體恢復活力，效果才能加倍。

症狀

1. 疲倦無力，呼吸短促，頭暈、眼花，時有頭痛及失眠。
2. 舌頭感到疼痛，嘴角、口腔黏膜發炎。
3. 指甲又乾又脆，很容易折斷。
4. 面色蒼白。
5. 身體虛弱，容易暈倒及心悸。

成因

1. 失血過多，如月經期間經血量很大，或因為胃潰瘍、胃癌、大腸癌之類的疾病導致失血。
2. 飲食習慣缺乏鐵質的食物，或是腸臟有病，未能吸收鐵質。
3. 患上風濕性關節炎或黏液水腫。
4. 患上血液疾病，紅血球容易遭受破壞。

預防

1. 飲食習慣必須含有鐵質的食物，如馬鈴薯、椰菜花、葡萄乾、豆類、燕麥、瘦的紅肉、肝臟、甲殼類食物等。
2. 進餐時不要喝茶和咖啡，茶和咖啡會使身體難以吸收鐵質。
3. 若發覺體內大量出血，應立即請醫生診治，找出病因，以防導致

貧血。

4. 月經期間流血過多或正值懷孕期間，應請教醫生，按醫生指示下服含鐵劑藥片。

芳香療法的建議

　　精油，只要用指尖在塗抹的部分輕輕按摩兩三下，就會完全滲透到皮膚裡面，不會留下任何光澤，例如當歸根精油，具有消炎、造血、調經、抗血栓、預防貧血、降低血脂肪、促進子宮收縮功能、鎮靜精神、舒活經絡…等作用，也就因為這些獨特的功效，利用泡澡或按摩的方式，芳香精油分子可直接進入體內細胞組織，效果更棒。因此我們建議您利用以下的精油，讓您在短時間之內享受精油的滋潤，迅速紓解您的症狀及壓力。

適用精油：

　　當歸根、黑胡椒、茴香、檸檬、薰衣草、香蜂草、柑橘、刺蕊草(廣藿香)、薄荷、玫瑰、迷迭香、香水樹(伊蘭)

建議配方：

－按摩：荷荷芭油20ml＋玫瑰4滴＋黑胡椒4滴＋當歸根2滴

－泡澡：茴香＋薰衣草＋香蜂草

(二)、瘀傷 (Bruise)

　　瘀傷是皮膚組織受傷所引起，而傷處的瘀青則是受傷血管出血擴散到四周身體組織所導致。肥胖與貧血的人最容易瘀傷，而女性在生理期間也比較容易瘀傷。通常容易瘀傷的人，其腎臟的功能可能不太好，若有必要，最好能尋求合格醫師找出問題的癥結。

　　當瘀傷一出現時，如果能立刻在傷處塗擦茴香、牛膝草或薰衣草等精油，就可減輕傷勢，以冷敷的方式使用這些精油效果會更好。當瘀傷的顏色轉成綠色或黃色時，利用迷迭香等具有激勵作用的精油，進行局部按摩，可以促進局部血液循環，排除碰傷時流到周圍組織中的血塊，幫助消散瘀血。如果是意外所造成的嚴重瘀

同時再配合使用能激勵脾臟的精油，像黑胡椒、洋甘菊和薰衣草等，效果會更好。當瘀傷的顏色從藍褪到紫色，或從黑褪到灰色，即顯示瘀血已經散去並且被吸收。

芳香療法的建議

適用精油：

黑胡椒、樟腦、洋甘菊、絲柏、牛膝草、天竺葵、永年草、薰衣草、馬喬蓮(馬鬱蘭)、薄荷、迷迭香、百里香(麝香草)

建議配方：

－揉按：葡萄籽油10ml＋絲柏2滴＋薰衣草3滴

－冷敷：一杯冷水＋牛膝草2滴＋薰衣草2滴(瘀傷一出現時馬上冷敷)

(三)、高血壓 (Hypertension)

在劇烈運動或受到壓力時，收縮壓(心臟收縮將血液擠入動脈的壓力)上升是非常正常的，但就一個健康的人來說，升高的血壓應該很快就會下降、恢復正常。血壓居高不下是很危險的，這會讓心臟、血管和腎臟承受過高的壓力和張力。腎臟和血壓之間存在著一種非常奇妙的關係，因為過高的血壓會破壞這個平衡關係，進而損害腎臟。反過來說，腎臟疾病亦會干擾腎臟血流和腎酵素(一種控制血壓維持在正常的荷爾蒙)的分泌，進而造成高血壓。因此，在治療高血壓時一定要特別注意，必須確定患者已經接受合格醫師的檢查和診斷。

什麼情況叫做高血壓？

其實血壓值因人而異，二十歲的健康年輕人，收縮壓為120 mm 汞柱；舒張壓為80 mm 汞柱，即120/80。

而高血壓的定義是收縮壓大於160；舒張壓大於95 mm 汞柱，而處於收縮壓141至159；舒張壓91至94這片灰色地帶者，稱為臨界高血壓；而140/90以下者，可算正常。

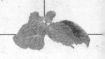

原因

1. 原發性高血壓

可能和遺傳有密切關係，根據調查的結果顯示，家中的近親如有高血壓者，離換原發性高血壓的機會較普通人爲高。目前爲病因未明的高血壓，佔所有高血壓病人九成。

形成原因

1. 攝取過多的食鹽
2. 神經與內分泌的狀態
3. 過度疲勞
4. 整天擔心
5. 神經緊張
6. 心理壓力大

2. 繼發性高血壓

通常由慢性腎臟疾病所引發。

形成原因

1. 慢性腎病，如：慢性腎小球腎炎、慢性腎孟腎炎、妊娠中毒後遺症，腎血管性高血壓等。
2. 內分泌性高血壓，如：腎上腺皮質性的高血壓，可分爲兩種，一種是病者異常肥胖，伴有糖尿病和高血壓的庫興氏綜合症；另一種是血液中的鉀含量減少，血壓升高的康氏綜合症。
3. 大動脈性高血壓：病因是部份大動脈變的狹窄而引致狹窄的部分上方血壓升高，下方的血壓降低。
4. 神經性高血壓：指中樞神經異常引致血壓上升的疾病。

高血壓的先期徵兆

通常頭痛是併發腦部疾病的先期預兆。嚴重的高血壓影響到心臟功能時，患者會感到心悸、氣喘。由高血壓導致的心臟肥大，是

由於心臟肌肉的負荷增加有關，如果引致的心臟肥大，是由於心臟肌肉的負荷增加有關，如果引致冠狀脈機能不全，會有胸口悶、痛和有壓迫感等症狀。

芳香療法的建議

　　芳香療法可以降低血壓，但只有同時調整飲食習慣和生活方式，才有真正長久而持續的效果。利用一至數種可以降低血壓的精油進行按摩，可說是降血壓最有效的方式。由於大多數的高血壓患者都具有不易放鬆、不斷鞭策自己或承受過多壓力等特質，因此選擇具有鎮定、撫順和深度鬆弛、放鬆效果的精油，才能更加容易達到降血壓的目的。

適用精油：

　　洋甘菊、佛手柑、快樂鼠尾草、乳香、天竺葵、牛膝草、杜松莓、薰衣草、檸檬、馬喬蓮(馬鬱蘭)、香蜂草、橙花、玫瑰、培地草、香水樹(伊蘭)。

建議配方：

－呼吸急促或心跳過快的按摩：荷荷芭油10ml＋薰衣草3滴＋香水樹(伊蘭)2滴
－沐浴：馬喬蓮(馬鬱蘭)1滴＋薰衣草2滴＋天竺葵1滴

(四)、低血壓 (Hypotension)

　　血壓低於正常血壓範圍的症狀，就稱為低血壓。雖然長期低血壓所造成的傷害並沒有高血壓的嚴重，然而，由於長期血壓過低，很容易使得血液無法順利流向腦部，會造成腦部瞬間缺血的狀況。因此低血壓的患者常會感到頭暈、全身無力、寒冷、頭痛等症狀，很容易會出現暈眩、昏厥，也比較容易感到寒冷和疲倦。

　　長期血壓過低，容易導致血液無法順利流向腦部，造成腦部缺氧。

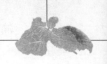

	收縮壓	舒張壓
正常人平均值	120	80
可疑性低血壓	105	70
低血壓症	90	60

芳香療法的建議

迷迭香精油可使血壓上升到正常範圍，它具有調理、刺激的功用，能夠滿足低血壓患者所有的需求。如果伴隨有暈眩症狀時，黑胡椒和薄荷等精油也很適用。

對於低血壓，芳香按摩仍然是最佳的治療方法之一。除此之外，也可藉由規律的運動來逐步提高，進而改善循環系統的效能。

不過需要注意的地方，能提昇血壓的精油，氣味都比較刺激，不適合夜間使用，以免影響睡眠。

適用精油：

黑胡椒、樟腦、尤加利樹、牛膝草、薄荷、迷迭香、百里香(麝香草)

建議配方：

－按摩：荷荷芭油10ml＋黑胡椒2滴＋迷迭香2滴＋百里香(麝香草)滴1

(五)、心悸 (Palpitation)

依照嚴格的醫學定義來說，它是心臟病的警訊。這可能是心臟收縮比平時更用力而引起的，患者必須更加注意心臟的狀況。當面臨壓力、受到驚嚇、食用咖啡因或尼古丁等興奮劑之後，產生心悸為正常的現象。而許多女性在更年期也會有心悸的症狀發生。

在臨床症狀上常見的心悸症狀主要有三類

1. 心臟收縮較強或神經較爲敏感所致

患者覺得心跳比較明顯或比較重一點，摸脈膊速度是正常或稍爲快一點，節律則是規則的。這是最常見的一種心悸，主要的原因是大部份發生於焦慮症或神經緊張的病人，其心臟本身是正常的，而少部份則是因患者心臟病變，如瓣膜缺損等造成心臟收縮強度增強所致。

2. 心律不整

病人覺得突然頓一下，或沉一下的感覺，偶而或常常間隔的出現，摸脈膊則會感覺到突然停一下。因爲心臟跳動平常是規則的，但是如果突然有一個心跳提早出現，則造成下一個心跳出現間隔較長，則其回流的血液較多，以致收縮增強，讓病人感覺到心跳。這種心律不整是相當常見的，正常和不正常的心臟都會產生，但不正常心臟發生的次數會較頻繁。

3. 心膊過速的心律不整

此爲較爲少見的，其發作是非常突然的，一下子跳起來，心跳速度非常快超過每分鐘一百多下以上，可以是規律或不規律，摸脈膊是很快且較弱的。因心跳速度太快除了心悸的不適外，常會伴隨有胸悶、氣喘、頭暈、血壓降低、甚至暈倒的情況。這是必須治療的心律不整。

芳香療法的建議

有心悸困擾的人，可以用具有鎮定效果的精油(例如：玫瑰、橙花、香水樹(伊蘭)…等)進行按摩。如果是在非常緊急的狀況時，可以直接讓患者聞聞瓶中或滴在手帕上的純橙花油。如果心悸的症狀一直持續無法解決的話，就必須就醫，因爲這可能是某些潛在的心臟病症狀所發出的警訊。

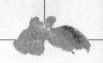

適用精油：

　　羅勒(紫蘇)、洋甘菊、薰衣草、萊姆、香蜂草、橙花、薄荷、玫瑰、迷迭香、香水樹(伊蘭)、紫檀木、甘松香

建議配方：

－按摩 (1)：荷荷芭油10ml＋香水樹(伊蘭)2滴＋薰衣草2滴＋玫瑰1滴

－按摩 (2)：荷荷芭油10ml＋橙花2滴＋香蜂草3滴

(六)、腳踝腫脹 (Swollen ankles)

　　足踝腫脹的原因有很多，包括關節炎、風濕、靜脈曲張、高血壓、體內積水、甚至連便秘也會造成這種問題。休息時把腳抬高是一個必要的方式，另外按摩及泡腳也是一個很有效的舒緩方法。如果腫脹是發生在夏天，按摩足部和腳踝以前用冰塊按摩雙腳的腳底，會使效果更快速。

芳香療法的建議

適用精油：

　　洋甘菊、絲柏、茴香、薰衣草、薄荷、迷迭香

建議配方：

－按摩 (1)：荷荷芭油10ml＋茴香1滴＋薰衣草3滴＋絲柏1滴

(七)、靜脈曲張 (Varicose Vein)

　　根據臨床醫師估計，台灣約有25～40%女性、20%的男性患有下肢靜脈曲張。我們人體的腿部有兩個彼此相互連接的靜脈系統：深層靜脈以及表層靜脈，它們很接近皮膚的表面。而靜脈曲張是表層靜脈異常腫大的現象，通常意謂著身體有循環不良、靜脈管壁以及靜脈瓣缺乏彈性等健康問題。

　　雖然曲張的靜脈並不會有什麼大礙，但是當在站立時，會覺得

很不舒服，並且會引起腳部的腫脹和全身疲累。嚴重時，靜脈會從皮膚的表面突出來，使皮膚看來很不平滑，有時還帶著深色、打結般的表面。遺傳雖然是影響靜脈瓣功能的原因之一，但主要的影響因子還是站立過久、營養不良和肥胖等。懷孕時增加的體重與骨盆部位增加的壓力，也可能讓孕婦出現靜脈曲張的病症。

形成原因

1. 遺傳因素

在家族性年輕患者的研究，發現其下肢靜脈較正常薄弱(彈力纖維減少)，證實了遺傳確實在靜脈曲張的發生上，有相當的關連。

2. 種族因素

白色人種發生率較高，黑人較少，黃種人則居中。

3. 懷孕

每一次的懷孕對於下肢靜脈來說，都是一次次的傷害。一般人都認為胎兒壓迫下腔靜脈引起的回流阻礙，是懷孕會造成靜脈曲張的主要原因。孕中發生的靜脈曲張，約 70% 發生在胎兒還小的前三個月。在懷孕初期，因為女性賀爾蒙的大量分泌，使得下肢靜脈的可擴張性增加，這才是最重要的因素。因為下肢靜脈擴張了，相對的靜脈瓣就顯得不夠大，不足以阻斷血液的逆流。而逆流與擾流的發生，提供了產生血栓的絕佳機會。血栓的產生，便引致不可逆的瓣膜破壞，進而產生靜脈曲張。如果血栓在該次懷孕中並未產生，也未造成瓣膜的破壞，則擴張的靜脈有可能在生產之後慢慢的消失。

4. 長期站立

職業上須長時間站立者，因靜脈血須克服地心引力才能向上回流，於是下肢靜脈便長期處於高內壓的狀態，自然血管容易撐大擴張。

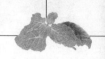

5. 服用避孕藥或其他原因使用女性荷爾蒙：與懷孕的原因相同。

6. 一些導致長期腹內壓增高的情況

　　腹內壓增高時，下肢靜脈必須以更高的壓力克服回流的阻礙，當然就容易發生靜脈曲張了。以下疾病或情況會引起腹內壓升高：便秘、慢性肺疾(咳嗽、氣喘)、前列腺肥大、閉氣用力、蹲踞、肥胖⋯。

7. 年齡

　　隨著年齡越大，下肢靜脈受到各種因素的摧殘也越久，故發生靜脈曲張的機會也越來越高

芳香療法的建議

　　一般的按摩方式可能會對脆弱的毛細管壁造成傷害，但是芳香精油對於靜脈曲張的症狀極為有益，它們能夠緩和不健全瓣膜所承受的壓力，增強靜脈的強韌度。請記住，在治療靜脈曲張時，只需要用一隻手去做輕撫患部的動作即可，另外還可按摩患部的上方(較靠近心臟處)，但是絕對不要按摩患部的下方，以免增加靜脈的壓力。

　　靜脈曲張是種不易治療的病症，通常得花上數個月的時間才能看到改善。而且最好是能常常變換精油的種類，但是不管是使用哪種精油，有恆心、不間斷的每天使用，才是治癒靜脈曲張的不二法門。

適用精油：

　　絲柏、天竺葵、牛膝草、杜松莓、薰衣草、檸檬、馬喬蓮(馬鬱蘭)、橙花、荷蘭芹茱籽(歐芹)、薄荷、迷迭香、茶樹

建議配方：

－按摩 (1)：荷荷芭油20ml＋天竺葵4滴＋絲柏4滴＋牛膝草2滴

－按摩 (2)：茶樹膠10ml＋絲柏4滴＋檸檬4滴＋橙花2滴

(八)、微血管擴張 (Thread Veins)

微血管擴張是臉部微小靜脈(微血管)過度曲張所產生的病症。一般的症狀是雙頰有細小的紅絲，這是一種常見於細緻皮膚的循環問題，對瘦子來說更是常見。如果微血管突然變得比平常更明顯，人們通常會說這是微血管「破裂」，但事實上，正確來說應該是「微血管擴張」。

這類皮膚很容易曬傷，遠遠看來便是紅通通的。當皮膚溫度偏高或接觸到香料食物、酒精、過熱的飲料或其他刺激時，它們就會擴張。此時，皮膚會變紅，但只要這些外在刺激一消除，微血管就會立刻恢復成原本的大小。如果微血管壁失去部份彈性，有可能是因為飲食不良、引用過多酒精或咖啡或濃茶等刺激性物質，氣候過於極端或循環系統的異常，使得微血管無法正常收縮，就會造成臉部，特別是臉頰，總是紅紅一片。

在出現微血管擴張的情形時，最好能配合精油進行溫和的臉部按摩。這樣可以使血管恢復天然的彈性、消除臉部發紅的症狀。不過，唯有每天耐心的按摩、持續進行數個月才能看見成效。但是最重要的，還必須要調整飲食，否則所有的治療都是枉費的。最好是能戒除酒精、咖啡和茶，避免過冷及過熱的環境。切記不要使用過熱的水洗臉，也不要使用三溫暖及蒸臉，才能達到您所想要達到的效果。

適用精油：

胡蘿蔔籽、洋甘菊、絲柏、葡萄柚、薰衣草、荷蘭芹菜籽(歐芹)、棕櫚玫瑰(玫瑰草)、玫瑰

建議配方：

－按摩：甜杏仁油 10ml ＋棕櫚玫瑰(玫瑰草)3 滴＋薰衣草 2 滴
－按摩：荷荷芭油＋絲柏 3 滴＋葡萄柚 3 滴＋迷迭香 2 滴

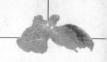

五、免疫系統

　　根據醫學研究顯示，人體90%的疾病與免疫系統失調有關。免疫系統的結構是繁多而複雜，其主要的淋巴器官由骨髓、胸腺組成，周圍淋巴器官包括扁桃體、脾、淋巴結、集合淋巴結與盲腸，這些都是用來防堵入侵的毒素及微生物的關卡。

　　在免疫反應中，淋巴系統扮演著非常重要的角色。當有感染出現時，淋巴節會大量生產淋巴球以供身體所需，如果有異常大量的細菌進入淋巴循環，也會促使淋巴球的數目戲劇化的增加。在身體遭受感染期間，淋巴節的活性會增強，再加上堆積在淋巴節中的活細胞和死細菌等因素會使得淋巴節增大。這種現象，可以在脖子、腋下和鼠蹊部看到和感覺到。同時，淋巴腺腫大也是某些疾病的病徵，例如淋巴腺熱。

　　腎上腺也有參與免疫反應，它能分泌荷爾蒙來啟動人體某些免疫反應的步驟。心理長期承受重大壓力會使腎上腺的功能衰竭，而這或許就是壓力會導致身體抵抗力下降的原因之一！

　　根據正統醫學的定義來看，結腸並不涵括於免疫系統中，但現在卻有人發現-健康的結腸，也是身體的正常防禦機制中很重要的一個要件。

　　很明顯地，芳香精油不僅具有強大地抗菌性，還能刺激身體的自然防禦機制來對抗傳染病，針對這些方面的用途，精油是可以作為一種預防劑以有效防治流行性傳染病。

　　精油可以從兩方面著手來支援和強化免疫系統，它可直接對抗入侵的微生物，也可增加人體防禦細胞和器官的活力。大致上來說，芳香精油同時具有刺激白血球增生和細胞吞噬的作用。有許多精油具有很強的殺菌和抗濾過性病毒，可以增強人體免疫功能，同時針對橘皮症和腳踝、大腿、臀部等易囤積的部位也有排毒效果。

雖然如此，請不要忘了，要有強而有力的免疫系統，營養也是很重要的一環。想要製造或生產各類白血球就需要補充各種必須營養素。每日攝取大量的新鮮生菜水果、適量蛋白質、種子和穀物外，加上少許不飽和植物油，就可以提供人體每日所需的必須營養素，進而達到強化免疫系統的目的。

以下為一些常見的免疫系統問題：

(一)、癌症 (Cancer)

根據統計，在台灣地區，癌症高居十大死因首位多年，每年有兩萬多人死於癌症，占總死亡人口的六分之一，並且有持續發展的現象，每四人之中，會有一個人發生癌症；而每五個人之中，也會有一人因癌症死亡。

癌症沒有絕對原因，也沒有一定治療方法。凡是臉上的痣、手腳上的雞眼，都會引發病變。如果和疣產生的濾過性病毒，或刺激而生的痣比較，癌症的急劇擴大明顯地和它們不同。美國防癌協會，即以美元中的硬幣—「二十五角」的大小，提醒人們注意自己身上腫瘤的變化。因為癌細胞可小自0.3公分，大至4.8公分，而"二十五角"大約是2.4公分左右。

癌細胞的速度極為迅速，且會無限量繁殖。正常細胞會因大腦中樞及荷爾蒙的作用，保持一定且平衡的功能。細胞形成的器官，如肝臟，就絕對不會逾越肝臟範圍。但是癌細胞則不然，它會逾越自律境界，以達到滲透、繁殖的目的。

也可以說是癌細胞具有自立性和滲透性，無視人體的生存和性命，只逞一己之快地破壞周遭的組織，並隨著血液和淋巴液抵達癌症原發地而到達淋巴結或臟器，隨後附著、生長。

癌症幾個常見的預兆

1. 大便的日常習慣起變化

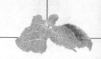

2. 經常流血或排出液體體液

3. 紅腫或破皮不容易癒合

4. 乳房,睪丸的某部位增厚或出現腫塊

5. 消化不良或吞咽有困難

6. 痣、斑變大或不正常出現

7. 連續不停咳嗽或突然聲音持續沙啞

癌症的預防

1. 多吃高纖維食物,如蔬菜、水果及全穀類及乾豆類,可預防大腸癌發生。

2. 多攝取豐富維生素A、C及深色蔬菜水果,可預防自由基形成致癌物質。

3. 少吃醃漬、燒烤與加硝的臘肉。

4. 減少攝取動物性脂肪。根據流行病學統計,高油脂容易引發乳癌或膀胱癌的發生。

5. 避免肥胖,採用均衡飲食,維持理想體重。

6. 如有飲酒習慣,應予以限制,過度飲酒可能引起肝癌及食道癌。

7. 避免食用高溫油炸及回鍋油食品,以免引起油脂聚合物,產生致癌物質。

8. 避免食用發黴食物,以免引發肝癌。

芳香療法的建議

　　像其他補助療法一樣,芳香療法可以舒解癌症的一些症狀和治療的副作用。但千萬不要期待芳香療法會延遲或阻止腫瘤的生長或擴散。其實芳香療法對於癌症患者所能做的就是提供患者無限的慰藉、支持以及增強患者的求生意志。

　　有些醫師反對讓癌症患者接受按摩,因為他們擔心按摩會刺激淋巴系統,因而加速腫瘤的轉移。但是,只有在接受劇烈的按摩時才會有這方面的顧慮,如果只是柔軟輕撫的按摩,是不會有這方面

的顧慮，反而還能幫助患者放鬆，增加舒適感。目前所知，只有罹患霍奇金氏病(惡性肉芽腫)和骨癌患者不能接受按摩。

而在進行化學治療期間或化學療程剛結束時，絕不能使用精油，除非等到身體將所有殘餘的毒素藥物排除之後，才可以使用。因為，精油會加速人體排毒的過程，還會促使體內殘餘的藥物毒素排出至血液中。在這過程中，可能會引發許多令患者難受的副作用，甚至可能導致更嚴重的後果。

芳香療法可以舒緩患者的疼痛，減輕手術後肢體水腫的問題。許多癌症末期的患者，身體非常虛弱；甚至連一個短暫而溫暖的頭、臉部按摩或手腳按摩都無法承受，可是如果在此時能有一些發自內心的關懷撫觸，再加上芳香精油的安撫提振效果，肯定能讓患者的身心舒緩、安適。

有些精油內含有抗癌成份，可惜目前尚未證實它們的療效。但是依據許多文獻所記載，藥草可以治療癌症的證據，這也是讓芳香療法成為搭配正統療法的最佳選擇。此外，如果使用能減輕患者疼痛、緩解治療後所產生的副作用或鼓舞士氣的精油，將是非常好的選擇。請注意：罹患乳癌或其他和雌激素有關的癌症患者(例如子宮內膜癌)，不能使用具有動情激素作用的油。

目前有兩類白千層屬的精油－綠花白千層及茶樹精油，可以用來減輕放射線鈷所造成的皮膚燒傷。而薰衣草精油可用來治療輻射燒傷及減少疤痕。其實，不管芳香療法對癌症的生理貢獻有多少；站在整體治療的觀點來說，它最大的貢獻在於重建癌症患者的心理及情緒層次。如果能以關懷、撫慰的心再加上提振士氣的芳香精油來照顧癌症患者，不論最終的結果如何，至少都能讓他們可以享受有品質及尊嚴的生命。

適用精油：

佛手柑、雪松、丁香籽、絲柏、尤加利樹、天竺葵、牛膝草、

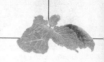

薰衣草、綠花白千層、茶樹、紫羅蘭葉

建議配方：
－薰香：佛手柑3滴、薰衣草3滴、綠花白千層1滴
－按摩：荷荷芭油20ml＋薰衣草4滴＋茶樹3滴＋天竺葵3滴

（二）、唇皰疹 (Herpes labialise)

　　唇部皰疹是由一種叫做單純皰疹病毒的微生物所引起之感染，這種病毒和引起感冒的病毒不同。雖然大部分的人體內部都帶有這種病毒，但並非每個人都會引發唇部皰疹之外觀症狀，不過有些人則在一年內有2至10次之發作。

　　有很多原因可使病毒再度發作，包括：著涼、流行性感冒、胃不舒服、月經、疲勞、情緒不好、精神壓力、受傷、日曬以及僅僅感到衰弱。如果有發癢的症狀，就可能已經罹患唇皰疹。唇皰疹通常大多會發生在嘴部四周，它的症狀會持續一個星期以上。治療的藥劑有很多種，但都無法真正防止病毒再度發作。

　　在治療上除了芳香精油之外，應該避免日曬以免讓病毒發作，並且搽上品質優良的防曬霜。同時服用含多種礦物質的補充劑，這樣應該可以讓唇皰疹的復發機率降到最低點。

唇部皰疹的注意事項
1. 唇部皰疹之治療需醫師指示用藥。
2. 唇部皰疹是會傳染的，如果接觸唇部皰疹或塗藥後都必須洗手。
3. 避免接觸眼睛，婦女在化妝時或卸妝時更要小心，不要接觸唇部皰疹。
4. 避免親吻－尤其是對兒童。避免弄破水皰或破壞結痂，如此會使指頭受感染，而且會使唇部皰疹患部再被細菌感染。
5. 不可共用飲食器具。
6. 不可與別人共用毛巾。

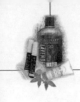

唇皰疹的自我治療

1. 保持患部乾爽。
2. 換牙刷，以免牙刷上的病毒殘留，造成多重皰疹。
3. 勿將牙刷置於浴室。
4. 使用小條牙膏，以免牙膏的開口有細菌殘留。
5. 在傷口塗抹藥膏，但切忌用手直接塗抹，應以棉花棒沾入凡士林。
6. 檢視生活習慣，生活作習應力求正常。
7. 冰敷，可減輕發炎。
8. 防日曬風吹，保護嘴唇避免受傷害。
9. 避免含豐富精胺酸的食物，如例克力、可樂、豌豆、穀類麥片、花生、明膠、腰果、啤酒等
10. 緊張情緒及高度壓力可能引起單純皰疹復發，應學習一個彼此照應關懷的人際關係，並控制自己的情緒，以健康積極的態度面對，比較能克服症狀。
11. 放鬆心情。
12. 運動可強化免疫系統。
13. 不必因為唇皰疹而覺得沮喪，這和長青春痘一樣，沒什麼大不了的。

芳香療法的建議

適用精油：

　　洋甘菊、佛手柑、薰衣草、卡努卡、茶樹、百里香(麝香草)、綠花白千層

建議配方：

－塗抹：直接使用1滴薰衣草或茶樹精油(或是以上任一種精油)抹於患部

(三)、水腫 (Edema)

　　　發現水腫，一般人總會聯想是腎臟出了問題。事實上，引起水

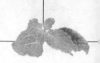

腫的原因很多，可能只是短期且局部性問題，也可能是心臟、肝臟、腎臟等器官生病造成，所以不能像感冒自己解決，必須靠專業判斷。水腫是體內囤積太多的水分而引起組織腫脹。水腫可能是局部和短暫的，就像足踝扭傷所出現的腫大情形；但是也可能出現大面積或全身性水腫。

水腫的原因及症狀

1. 局部的水腫：單腳水腫常是因靜脈曲張、蜂窩組織炎、下肢靜脈栓塞等問題；而長途飛行後的下肢腫脹，則是因久坐不動，靜脈回流變差所造成的，通常和其他器官沒有關係。

2. 腎臟：若是腎病症候群引起水腫，尿液會有泡泡存在。因為大量蛋白質從尿液排泄出去，血液中蛋白質太低。還有一種是嚴重的腎功能衰退，水分和鹽分沒辦法排出，也會引起水腫，

3. 肝臟：主要是肝硬化，血清白蛋白太低所致。若是肝硬化造成的下肢水腫，常會合併腹水(肚子大大的)、黃疸等症狀出現。

4. 心臟：心臟衰竭造成靜脈回流變差導致的水腫，走路、爬樓梯會喘、呼吸困難。

5. 荷爾蒙：有些女性的水腫隨著月經週期改變，就會有週期性水腫，或者服用避孕藥、注射排卵藥物，都有可能。

6. 藥物：某些降血壓藥物，消炎止痛劑，有可能引起水腫副作用，或者一些雞尾酒減肥藥物中含有利尿劑，若停用時會有水腫，體重增加。

7. 不明原因或體質性的水腫：女性居多，特點是早上好好的，一到下午或晚上下肢腫脹，上下午的體重可以相差一公斤以上。檢驗結果和身體檢查都正常，排除上面幾種原因後，才會將問題歸為體質性水腫。

芳香療法的建議

　　一般芳香療法在治療水腫的方式上，可使用泡澡、按摩的方

法。另外如果腳踝腫脹時，請不要洗熱水澡、不要穿太緊的鞋襪或尼龍襪、長襪，晚上睡覺時最好能在膝蓋下放個墊子。如果能夠多運動的話，也是對付水腫最好的方法之一。

適用精油：

羅勒(紫蘇)、雪松、洋甘菊、絲柏、茴香、天竺葵、葡萄柚、杜松莓、薰衣草、檸檬、桔子、橙花、柑橘、苦橙葉、松木、迷迭香、百里香(麝香草)

建議配方：

－按摩(懷孕或長久站立)：葡萄籽油10ml＋松木1滴＋絲柏2滴＋
　迷迭香2滴
－按摩(蜂窩組織炎)：葡萄籽油10ml＋絲柏2滴＋杜松莓2滴＋葡
　萄柚2滴
－泡澡(溫水)：檸檬2滴＋橙花2滴＋柑橘3滴

(四)、帶狀皰疹 (Herpes Zestier)

引起帶狀皰疹的病毒與引起水痘的病毒是同一種，都稱為帶狀皰疹病毒。在人們罹患水痘之後它就會一直潛藏在人體內，直到數年後(通常是成人期)，在人們承受巨大壓力或生理功能降低時，它就會以帶狀皰疹的形式再度作怪。

而病毒在侵犯脊髓前會先侵害感覺神經，並在該感覺神經分布的皮膚上產生連串的水泡。這些水泡會造成很大的疼痛感，有時候，患者在發疹子前還會先發燒幾天。在水泡消失後疼痛可能還會持續一陣子，有時甚至還會延續數週或數月，並伴隨著疲倦和虛弱等症狀。

罹患帶狀皰疹的人，在病發前通常是處於極度緊張、焦慮或憂鬱的狀態下。而帶狀皰疹所引發的痛苦，通常會造成患者內心更深層的憂鬱，因此，在這個時候，同時具有抗憂鬱及抗帶狀皰疹病毒

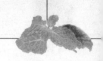

的佛手柑精油就顯得非常的好用。

　　每日於出水泡與疼痛的部位使用稀釋過的精油，同時配合泡澡，可說是最有效的療法了。

適用精油：

　　佛手柑、洋甘菊、尤加利樹、天竺葵、薰衣草、茶樹

建議配方：

－塗抹：葡萄籽油10ml＋佛手柑3滴＋薰衣草3滴

－泡澡：佛手柑3滴＋洋甘菊3滴

六、淋巴系統

　　主要功能在於將體內部分細胞外液送回血液中，以及防禦外來的入侵者，與免疫作用有密切關係。功能上可分為兩大部分：免疫功能與周邊組織液再回收功能，分別由淋巴組織及淋巴管系統負責。

　　其中淋巴管負責將周邊組織液回收並送至淋巴器官中過濾，而淋巴器官及分散於全身各處之淋巴組織則根據所接觸非個體所有之抗源予以製造相對應之抗體或直接攻擊外來物達成免疫之功能。

淋巴器官與免疫：

1. 淋巴結、脾臟、胸腺，都是淋巴器官，而骨髓也能製造淋巴球，所以我們也稱它為淋巴器官，而其主要的功能，就是免疫。淋巴結、脾臟，可以製造能放出抗體的 B 淋巴球，胸腺則可以教導 T 淋巴球，以攻擊病菌，比如麻疹病毒，如果曾施打過疫苗，則淋巴器官會記著麻疹病毒的形態，並保留少數抗體，當以後有麻疹病毒入侵時，抗體就會再增加而殺死入侵的病毒，所以終生不會生病；如果有癌細胞產生，免疫系統仍可以殺死癌細胞，除非免疫作用失敗，才會有腫瘤發生。

2. 但有時失調的免疫，也會造成身體的病痛，如紅斑性狼瘡 (SLE)、多發生性硬化症、類風濕性關節炎、重症肌無力…等，就是免疫系統攻擊自己身體組織所引起的。

3. 最近在全世界引起恐慌的 AIDS ，就是會破壞人體的免疫力，使得本來不會得到疾病，都變得很容易感染，所以死亡率也很高，所幸已有許多人投入研究，相信不久，人類就可以戰勝愛滋病了。

4. 過敏體質的人，容易對環境的化學物質產生過敏，原因是身體感受到外來物質而產生抗體，等到第2次接觸相同的物質時，就引起一連串的免疫反應，引起發炎的症狀，如化妝品過敏，但有時過敏，則會造成死亡，如過敏性氣喘、花粉熱。

5. 脾臟位放腹腔的左上方，外觀呈紫紅色，扁圓形，可製造淋巴球，此外，尚能儲血，可吞噬衰老的紅血球，並予以分解。

　　在芳香療法的運用中，芳香精油再加上獨特的按摩手法可以有效地減輕水腫現象，並加強淋巴的排泄功能。而淋巴按摩手法可以促進淋巴液流入血液中，因而流經腎臟預備排出體外的液體也會大為增加，如果在按摩的同時搭配利尿的芳香精油，效果將會更顯著。

　　如果想更增強效果，利用精油泡澡、皮膚乾刷也是很棒的方式之一。生理期時的水種現象利用淋巴按摩也是很好的改善方法，另外部分的皮膚病、頭痛、偏頭痛等也可利用淋巴排毒的方式來舒緩。

　　不過必須注意的一點，癌症患者嚴禁進行淋巴按摩，因為惡性腫瘤就是靠淋巴系統在體內流竄、轉移，進而將癌細胞散佈全身，因此千萬不要讓癌症患者接受淋巴按摩，以免病情加重。

淋巴排毒適用精油

　　黑胡椒、天竺葵、葡萄柚、杜松莓、迷迭香、絲柏

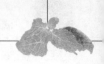

七、內分泌、生殖/泌尿系統

內分泌系統是由各個內分泌腺所組成而成，主要為分泌各種荷爾蒙，規律生長、新陳代謝和生殖等功能。這些器官分佈於身體的不同部分，在功能上卻又互相調節。

結構

1. 腦下垂體

可以說是最重要的內分泌器官。位於大腦的基底部，通過漏斗狀的腦組織連於下丘腦。真皮的下面便是皮下組織，它富含脂肪、纖維結締組織、血管和神經線等。

2. 甲狀腺

狀似蝴蝶形，位於前頸中下方，氣管的前方。甲狀腺的背面有約六顆米粒大的扁圓形小體，叫做甲狀旁腺，也是內分泌器官之一。

3. 胰臟

處於後腹腔，在胃的後面。形狀點像鐮刀，橫跨兩個腎臟之間。而腎上腺則左右各一，呈三角錐體形，分別跨在兩側腎臟的頂端。

4. 卵巢及睪丸

卵巢在女性的盆腔內，位於子宮的兩側。睪丸男性的睪丸則在陰囊之內。

功能

1. 分泌荷爾蒙

荷爾蒙由內分泌器官分泌出來後，會進入血液裡面，被運送到不同的器官，影響這些器官的功能運作。

2. 腦下垂體

腦下垂體的前葉分泌四種不同的荷爾蒙，促進生長發育、刺激

甲狀腺、腎上腺和性腺的荷爾蒙分泌。而一種特殊的荷爾蒙，可幫助腎臟儲存水分和刺激婦女分娩時的陣痛及乳汁的分泌。

3. 甲狀腺

甲狀腺分泌的激素能夠促進新陳代謝，保持體溫和維持骨骼和神經系統的發育。甲狀旁腺激素有調節體內鈣、磷代謝的作用，維持鈣的平衡。

4. 胰腺

胰臟分泌出胰島素，主要是幫助血液中的葡萄糖進入身體細胞，特別是肌肉細胞。另外的激素有高血糖素，幫助肝臟釋放出葡萄糖。

5. 卵巢及睪丸

卵巢和睪丸分泌出性激素，控制著人體性器官的發育和運作。

芳香精油在內分泌系統的作用上，一般有兩種基本的方法。首先，芳香精油可能刺激某些腺體，因而促進荷爾蒙的分泌，並且使荷爾蒙的分泌正常化。其次，芳香精油本身可以作為一種「類似荷爾蒙」的藥劑。芳香精油已有許多廣為人知的效用，像是對於情緒的影響、催情的效用以及對神經系統的作用，我們都可以從中看出精油對於內分泌系統可能產生的作用。以下將對內分泌系統所涵括的生殖及泌尿系統分別探討。

生殖系統

女性的身體生殖構造真的是很複雜，而女人的一生中與月經相伴的時間幾乎有三十五年之久，月經週期(以每次五天來推算)即占了女人一生中的6.2年。即使月經並未帶來疼痛，也會令女性感到不便，有些女性甚至在經前會有好幾天的心神不寧。這種令人不適的月經週期會一直持續下去，直到停經為止。不論女性是否生過孩子，女性的身體都肩負著傳宗接代的使命，所以月經問

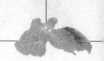

題幾乎就是女性整體問題的核心，小到青春痘、粉刺、情緒不穩；大到子宮炎、不孕、更年期問題等，都與月經及荷爾蒙的分泌有密切的關係。

生殖系統的分爲兩結構

1. 外生殖系統

　　包括大陰唇、小陰唇、陰道和陰蒂。

2. 內生殖系統

　　指陰道內室、子宮、卵巢、輸卵管以及附屬的盆腔膜和韌帶等。這些盆腔器官位於恥骨的後方。

—子宮是一個梨狀的器官，寬闊的子宮體位於上方，狹小的子宮頸則向下伸入陰道腔內。

—子宮的前面是膀胱，後面是直腸。子宮體的兩上角分別通向左右兩條輸卵管。

—輸卵管的最外端開口於腹膜腔，和卵巢很接近。

—卵巢呈扁長卵圓形，通過韌帶附著於子宮體的側面。子宮壁可分爲三層結構，分別爲內膜、肌層和外膜。

以下爲一些女性常見的生殖系統問題：

<u>(一)、膀胱炎 (Cystitis)</u>

　　大約四分之一的婦女，一生當中總會有一段時間罹患膀胱炎，自童年至六、七十歲都有可能。膀胱炎，通常是由細菌感染膀胱所引起的；但有少數的病例，是由尿液中的結晶堆積而引起發炎。女性罹患膀胱炎的比例要比男性爲高，因爲女性的尿道長度約只有1.5 英尺，而男性尿道的長度卻是女性的四至五倍，因而更能保護男性的膀胱。膀胱炎的症狀是『小便困難頻尿(小便次數多)、急迫感』，重者甚至有血尿的現象。

服用避孕藥的女性較易罹患膀胱炎，因爲避孕藥的荷爾蒙不但會改變陰道菌叢生態，也會改變尿道的菌叢性質；懷孕的女性通常比較容易罹患膀胱炎，因爲子宮壓迫到膀胱的緣故；其他的疾病包括支氣管炎、重感冒或便秘也會引起尿道感染。少部份的女性在聞到油漆的味道後會使得膀胱炎發作。

如果尿液中出現血液或膿液，或尿液的溫度非常高，請立刻就醫治療，以避免膀胱炎擴大成爲腎臟炎。這時必須使用抗生素治療，並找出引起發炎的細菌種類，才能眞正對症下藥。如果使用抗生素是必須的，也可再加上芳香療法來增加療效。

原因：
1. 女性尿道太短，而且尿道和陰道、肛門很近，而這兩處是細菌的溫床，所以很容易經尿道感染至膀胱。
2. 妊娠時受子宮壓迫，排尿不暢。
3. 生產或手術時，膀胱內餘尿未完全排空而殘留。
4. 膀胱結石也會阻礙排尿。
5. 導尿也是感染原因之一。
6. 其他如婦科疾病如骨盆腔炎、陰道發炎，也同時會引發膀胱炎。

如何預防膀胱炎
1. 注意補充水分(每24小時至少4公升的水分)。
2. 每次排尿都必須把膀胱中的尿液排乾淨，否則滯留的尿液可能引起進一步感染。
3. 規律的使用精油泡澡，可以避免重複感染膀胱炎。
4. 避免穿著合成布料的內褲和緊身褲，改穿鬆緊合適的褲子也有幫助。

適用精油：
佛手柑、雪松、洋甘菊、尤加利樹、杜松莓、薰衣草、綠花白千層、荷蘭芹荽籽(歐芹)、松木、檀香木、茶樹

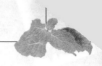

建議配方：

－泡澡或臀浴：綠花白千層 2 滴＋洋甘菊 2 滴＋檀香木 1 滴(泡澡時
　請勿使用太熱的水，臀浴時最好能使用冷水，因為熱氣容易刺激
　膀胱)

－按摩(下腹部)：荷荷芭油 10ml ＋薰衣草 3 滴＋佛手柑 2 滴

(二)、痛經 (Dysmenorrheal)

　　月經的痛苦從隱隱作痛到令你全身蜷曲的劇痛都有可能發生，
據說有三分之二的女性在這期間都會有很不舒服的感覺。尤其以初
經剛開始的年輕女性最常見，它的症狀可能有頭痛、下腹痙攣或下
背部疼痛。當我們鬧情緒時，自然覺得身心脆弱，若此時剛好遇到
經期，經痛可能會比平日的情況更嚴重。

　　女性從初經時就有痛經，稱原發性痛經；在二十歲或三十才出
現，則稱繼發性痛經。痛經不僅帶來生理的不適，也產生不良的情
緒反應。根據調查顯示：40%的人在第一次經期後均有腹痛的現
象，50%的人第二次經期後及65%在第三次經期後會經歷此種腹
痛的現象。總結的說所有的女性在一生之中，60~75%均曾經痛。
有些女性在年紀增長，生理期多年來都正常後才開始發生痛經的現
象，這可能是某些生理疾病的徵兆，應該就需要考慮就醫治療了。

何謂月經週期

　　所謂月經週期，乃指月經出血的第一日至下次月經開始出血的
前一日止之中間期，通常以28天為準，但一般認為月經週期在
20~35天間，則屬於正常月經週期。

　　一般月經週期可分為三階段，開始時是月經來潮，稱為行經
期，約持續1-4天，此時濾泡刺激素與黃體刺激素濃度最高，使得
卵巢內的濾泡加速成長；第二階段為濾泡期，主要包括子宮內膜的
增厚與在生殖激素的作用下導致濾泡的成熟，而後排卵，大概從第

四天到排卵後一至二天；接下來是黃體期，主要是受荷爾蒙黃體激素的影響，又稱分泌期，排卵後原先細胞在黃體生成素作用下進入黃體化的過程，變成了黃體，其可分泌大量的雌性素及助孕酮，導致下視丘的回饋作用而減少濾泡刺激素與黃體生成激素；當黃體退化時，抑制性的回饋作用消失，又重新引發新的濾泡生長，開始了另一個週期。

痛經的症狀

1. 原發性痛經

1. 疼痛起於月經開始之時，可持續幾個小時
2. 一種痙攣似的絞痛，發生類似的陣痛，在下腹部有酸脹沉重的感覺
3. 疼痛集中於下腹中線處，可擴展至下背及雙側大腿
4. 伴隨噁心、嘔吐、食慾不佳、腹瀉、頭痛或頭暈
5. 約有80%的婦女在初經三年內，都會經歷此種疼痛
6. 疼痛會自動隨年齡的增長而減輕，常常在生產後自動消失

2. 繼發性疼痛

乃是因有骨盆腔病徵所導致，如子宮內膜異位，子宮肌瘤，子宮內避孕器，骨盆炎等，此種疼痛起源於月經規則之後，通常在25歲之後發生

芳香療法的建議

適用精油：

羅馬洋甘菊、絲柏、茴香、乳香、天竺葵、薑、薰衣草、快樂鼠尾草、馬喬蓮(馬鬱蘭)、香蜂草、橙花、肉豆蔻、荷蘭芹茱籽(歐芹)、玫瑰、薄荷、香水樹(伊蘭)

建議配方：

－按摩：甜杏仁油10ml＋薰衣草2滴＋羅馬洋甘菊2滴＋肉豆蔻1滴

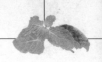

－沐浴：天竺葵1滴＋橙花2滴＋快樂鼠尾草2滴

(三)、白帶 (Leucorrhoea)

白帶是陰道排出的一種白色或黃色黏液，在多數的情況下，它只是一種自然現象，而不算疾病。當婦女的情緒產生極大的變化、生病或服用抗生素時，白帶則可能出現。有時這些分泌物只比平時正常的分泌物多些，而有時是陰道感染或過敏的徵兆。鵝口瘡(白色念珠菌感染)通常是導致白帶的罪魁禍首。

在女性服用抗生素的過程中，通常會產生白帶。最容易發生白帶的婦女是服用避孕藥者、孕婦、有新陳代謝問題，如糖尿病患者等。

何時需要治療？

當婦女發現陰道有乳酪狀的白色稠狀分泌物，呈泡沫狀、帶魚腥味的分泌物、陰部搔癢、可能感染了由黴菌(最常見的黴菌是念珠球菌)引起的細菌性陰道炎。若有泡沫狀、帶魚腥味的分泌物、陰部搔癢、則可能感染了細菌性陰道炎。通常外陰及陰道會有強烈的灼癢感，有時也會伴隨著解尿疼痛感。

芳香療法的建議

以芳香療法治療白帶的方法有：芳香泡澡、按摩或以茶樹、薰衣草、沒藥、佛手柑這些抗黴菌精油混合的局部清洗液，沖洗陰道。首先必須讓煮沸的水冷卻至體溫可接受的程度，再加入混合過後的精油，並將總濃度控制在0.5～1%即可。有一點是必須注意的，就是最好不要過度或長期使用局部沖洗液，否則可能會破壞陰道的正常分泌及其酸鹼值。

適用精油：

佛手柑、洋甘菊、快樂鼠尾草、尤加利樹、杜松莓、薰衣草、沒藥、綠花白千層、茶樹

建議配方：

－灌洗：600ml 水＋佛手柑 2 滴＋薰衣草 2 滴＋茶樹 2 滴

－按摩：荷荷芭油 10ml ＋綠花白千層 2 滴＋洋甘菊 3 滴

－臀浴：水(深及臀部)＋杜松莓 2 滴＋沒藥 2 滴＋佛手柑 2 滴

(四)、更年期 (Menopause)

近四十歲到六十歲之間的婦女，身體開始準備停經。懷孕所需要的激素(動情激素及黃體脂酮)開始減少，因此經期變得不規則。卵巢停止排卵，最後停經。

更年期是指婦女完全停止排卵－也就是月經完全停止的時期。不過，大部分人都以『月經開始改變到完全停止之間延續數月到數年的時間』來形容。

大多數女性的月經週期都在四十～五十歲左右就停止了，有些人沒有任何的症狀，而有些人卻出現了非常不規則的月經週期，並且長期大量出血、潮紅、失眠和其他種種的不適症狀。

症狀

1. 熱潮紅：突然感覺一陣熱，大多數在臉、頸及胸部，可能包括日間大量流汗及干擾睡眠的夜間發汗。
2. 經期不規則。
3. 月經流量時多時少，然後完全停止。
4. 易怒且情緒變化激烈。
5. 睡眠障礙。
6. 陰道乾燥。
7. 性交時疼痛。
8. 頭髮產生變化。

原因

由於受到間腦的刺激，卵巢才會分泌荷爾蒙，因此在正常的情

況下，卵巢分泌完畢後，便會通知間腦「不必再刺激了」。但是更年期以後，卵巢的生命已接近尾聲而無法再向間腦傳達回應，然而間腦卻持續增加刺激，所以間腦與腦下垂體就一直處於充血的活潑狀態。而<u>間腦是自律神經中樞</u>，所以一旦發生充血現象，<u>自律神經也會隨之陷入興奮狀態</u>，這樣一來，自律神經會因太緊張而出現「自律神經失調」的症狀，這就是致發更年期的原因。

<u>芳香療法的建議</u>

　　每位婦女的更年期症狀都不相同，因此必須考量到個人的症狀來使用精油。有許多種的精油可以幫助調整月經的週期及減輕更年期出現的生理病症，特別是可以<u>調節荷爾蒙的天竺葵</u>以及可以幫助<u>滋養子宮的玫瑰</u>。具有抗憂鬱及安撫效果的洋甘菊、佛手柑、橙花…等都很有幫助。心懷恐懼是更年期最大的傷害因素，放鬆、遵守簡單的原則，配合芳香療法的使用，將會使所有女性朋友坦然接受更年期，用最自然的方式面對，將使自己的生活與身體覺得更自在。

適用精油：

　　佛手柑、胡荽、洋甘菊、快樂鼠尾草、茴香、天竺葵、茉莉、薰衣草、檸檬、萊姆、橙花、肉豆蔻、刺蕊草(廣藿香)、玫瑰、紫檀木、檀香木、百里香(麝香草)、香水樹(伊蘭)

建議配方：

－潮紅之按摩：夜櫻草油20ml＋快樂鼠尾草4滴＋天竺葵4滴＋檸檬3滴(也可應用於泡澡)

－身體積水、腫脹按摩：夜櫻草油20ml＋茴香2滴＋杜松莓2滴＋檸檬5滴＋薄荷2滴

－血液循環不良之按摩：夜櫻草油20ml＋天竺葵4滴＋薄荷2滴＋玫瑰3滴＋刺蕊草(廣藿香)1滴

(五)、妊娠水腫 (Oedema of Pregnancy)

孕婦懷孕期間，腳踝和腿部會出現輕微水腫現象，只要它不兼具子癲癇症的症狀，便可視為完全正常的現象。大部份的孕婦都會在妊娠期間出現這類水腫。

症狀

孕婦於懷孕期間，腳踝和腿的會比較腫脹。

成因

輕微的水腫與懷孕期間體內正常而必須的水份增加有關。

自行處理

無須特別處理。水腫並不算太嚴重的問題，要減輕這種不舒服，可以抬高腿部。可能的話，最好能側躺下來；穿著舒適的鞋子或拖鞋；避免鬆緊帶設計的襪子或褲襪。如果能夠泡泡腳，也是一個不錯的舒緩方式。

芳香療法的建議

可使用泡澡、按摩的方法。另外如果腳踝腫脹時，請不要洗熱水澡、不要穿太緊的鞋襪或尼龍襪、長襪，晚上睡覺時最好能在膝蓋下放個墊子。如果能夠多運動的話，也是對付水腫最好的方法之一。

適用精油：

羅勒(紫蘇)、雪松、洋甘菊、絲柏、茴香、天竺葵、葡萄柚、杜松莓、薰衣草、檸檬、桔子、橙花、柑橘、苦橙葉、松木、迷迭香、百里香(麝香草)

建議配方：

－按摩：葡萄籽油10ml＋松木1滴＋絲柏2滴＋迷迭香2滴

－按摩：葡萄籽油10ml＋絲柏2滴＋杜松莓2滴＋葡萄柚2滴

－泡腳(溫水)：檸檬2滴＋橙花2滴＋柑橘3滴

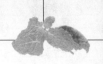

(六)、經前症候群 (Pre-Menstrual Syndrome-PMS)

荷爾蒙失衡的問題，是指婦女在月經來潮前七～十天所感受到的不適症狀。有些嚴重的案例可能會出現二週，也就是從月經週期中的排卵開始時一直延續到下次月經週期開始前。

症狀

已有超過150個症狀可歸因於經前症候群，最常見的是頭痛和勞累。每個月的症狀不見得相同，也許好幾個月沒有症狀，同時也沒有女人有相同的症狀。症狀也許是生理性或是情緒性的。包括：

1. 生理性：頭痛、偏頭痛，體液留滯導致水腫、勞累、便秘、關節痛、背痛、腹部絞痛、心悸和體重增加。
2. 感情和行為的變化，包括憂慮、沮喪、易怒、驚恐、緊張、情感失控、焦慮、沮喪和歇斯底里地哭、孤癖、工作或社會行為異常、和性慾改變。

特徵

1. 症狀在月經前兩週的規律發生，通常由荷爾蒙變化觸發。
2. 常從青春期就開始、懷孕後、開始使用避孕藥後、子宮切除或輸卵管結紮後、或是接近更年期(但較少見)。
3. 有些到懷孕期仍有症狀，尤其是中期和後期最嚴重。
4. 姊妹或母女間的症狀可能不同，但遺傳仍是個重要因素。
5. 在症狀開始前，常有活動性增加和情緒亢奮，睡眠減少但心情愉快，接著就出現勞累、偏頭痛、精疲力竭、沮喪、性慾降低。

原因

但是究竟是何種荷爾蒙紊亂引起這些病症，至今仍是個謎題，但是科學家認為問題是出在動情激素可能異常地高，而黃體激素卻下降得太低，產生兩者間的不平衡。

卵巢荷爾蒙的分泌受到腦下垂體的控制，不足時當然會擾亂平

衡。腦下垂體受到大腦視丘的影響極大,而這腦中的控制中心也受到壓力等情緒困擾影響,這一點說明經前症候群的嚴重程度何以每月皆不同。

產後憂鬱也可能導致經前症候群的發生

有一種特殊的經前症候群主要是在產後有嚴重的憂鬱症,多數女人在懷孕期間會經歷從荷爾蒙劇烈的震盪,由高變低,而產後又回復正常的。這些人無法忍受這種荷爾蒙變化對神經系統的影響,他們的行為可能傷害自己或者他們的幼兒。

芳香療法的建議

有許多精油和芳香療法的技術可以成功地減輕這些問題,有時還可以讓這些病症完全消失。當然,和營養療法配合才更容易達到最大的效果。

適用精油:

佛手柑、羅馬洋甘菊、快樂鼠尾草、茴香、天竺葵、葡萄柚、茉莉、檸檬、香蜂草、橙花、肉豆蔻、棕櫚玫瑰(玫瑰草)、荷蘭芹茉籽(歐芹)、玫瑰

建議配方:

－按摩:夜櫻草油10ml＋玫瑰2滴＋佛手柑3滴
－泡澡:洋甘菊3滴＋玫瑰3滴＋佛手柑3滴

泌尿系統

男性生殖系統可分為外生殖系統和內生殖系統兩部分。外部結構包括;陰莖、陰囊、睪丸;內部結構包括:輸精管、尿道、前列腺及貯精囊。

男性的生殖系統非常複雜,輸送網絡也分成許多的部份,其彼此間的傳導關係若有一點點的失誤,勢必將造成生育上的困難。為了確保整體運作的順暢以及運輸工作的持續不斷,男性必須了解這

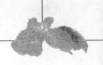

個網絡中最容易出現的麻煩有哪些？！

構造

1. 陰莖

由根部、體部和頭部(龜頭)組成。尿道是排出尿液和精液的通道，開口於陰莖頭的前端，陰莖頭的底部稱爲冠狀溝，被包皮所覆蓋。陰莖體內由海綿體組成，當海綿體內的空隙充滿血液時，陰莖就會勃起及變得粗硬；淋巴液是存在於淋巴腺內的液體，其中主要是一些蛋白質和脂肪。

2. 陰囊：是一個薄薄的皮膚囊，它包圍著睪丸並保護它。

3. 睪丸：呈卵圓形，並有附睪位於睪丸的上方。

4. 輸精管：是以附睪輸送精子的索狀管道，其他結構如血管、神經亦輸精管一起形成索狀結構，稱爲精索。

5. 前列腺：在盆腔，位於膀胱下，包圍後尿道，形狀如核桃大小，會隨年齡增大而長大。

以下爲一些男性常見的生殖系統問題：

(一)、疝氣 (Colic)

當身體的組織或器官的某一部位，通過一個原本是正常包含在組織結構裏的破口(斷裂、撕裂、或缺陷)而鼓起時，代表疝氣出現了。最常見的症狀是，腹部組織通過環繞在腹部肌肉壁和解腱的裂口突出去，形成了一個「突出物」。體育活動、過度勞累或天生的腹壁缺陷等，都是疝氣的常見成因。

任何年齡的男女及兒童都有可能患上此病。而以男子患此病最普遍。患病的部位通常是在腹部褶層與大腿股相交的腹股溝，被稱爲腹股溝疝氣，並且部分因進入陰囊的睪丸下降而引起的。因睪丸下降，腹股溝形成了一個無法支撐的區域，使得腹部組織可以突出通過撕裂口或斷裂口。

所有的疝氣都應該由醫生來診斷，有些疝氣很危險，因為疝氣門口的那段腸子打了結，被堵死了，那將會有壞死的情形發生。大致來說，主要的問題在於疝氣所帶來的不適和潰爛、咳嗽、排便時腹部疼痛。

芳香療法的建議

以下我們針對不同的疝氣建議不同的處理方式

1. 適合疝氣患者的體操

平躺在床上或地板，做幾分鐘的深呼吸。手掌輕柔畫圓，以按摩油按摩患部，同時進行放鬆的深呼吸。如果脫疝的部位很大，用手掌輕輕的按摩，如果部位小，利用指尖輕緩的把器官托送回去。休息片刻後再次進行，至少交互做十次這種治療。

2. 腹股溝疝氣

其漲起的部位可能會很大，剛好在鼠蹊的上方，而且可能順勢滑入陰囊。

適用精油：

羅勒(紫蘇)、絲柏、薑、天竺葵、牛膝草、薰衣草、迷迭香

建議配方：

－按摩：薑2滴＋羅勒1滴＋薰衣草3滴＋迷迭香1滴＋15ml基礎油

3. 膈疝

男女都可能得到這個毛病，尤其是中年以後的人。脫疝的部位會穿過橫隔膜，這是一層肌肉與纖維性組織，分隔胸腔與腹腔。通常脫疝發生在食道穿過橫隔膜到達胃部的這個地帶，因此患者切忌暴飲暴食，以免使病情惡化。

適用精油：

羅勒(紫蘇)、白豆蔻、胡荽、茴香、薑、薰衣草、迷迭香

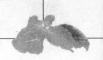

建議配方：

－按摩：胡荽2滴＋薑3滴＋茴香1滴＋迷迭香1滴＋15ml基礎油

4. 切口疝

　　結痂的組織沒有痊癒會造成切口疝，在腹部受傷或手術過後，傷口受到細菌的感染。

適用精油：

　　天竺葵、薑、薰衣草、檸檬、橙花、棕櫚玫瑰(玫瑰草)、茶樹

建議配方：

－按摩：橙花1滴＋棕櫚玫瑰(玫瑰草)3滴＋薰衣草3滴＋薑1滴＋
　　　　15ml基礎油

(二)、陽萎 (Impotence)

　　即陰莖不能勃起，無法射精，大部分的不舉都與心理或精神有關，如工作緊張、疲勞、焦慮、恐懼、情緒困擾都會造成心理性不舉。但是如果腦、神經系統有疾病，荷爾蒙分泌失調，陰莖供血不足則會造成生理性不舉。陽萎，不管是對當事人或他的性伴侶而言，都是件非常令人覺得洩氣及沮喪的事。

　　大部分的人都是心理及情緒問題所引起。擔憂自己無法滿足伴侶或對於自己的表現缺乏信心，這些困擾都會造成男性無法勃起，而無法勃起又容易會造成更大的焦慮，因而形成一個惡性循環。外在的工作壓力以及對於經濟、健康、工作或家庭負擔等其他事物的煩惱，都同樣會引起焦慮而喪失性趣。

芳香療法的建議

　　使用具有催情效果的精油，再加上具有舒緩壓力的精油，就可打破「陽萎－焦慮」的惡性循環。如果可以的話，芳香精油的按摩也可以幫助患者放鬆及減輕焦慮，藉著鬆弛情緒的放鬆按摩，不僅可以增加彼此間的情趣，更能拉近彼此間的距離，如果無法立即見

效，也不需要當作失敗而有挫折感。彼此間的親密及信任感才是您從中所得到的最大收穫。

適用精油：

黑胡椒、白豆蔻、快樂鼠尾草、茉莉、橙花、刺蕊草(廣藿香)、玫瑰、檀香木、香水樹(伊蘭)

建議配方：

－薰香：茉莉2滴＋橙花2滴＋快樂鼠尾草2滴

－按摩：荷荷芭油20ml＋玫瑰3滴＋刺蕊草(廣藿香)3滴＋檀香木2滴

(三)、黴菌感染 (Fungus Infection)

黴菌感染在任何時候都會發生。如果免疫功能被嚴重削弱(如正進行化療的病人)，黴菌感染可能非常嚴重。感染黴菌後要保持營養均衡的飲食、少喝酒，因爲酒會損害免疫系統。

黴菌的類型

最常見的黴菌感染是念珠菌病(鵝口瘡)和癬。前者一般發生在口腔和生殖器，後者的種類較多，會引起皮膚搔癢、充血和鱗狀斑點。以下就鵝口瘡的症狀及原因討論。

1. 新生兒鵝口瘡

一種嬰兒常見的白色念珠球菌感染，健康的正常人，口腔和腸道都可能有念珠菌的存在。鵝口瘡就是指白色念珠菌 (Candida albicans) 在口腔黏膜所引起的病灶。

患鵝口瘡的嬰幼兒，在舌頭、顎及口腔內側可發現白色凝塊的瘡斑，白屑周圍繞有微赤色的紅暈，須與奶垢區別，鵝口瘡在強力擦拭時可能會出現出血點。若不加以治療，病兆可能擴散至喉部、腸胃道而引起腸炎、肺炎，甚至蔓延全身。若是感染程度較輕微，通常無明顯症狀發生，除非仔細檢查口腔，否則不易發現。

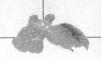

2. 生殖器鵝口瘡

這是由寄生在腸、腹中的念珠菌所引起的疾病，感染的患部不限於生殖器，皮膚、嘴巴甚至連指甲都可能出現這種症狀。

症狀

1. 搔癢(搔癢難當甚至整晚也睡不著！)
2. 性交時感到不適或者甚至疼痛。
3. 分泌物混濁且有異味。

生殖器鵝口瘡－芳香療法的使用建議

適用精油：

佛手柑、永久花(永年草)、薰衣草、檸檬、綠花白千層、刺蕊草(廣藿香)、茶樹

建議配方：

－泡澡：佛手柑3滴＋刺蕊草(廣藿香)3滴＋永久花(永年草)2滴
－按摩：葡萄籽油20ml＋綠花白千層3滴＋檸檬2滴＋刺蕊草(廣藿香)3滴＋茶樹2滴

(四)、疼痛與潰爛

陰莖上如果有任何的潰爛或疼痛，應請醫生最診斷，切勿置之不理。疼痛可能是因為腎臟、膀胱或前列腺不正常所引起；而潰爛則可能是由性病、痛風、糖尿病和不清潔所引起。治療潰爛、舒緩不適就可利用精油來清洗患部。

精油具有抗菌、抗濾過性病毒的能力，不啻為安全的性行為提供了充分的保護及預防措施。清洗生殖器時，先將600毫升的溫水倒入盆中，將您所要使用的精油倒入稀釋後再使用。如果可以的話，可以先用半匙酒精或伏特加酒倒入精油混合後再加入水中。

芳香療法的建議

適用精油：

發炎：洋甘菊、薰衣草、西洋蓍草

感染：尤加利樹、薰衣草、綠花白千層、刺蕊草(廣藿香)、茶樹

紅腫：德國洋甘菊、絲柏、尤加利樹、杜松莓、薰衣草、迷迭香

建議配方：

一塗抹：薰衣草1滴＋德國洋甘菊2滴＋薰衣草膠或蘆薈膠

(五)、前列腺炎 (Prostatitis)

　　前列腺發炎有兩種，分別是急性前列腺炎及慢性前列腺炎，兩者的徵狀及治療大致一樣，最大的分別是，慢性前列腺炎持續時間較急性的長，治療效果也較遜色。如果不加治療，急性前列腺大多持續一週或更長時間。而慢性前列腺炎則往往持續數週或數個月。

症狀

1. 生殖器於排尿時感到灼痛。
2. 下腹在排尿時感到疼痛，就是在排尿後，痛楚於一段時間之內也不會消失。
3. 夜間的小便次數比平時多，甚至突然想排尿，不能控制，以至來不及去廁所。
4. 尿液可能帶血、顏色混濁，還會有魚腥味。
5. 發熱。
6. 於陰囊與肛門間的部位感到痛楚及腫脹，也有可能感到沉重不適。
7. 患者不一定有徵狀，只是在驗尿時才發現前列腺受感染。
8. 身體健康情況欠佳。

原因

1. 大多是因腸道內的細菌感染尿道，並且侵及膀胱內。

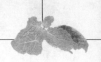

2. 若在膀胱充滿尿液時進行緩步跑，會使尿液進入尿道及前列腺內，引起刺激而使前列腺發炎。

3. 便秘。

4. 患上急性前列腺炎後、若曾使用導尿管，或尿道內有異常狀況，如泌尿道結石、狹窄或先天畸形等，都可引致慢性前列腺炎。

芳香療法的建議

　　患者可依照自己的病情，進行下腹、背部下方以及骨氐骨，每日可做三次的按摩。

適用精油：

　　洋甘菊、絲柏、尤加利樹、薰衣草、綠花白千層、刺蕊草(廣藿香)、茶樹

建議配方：

－按摩：薰衣草3滴＋絲柏2滴＋尤加利樹3滴＋麝香草(百里香)＋10ml的基礎油

八、骨骼、肌肉、關節系統

　　骨骼依形態可分為長骨、短骨、扁骨和不規則骨四類。

1. 骨骼

　　骨膜位於骨骼表面的一層纖維薄膜，包含豐富的血管和神經組織。骨膜下是堅硬的密質骨，內部鄰近部分是鬆質骨。骨的中心部分是骨髓腔。

2. 關節

　　骨與骨之間的連接。連接的骨端通常有軟骨覆蓋，減少關節活動時對骨骼本身的撞擊損傷。有的關節外附有關節囊。關節囊包裹著關節腔，裡面含有關節液。關節鄰近有韌帶和肌肉、肌腱等附屬結構。

3. 肌肉

可分為三大類，一是四肢、軀幹、頭頸和腔壁能受主觀意志控制的橫紋肌。二是內臟器官(除心臟外)的平滑肌。三是心臟腔室內的心肌。平滑肌和心肌都是不受意志控制的不隨意肌。

肌肉和骨相接處的部份是堅韌的結構組織，叫做肌腱。骨和骨之間堅韌的連結是韌帶。

精油可舒緩風溼、關節炎的疼痛，幫助局部刺激血液循環，產生溫熱的感覺。而泡澡、按摩及熱敷是最利於肌肉/關節系統的使用方式。

以下為一些常見的骨骼、肌肉、關節系統問題：

(一)、關節炎 (Arthritis)

關節炎是一種體內的化學物質無法平衡所導致的疾病。當人體產生的尿酸無法全部排出體外而滯留於體內時，不管其他的治病原因為何，很快地就會引發關節炎。而關節炎是因為過多的尿酸變成結晶存放於關節囊中，進而出現發炎、疼痛、僵硬和關節活動無法自如等症狀，漸漸的損傷會擴散到骨關節，表面使用機率高的關節越是容易受損。

關節炎的分類

1. 退化關節炎：如手指、頸椎、腰椎、髖及雙膝等骨關節炎。
2. 新陳代謝因素引起的關節炎：最典型的代表便是痛風關節炎。
3. 免疫系統錯亂引起的關節炎：如類風濕關節炎、紅斑性狼瘡、多發性肌炎及硬皮症、僵直性關節炎、賴特氏症候群、乾癬性關節炎、幼年型類風濕關節炎。
4. 與感染有關的關節炎：如細菌性或病毒性。
5. 與受傷有關的關節炎：如創傷性關節炎。
6. 與骨或軟骨病變有關的關節炎：如骨質軟化病、缺血病骨壞死等。

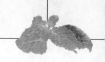

7. 神經性的關節炎：常因糖尿病或是神經病變引起。

8. 與血液疾病有關的關節炎：如血友病引起。

9. 腫瘤導致的關節炎：如原發性關節腔滑膜腫瘤。

症狀

1. 晨起時，關節部位僵直。

2. 一處或多處關節腫脹。

3. 任何一處關節有反覆性疼痛。

4. 關節有明顯的紅腫熱痛的現象。

5. 關節無法正常的活動。

6. 關節處隱隱作痛且併不明原因的體重減輕、發燒、身體虛弱。

7. 其他與關節炎有關的症狀還包括：肌肉疼痛、倦怠、肌肉無力、發燒、出疹、心情沮喪、睡眠障礙等。

　　根據目前的醫學觀點來看：關節炎是無法治癒的；只能藉助止痛藥和抗發炎藥物來舒緩疼痛。而芳香療法的治療重點則著重於改變身體的化學性質。首先，儘速排除體內的毒素以避免體內堆積更多的尿酸。再來就是儘快的刺激身體修復已受損的組織。如果能善加利用精油，就可以達到上述的目的了。

　　其實，膳食的改變對於關節炎亦有功效！患者最好避免食用紅肉(包括豬肉)、茶、咖啡、乳製品、巧克力、油炸食物、添加防腐劑的食品、根莖類食物、酒等；補充維生素和礦物質，特別是維生素A、E及泛酸鈣。唯有芳香療法與食療同時搭配才能達到真正對症下藥的最大功效。

芳香療法的建議

適用精油：

　　安息香、黑胡椒、洋甘菊、樟腦(白)、絲柏、尤加利樹、茴香、薑、牛膝草、杜松莓、薰衣草、檸檬、馬喬蓮(馬鬱蘭)、迷迭香

建議配方：

－泡澡或按摩：絲柏＋茴香＋杜松莓＋檸檬(幫助去除體內毒素)

－泡澡、熱敷、按摩：黑胡椒＋薑＋馬喬蓮(馬鬱蘭)(增加局部血液循環)，當關節開始發熱後，須儘可能讓關節活動，以免熱量瘀積反而對關節有害

(二)、背痛 (Backache)

　　現代人經常爲了背痛的問題四處求醫、搜尋祕方，但是背痛發生的原因五花八門，所以在進行治療前，必須先找出造成背痛的原因。

原因

1. 運動傷害、家庭或工作因素，可能是出在姿勢不良或提太重的東西。
2. 站得太久或太過勞累。
3. 懷孕時身體的重量增加。
4. 高跟鞋使身體失去平衡而傾斜。
5. 扁平足或兩腳長短使身體不平衡。
6. 感冒。
7. 壓力引發背部肌肉緊繃導致疼痛。

芳香療法的建議

　　其實，處理背痛問題，最好還是從平時的保健做起！所謂『預防重於治療』，如果能經常使用精油進行芳香泡澡或按摩的話，可促進肌肉健康、放鬆緊繃的肌肉、舒緩壓力，使人的身心處於平衡狀態，進而達到預防背痛的目的。

適用精油：

－生理性

　　當歸根、羅勒(紫蘇)、安息香、黑胡椒、快樂鼠尾草、洋甘

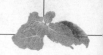

菊、絲柏、尤加利樹、薑、杜松莓、薰衣草、馬喬蓮(馬鬱蘭)、肉豆蔻、薄荷、松木、迷迭香、培地草(岩蘭草)

－精神性

　　桔子、橙花、苦橙葉、百里香(麝香草)

建議配方：

－按摩 (1)：荷荷芭油30ml＋迷迭香5滴＋馬喬蓮(馬鬱蘭)5滴＋快樂鼠尾草5滴

－按摩 (2)：荷荷芭油30ml＋薰衣草7滴＋尤加利樹5滴＋薑3滴

－按摩 (2)：荷荷芭油30ml＋薄荷5滴＋迷迭香6滴＋羅勒(紫蘇)3滴

－泡澡：薰衣草＋杜松莓＋迷迭香＋馬喬蓮(馬鬱蘭)

－薰香(精神層面)：橙花＋桔子＋百里香(麝香草)

(三)、雞眼 (Corn)

　　雞眼和繭一樣，都是因為鞋子長期壓迫、摩擦腳部，而引起皮膚角質層變厚。不過雞眼不只是皮膚角質層變厚而已，它會呈現黃白色的硬固狀隆起，與繭的不同在於中心可見半透明或泛黑的點狀核心，而且刺激此核心會有激烈的刺痛感。

　　雞眼造成的原因是長期機械性摩擦刺激所致，因此有些病人是因腳型特殊，或腳部某些關節較為凸出，造成長期施力點不平均，而容易長雞眼。但也有不少人雖然腳型正常，卻習慣穿較小號的鞋子，或常穿高跟鞋造成體重的壓力偏向腳部前半段，在走路時鞋尖不斷衝撞擠壓而引起。

　　經過治療後，若皮膚繼續受到壓力和摩擦，便會再次形成雞眼。但若想根除雞眼，唯有穿寬鬆合腳的鞋子，或是使用特殊結構的功能鞋墊來減輕腳底所受的壓力。

芳香療法的建議

適用精油：

胡蘿蔔籽、薰衣草、檸檬、萬壽菊、茶樹

建議配方：

－按摩：荷荷芭油10ml＋檸檬3滴＋萬壽菊2滴＋茶樹5滴

－泡腳：茶樹＋醋＋海鹽

(四)、痙攣／抽筋 (Cramp)

痙攣是一條肌肉或一組肌肉不自主的突然收縮，所引起的劇烈疼痛。在某些情況下，肌肉收縮後無法順利回復舒張的狀態，這種情況我們即稱它為『痙攣』。

痙攣的發生有時可能長達十多分鐘，連最勇敢的人碰到這種問題也會痛的大叫。許多人在睡覺時小腿或腳部會抽筋，尤其常見於貧血的年輕女性，起因多出於腳部的血液循環不良；另外經期時會經痛的女性及懷孕的婦女也經常容易發生抽筋的現象。

其他像是肌肉受傷、過度用力、局部循環不良、血液中缺乏鈉離子或其他成份、疲倦、身體過度活動等都容易引起肌肉痙攣，但大多數時候我們都不能很清楚的掌控它真正發生的原因為何。而壓力過大亦可能是元兇之一。

其實，如果能保持雙腳的溫度、適當補充鈣質、鋅、大蒜膠囊、注意保護及勤於按摩也是預防腳抽筋的不二法門。

芳香療法的建議

適用精油：

佛手柑、黑胡椒、洋甘菊、快樂鼠尾草、茴香、天竺葵、牛膝草、杜松莓、薰衣草、馬喬蓮(馬鬱蘭)、迷迭香

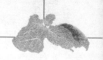

建議配方：

－按摩：荷荷芭油30ml＋迷迭香4滴＋牛膝草2滴＋薰衣草3滴＋
馬喬蓮(馬鬱蘭)4滴

－溫敷：黑胡椒＋薰衣草＋迷迭香(於按摩開始前先以溫和及表層
的按摩來溫熱患部)

(五)、痛風 (Gout)

痛風，是種體內化學物質失衡的病症：當腎臟無法正常地排泄
尿酸，尿酸結晶會累積在關節內，使得關節發炎，因而形成痛風。
痛風最容易發生的部位就是大腳趾頭，它也可能影響到其他關節，
男性又比女性更容易罹患此病。而痛風發作前毫無警訊，一旦發作
起來是會叫苦連天：關節會變得紅、腫、灼熱、痛及發炎。痛風之
所以危險，除了會傷到腎臟外，甚至從耳朵到膝蓋，包括腳部，乃
至全身都可能遭受到它的傷害。

症狀

痛風的臨床徵狀主要首先→無症狀性高尿酸血症→之後急性痛
風發作→反覆痛風發作→尿酸→鹽沉積物或痛風石形成→導致關節
變形→尿路結石→最後腎病變。

成因

真正的成因不明，但體內排出尿酸鹽功能障礙是有遺傳性。

有部份痛風發作是因為服食利尿劑治療高血壓和心臟病的副作
用而引起。

放縱飲食，過多的脂肪及酒精會使尿酸增加及其排除減少。

如何預防

1. 避免進食曾引起發作的食物和飲品。
2. 常備抗作的藥物，一旦發作，立即停服。
3. 因此病患者要少飲酒(最好禁酒)，過胖者要減輕體重。

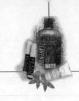
4. 忌食動物的內臟(如豬肝、腰子、豬腦)、海產類(如蝦、蚵仔、鮑魚、沙丁魚)、含酵母類的食物(如發酵乳)、肉湯及香腸等,而多吃蔬菜、水果及主食類食物(如米飯、麵類、米粉)、牛奶製品及蛋類。

5. 養成多喝開水的習慣,可促進尿酸的排泄,同時亦可減少尿路結石形成的機會。

芳香療法的建議

治療方式包括有:冷敷、按摩和改善飲食,其餘須注意的事項和關節炎大同小異,因爲基本上痛風就是急性的局部關節發炎。

適用精油:

當歸根、羅勒(紫蘇)、安息香、黑胡椒、羅馬及德國洋甘菊、尤加利樹、茴香、乳香、薑、杜松莓、薰衣草、綠花白千層、薄荷、迷迭香、萬壽菊、茶樹、百里香(麝香草)、西洋蓍草

建議配方:

—泡澡:薰衣草＋羅馬洋甘菊＋尤加利樹
—按摩 (1):荷荷芭油30ml＋德國洋甘菊6滴＋薰衣草4滴＋薄荷3滴＋尤加利樹2滴
—按摩 (2):荷荷芭油30ml＋薑5滴＋迷迭香8滴＋乳香2滴

(六)、重複性扭傷 (Repetitive Strain Injury, R.S.I)

人類的身體似乎不適合一再重複同樣的動作,『重複性扭傷』就是在長期重複某種動作下所引起的。它是種會讓人疼痛和導致殘廢的病症,最容易受到影響的關節就是腕關節及踝關節。

有些書籍資料將重複性扭傷與腱鞘炎混爲一談,其實,它們是完全不同的病症。因爲腱鞘炎大多發生於腕關節,是種單純的肌腱和外層筋膜的發炎病症,而重複性扭傷卻比腱鞘炎多了肌肉的拉傷及損害。不過,大體上兩者的治療方式是相同的。

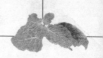

在芳香療法中，所有能抗發炎的精油都有幫助。一旦重複性扭傷露出了第一個徵兆時，請務必立即使用德國洋甘菊精油冷敷，它可以迅速減輕發炎的症狀。初期時冷敷次數越多越好，每天最好在三次以上；再來就是使用有止痛效果的精油來進行溫和的按摩；接下來，就可以利用熱敷與冷敷交替使用來加速患部康復。順著肌腱做深層的按摩或許會感覺疼痛，但是更深入的按摩亦會加速復原效果。除此之外，休息也是必要的治療藥方，千萬不要因為疼痛舒緩而繼續過度工作。因為它將導致症狀越來越嚴重，最後可能引起終身的殘廢。

重複性扭傷的療程會長達數個月之久，因此最好能經常變換精油。而每人出現重複性扭傷的狀況都不盡相同，最好是能詳細檢視個別的生活習慣，特別是工作內容，才能找出最適合每個人的治療方法和解決之道。

<u>芳香療法的建議</u>

適用精油：

羅勒(紫蘇)、德國及羅馬洋甘菊、絲柏、天竺葵、薑、牛膝草、杜松莓、薰衣草、薄荷、馬喬蓮(馬鬱蘭)、刺蕊草(廣藿香)、迷迭香

建議配方：

－冷敷：德國洋甘菊＋迷迭香＋薰衣草

－按摩 (1)：荷荷芭油30ml＋薄荷3滴＋薰衣草7滴＋尤加利樹5滴

－按摩 (2)：荷荷芭油30ml＋馬喬蓮(馬鬱蘭)6滴＋薑3滴＋薰衣草6滴

(七)、肌肉拉傷 (Strain)

肌肉在單一次的強大收縮作用下，或者不正常的肌肉協調、活動，而形成的肌肉受傷情形。依受傷的程度可分為輕度(第一度)、

中度(第二度)與重度(第三度)受傷。肌肉輕度拉傷，肌肉有一小部分的肌纖維斷裂，肌肉出血很少，只有在肌肉用力時或壓患部時，才會引起疼痛，外表並看不出特殊異常。肌肉中度受傷，是指肌肉有相當多的肌纖維斷裂，肌肉明顯出血，可能伴隨有水腫出現，受傷的肌肉肌力減弱，患部外表腫大。肌肉重度拉傷，則是指肌肉的肌纖維全部斷裂，整塊肌肉斷離，最常見的斷裂部位是肌肉與肌腱的交合處。此時肌肉大量出血，斷裂的肌肉縮至兩端點處，而形成凸起一大塊，斷裂的部位則凹陷下去。

原因

體育運動中，經常會由於準備活動不充分、訓練水平不夠、過度疲勞、錯誤動作或注意力不集中等原因造成肌肉拉傷。特別是完成動作時，肌肉主動猛烈地收縮，超過了肌肉本身的負擔能力；又或由於突然被動的過度拉長，超過了肌肉的伸展性，都是造成拉傷的主因。

症狀

1. 會出現局部疼痛、壓痛、腫脹、肌肉緊張、痙攣、功能障礙等現象。
2. 肌肉主動收縮或被動拉長時疼痛感會加重。
3. 嚴重的傷者除以上徵象外，會產生皮下出血，觸摸局部有凹陷及一端異常隆起等現象，這可能是出現了肌肉斷裂。

芳香療法的建議

如果只是輕微酸疼，可以藉熱水浴或芳香療法來減輕症狀。自然界中許多植物都有舒緩肌肉疼痛的作用，如洋甘菊、迷迭香及尤加利樹等，稀釋後直接按摩局部或滴數滴在浴缸中，酸痛就會很快消除。

適用精油

洋甘菊、尤加利樹、薑、薰衣草、肉豆蔻、薄荷、迷迭香

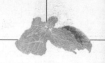

建議配方：

－按摩：薰衣草3滴＋薑2滴＋尤加利樹3滴＋薄荷2滴＋20ml基
　礎油

－冰敷(48小時以內)：洋甘菊＋薰衣草(各2滴)

－熱敷(48小時以後)：薑＋薰衣草(各2滴)

－泡澡：薰衣草＋迷迭香(共8滴)

(八)、肌腱炎 (Tendinitis)

　　肌肉(肌腱)反覆過度的使用之下，造成肌腱連續性的輕度受
傷，使得肌腱產生慢性發炎的現象，稱為慢性肌腱炎。運動攀登的
「高爾夫球肘」，即是指手肘關內上髁處的慢性肌腱炎。

芳香療法的建議

適用精油

　　洋甘菊、尤加利樹、薑、薰衣草、薄荷、迷迭香

建議配方：

－按摩：薰衣草4滴＋薄荷2滴＋迷迭香3滴＋10ml基礎油

(九)、肌腱腱鞘炎 (Tenosynovitis)

　　在手腳的肌腱外圍，皆有含潤滑液之腱鞘包住，具有潤滑肌腱
之作用。慢性的肌腱腱鞘炎起因肌腱長期的反覆過度使用，造成磨
擦性傷害，或是急性的肌腱過度使用未完全治好，而繼續運動而反
覆性發作。由於肌腱的潤滑作用受到限制，因而肌腱在活動時產生
疼痛並發出聲響。攀登人士最常出現在肩關節上，是由於反覆過度
將手臂舉高於頭部。

芳香療法的建議

適用精油

　　洋甘菊、尤加利樹、薑、薰衣草、薄荷、迷迭香

建議配方：

一按摩：薰衣草4滴＋薄荷2滴＋尤加利樹3滴＋10ml基礎油

九、皮膚系統

「自然界中存在著許多的祕密，透過這些祕密會讓我們發現如何去美化自己或者是使自己更美麗動人，當那些祕密來到我的手中，我實在無法加以隱藏，我要將那些祕密所帶來的益處，分享予那些我深深尊敬的女士們。」

尼可拉斯·卡爾培波

皮膚是覆蓋身體表面的重要器官。皮膚覆蓋著人體、防止其枯乾和受到外界的損害。其可說是人體最大的器官，面積大約為一點五平方公尺的範圍。除了幫助保護我們的身體之外，它還有吸收、排泄等功能。此外，它還是頭髮和指甲增生的部位。當皮膚暴露在紫外線下，皮膚中類固醇便會轉變成維他命D(此時還同時會發生皮膚色素的沈澱)；皮膚同時還是觸覺器官，可以感受到觸碰、壓力、疼痛、熱和冷，在維持人體的內部環境穩定上有很重要的作用。

構造

分為表皮和真皮及皮下組織。

1. 表皮層

由未脫落的死細胞組成，含有角蛋白。表皮的底層含有兩種主要的細胞，它們是基底細胞和黑色素細胞。

2. 真皮層

真皮中含有皮脂線可分泌油脂，使皮膚及毛髮柔軟且具有防水作用。另外還有如線一般細的神經，具有感覺疼痛、觸壓、溫度及

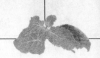

壓力的功用。血管、毛囊、汗腺皆可調節體溫。

(1) 毛囊處於眞皮的較深層，毛髮就從毛囊裡長出。皮脂腺和毛囊連結，它不斷地將皮脂分泌到毛囊中。

(2) 毛囊下部和特殊的平滑肌肉(立毛肌)連結。當人體受到強烈的外來刺激時，如驟冷、恐懼、憤怒時，這些肌肉會作不同程度的收縮。

(3) 汗腺則是獨立的彎曲狀的腺體結構，由眞皮直接開口於表皮表面。主要機能是分泌汗液保持一定的體溫。但是手掌心、腳掌、額頭、腋下等處的汗腺卻和這種功能沒什麼關係，而是隨著情感來做反應的。神經質的人手心總是濕濕的，就是這個緣故。

3. 皮下組織

位於眞皮的下方，它富含脂肪、纖維結締組織、血管和神經線等。

功能

1. 抵抗外來污染物

對人體起著重要的保護作用，能抵禦一些外來污染物和微生物的傷害。它的緻密構造能防止體內水分揮發流失，同時也就能儲存身體的熱能。

2. 減低紫外線傷害

基底細胞透過不斷複製，製造出的新細胞便逐漸向表皮表面推移，取代脫落的死細胞。黑色素細胞分泌出叫黑色素的化學物質，黑色素數量的多少決定皮膚的膚色，它能減少紫外線對皮膚的傷害。

3. 調節體溫

毛髮有保護身體的作用。皮脂腺分泌的皮脂能潤滑毛髮和皮膚。汗液能幫助身體排出多餘的熱量。皮下的微細血管也能由於其

收縮或擴張，調節身體熱量的儲存和釋放。

4. 感覺功能

神經末梢和感受器使皮膚擁有感覺的功能。皮膚的另外一項功能是幫助製造維他命D。

此外，皮膚也可吸收某些特定的物質，主要是一些可溶解於油中的物質，像是芳香精油。

皮膚種類

我們將皮膚大致歸類為以下五種主要的類型：

1. 油性肌膚 (Oily skin)

皮膚之所以會有過多的油脂，就是皮膚下層的皮脂腺分泌量過於旺盛。而皮脂是一種天然的潤滑液，它能使皮膚看來具有光澤，但是過多的油脂分泌會可是會讓人看來面色呈現蠟黃色且泛油光，還有毛細孔粗大的現象。這種膚質通常容易產生黑斑、痤瘡、黑頭粉刺以及遭受細菌感染。此外，尤其是在皮脂腺增生的區域，油脂的分泌最為旺盛：例如鼻下巴和額頭。如果能使用具有減少皮脂分泌、控制細菌生長及減輕皮脂過多功能的精油，將會有不錯的功效。

2. 乾性膚質 (Dry Skin)

這是屬於缺乏油脂分泌的膚質，如果表皮下方的皮脂腺，無法分泌足夠的天然潤滑液和皮脂來保護皮膚免於冷、熱、風和其他環境因素的損害，皮膚就會顯得乾燥。臉部肌膚通常像羊皮紙一樣皺，在自然的環境中也較為脆弱。這種膚質的人在年紀漸長時，將比油性或中性膚質的肌膚更容易衰老、長皺紋。而芳香療法對於此種膚質是採取內外兼顧的措施：1、採用潤膚油脂(酪梨油、甜杏仁油)，2、利用精油溫和刺激皮脂腺的分泌。而規律的按摩將促進微血管的循環，讓更多的血液流到皮膚生長層，促進皮膚的健康，最好還能於膳食中適度的補充脂肪，此時，乾性膚質的情況就會改善很多了。

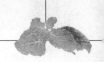

3. 缺水的皮膚 (Dehydrated Skin)

　　當人體缺乏水分時，皮膚容易快速出現皺紋、皮膚下垂，此外皮膚保持體溫的功能還會降低。其和天然油脂分泌不足而形成的『乾性膚質』不同。不過，若是肌膚缺乏油脂也會導致皮膚乾燥，因為表面所形成的皮脂可以幫助維持住皮膚的水分。通常是老年人和長期暴露於極度乾燥氣候中的人較容易產生這種狀況。然而，皮膚缺乏水分和油脂，都和內分泌不平衡有關，因此能調整內分泌的精油，就可以改善這個問題了。輕柔的按摩對於缺水的皮膚也非常有助益，此外還要注意補充水分及補充乳液、盡量避免抽煙及喝酒，這樣才能真正改善膚質。

4. 敏感性膚質 (Sensitive Skin)

　　敏感性膚質的人看起來都特別年輕，甚至可和嬰兒或幼童的肌膚相比。這類皮膚較為脆弱及乾燥，少有粗大毛孔，對於冷及熱特別敏感，經常會引起緊繃感，還會出現又癢又痛的紅斑塊。容易受到化妝品、肥皂和其他物質的影響，也容易被曬傷。任何的摩擦都可能使皮膚變紅。此類型的肌膚按摩必須更加輕柔，最好使用稀釋濃度低於正常肌膚約2%。事實上，敏感型肌膚所適用的精油大體上與寶寶的適用精油非常相似。

5. 成熟肌膚 (Ageing Skin)

　　隨著年紀的增長，身體老化將使細胞分裂減緩，它意味著皮膚的各器官運作功效減低。原本能讓皮膚有豐滿、潤澤及柔軟功效的膠原蛋白質與真皮組織產生變化而使皮膚顏色容易變差、膚質日漸乾燥、出現斑點、臉頰凹陷，甚至靜脈浮凸。適度的按摩可幫助血液循環，但應避免過度用力拉扯以免增加皺紋。頭皮按摩也可刺激整個頭部的血液循環，亦能促進臉部的供養量增加。此類型的肌膚如果能選擇幫助促進細胞再生的精油，就能幫助減緩老化的速度了。

臉部保養用油一覽表	
油性肌膚	安息香、胡蘿蔔籽、洋甘菊、絲柏、乳香、天竺葵、茉莉、杜松莓、薰衣草、檸檬、馬喬蓮 (馬鬱蘭)、柑橘、棕櫚玫瑰 (玫瑰草)、薄荷、苦橙葉、刺蕊草 (廣藿香)、香水樹 (伊蘭)
乾性肌膚	安息香、德國洋甘菊、胡蘿蔔籽、天竺葵、牛膝草、檸檬、棕櫚玫瑰 (玫瑰草)、刺蕊草 (廣藿香)、迷迭香、紫檀木、檀香木
缺水肌膚	胡蘿蔔籽、天竺葵、茉莉、薰衣草
敏感肌膚	德國洋甘菊、胡蘿蔔籽、薰衣草、檸檬、玫瑰、檀香木
問題肌膚	洋甘菊、胡蘿蔔籽、快樂鼠尾草、天竺葵、牛膝草、杜松莓、薰衣草、檸檬、棕櫚玫瑰 (玫瑰草)、刺蕊草 (廣藿香)、檀香木
老化肌膚	胡蘿蔔籽、快樂鼠尾草、天竺葵、薰衣草、檸檬、橙花、柑橘、棕櫚玫瑰 (玫瑰草)、玫瑰、迷迭香、紫檀木、檀香木、紫羅蘭葉
中性肌膚	胡蘿蔔籽、洋甘菊、天竺葵、薰衣草、檸檬、橙花、棕櫚玫瑰 (玫瑰草)、玫瑰、紫檀木、檀香木
混合性肌膚 (油中帶乾)	胡蘿蔔籽、洋甘菊、天竺葵、薰衣草、棕櫚玫瑰 (玫瑰草)、玫瑰、紫檀木、荷蘭芹菜籽 (歐芹)、苦橙葉
混合性肌膚 (乾中帶油)	胡蘿蔔籽、洋甘菊、檸檬、橙花、玫瑰、檀香木
面皰肌膚	快樂鼠尾草、尤加利樹、杜松莓、薰衣草、檸檬、棕櫚玫瑰 (玫瑰草)、刺蕊草 (廣藿香)、苦橙葉、檀香木、紫羅蘭葉

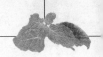

	身體保養用油一覽表
乾性皮膚	安息香、胡蘿蔔籽、德國及羅馬洋甘菊、天竺葵、薰衣草、棕櫚玫瑰 (玫瑰草)、刺蕊草 (廣藿香)、苦橙葉、玫瑰、紫檀木、檀香木
油性皮膚	佛手柑、快樂鼠尾草、絲柏、茉莉、薰衣草、檸檬、橙花、肉豆蔻、柑橘、香水樹 (伊蘭)
中性皮膚	胡蘿蔔籽、羅馬洋甘菊、乳香、天竺葵、茉莉、薰衣草、橙花、棕櫚玫瑰 (玫瑰草)、刺蕊草 (廣藿香)、檀香木、香水樹 (伊蘭)
問題皮膚	快樂鼠尾草、德國及羅馬洋甘菊、天竺葵、薰衣草、沒藥、綠花白千層、百里香 (麝香草)
敏感皮膚	德國洋甘菊、天竺葵、薰衣草

以下就常見的肌膚問題分別探討：

(一)、痤瘡 (粉刺、面皰)(Acne)

痤瘡是常見的皮膚問題之一，它是因為皮脂腺分泌過於旺盛，再加上細菌感染所引起。一般常發生於青春期或更年期(因為荷爾蒙失調引起)，其常見於臉部、胸部與背部。而壓力與焦慮也是痤瘡形成的原因之一，所以在治療痤瘡時，要注重飲食的清淡、適度運動、情緒控制、新鮮的空氣與徹底清潔。

症狀

暗瘡的臨床表現變化很多，有白頭粉刺、黑頭粉刺、丘疹、膿皰、囊腫等。主要為油脂粒狀，通常分佈於面部 T 字位及下巴位置。

成因

暗瘡屬皮膚病一種，它是由於油脂分泌過盛，導致毛孔閉塞，

形成黑頭，當部份黑頭受到細菌感染時便會含膿，從而產生暗瘡。
而造成油脂分泌過盛的原因，包括：

1. 青春期荷爾蒙分泌比正常增加：女性經期或懷孕期間的荷爾蒙轉變。
2. 工作壓力或情緒緊張：空氣中的油煙、焦油及雜酚油類。
3. 過分油膩的化妝品或護膚品也會導致毛孔閉塞形成暗瘡。
4. 遺傳、內分泌失調及皮膚不潔。

暗瘡小常識

(1) 黑頭粉刺

　　當油脂腺分泌過多油脂，堵塞住毛細孔，然後接觸到空氣，產生氧化作用後堆積在毛孔開口和黑色混合物時，即形成黑頭粉刺。黑頭粉刺較容易出現在前額、鼻頭和下巴，由其是油性皮膚的人。不過它是屬於較好處理的皮膚問題，只要每天細心的清理皮膚，一週做一次去角質、敷臉和利用儀器導出溶解阻塞的油脂，情況就會慢慢改善了。千萬不要用手去擠壓黑頭粉刺，免得造成皮膚感染細菌，造成另外的皮膚問題。

(2) 暗瘡疤痕

　　疤痕是一種特別的組織增長，在傷口癒合過程中，由於纖維芽細胞數量減少，微血管系統的緻密亦減少，所以肉芽組織電逐漸爲纖維組織所取代，當纖維組織增多後便形成了疤痕。疤痕有一般的外傷疤痕和暗瘡疤痕二種。暗瘡疤痕又分爲三種：凹洞，痘疤和突起疤痕。

1. 凹洞：大而深，皮膚有如被冰鑿子或他種尖銳物所刺過。這是因爲暗瘡很深，毀壞毛囊感染到皮膚表面而引起。
2. 痘疤：呈鋸齒狀，由於暗瘡囊腫毀壞了皮膚，形成疤痕組織，這疤痕有輕微的下陷或凹陷的表面。

3. 突起疤痕：當數個大的暗瘡囊腫叢生在一起，形成疤痕組織，產生成塊狀的，大量凸起的組織在皮膚表面。

芳香療法的建議

　　精油對於痤瘡的治療非常有效。您可在皮膚上塗抹精油以治療發炎和減少皮脂分泌；適當的按摩可以刺激循環，幫助身體排出有毒物質。許多精油都可用於治療痤瘡，但是在使用的過程中，必須隨著痤瘡症狀的變化來更換精油的種類。

　　用精油治療痤瘡的過程可能需須要持續幾個星期，甚至好幾個月才會看出成效，尤其必須謹慎使用各類精油，並且尋求正確的治療資訊，才能達到您所想要的功效。

適用精油：

　　佛手柑、胡蘿蔔籽、快樂鼠尾草、洋甘菊、尤加利樹、天竺葵、杜松莓、薰衣草、檸檬、沒藥、橙花、柑橘、棕櫚玫瑰(玫瑰草)、刺蕊草(廣藿香)、苦橙葉、薄荷、玫瑰、迷迭香、茶樹、百里香(麝香草)、紫羅蘭葉、西洋蓍草

建議配方：

－蒸臉：薰衣草＋洋甘菊＋茶樹(各一滴，每週3-4次)

－護膚油：30ml葡萄籽油＋玫瑰5滴＋棕櫚玫瑰(玫瑰草)5滴＋羅馬洋甘菊3滴＋沒藥3滴

－護膚油 (2)：30ml甜杏仁油＋佛手柑3滴＋薰衣草5滴＋天竺葵5滴＋尤加利樹2滴

－淡化疤痕：30ml葡萄籽油＋小麥胚芽油5滴＋薰衣草8滴＋橙花6滴＋玫瑰4滴

(二)、足癬 (香港腳)(Athelete's Foot)

　　足癬就是我們俗稱的香港腳・香港腳(足癬)是指腳被黴菌感染的意思。我們生活中，充斥著各式各樣的黴菌，讓麵包發"霉"的是黴菌，讓我們得香港腳的也是一種黴菌。香港腳在濕熱的台灣是

十分常見的皮膚病，每個人一生大概至少會得個一次；更有許多人會一輩子為它所惱。

感染分為急性期及慢性期。Ａ、急性期：通常在春、夏季時足底會長水泡，水泡長出之處會很癢，戳破後流湯、甚至潰爛，可能併發細菌感染，而發生蜂窩組織炎。Ｂ、慢性期：不太會癢，通常以足底皮膚角質化、變厚、脫屑或只有趾縫破皮等症狀，常常被忽視，以為只有足部乾燥而已，因慢性感染時間很久後，趾甲會感染而成灰趾甲，治療起來就更棘手。

症狀

1. 腳指間的皮膚會脫皮、裂開和起鱗屑
2. 腳底或兩旁會有紅斑、鱗屑、水泡，嚴重的可引致傷口和潰瘍。
3. 皮膚搔癢、甚至疼痛
4. 指甲感染
   －指甲真菌病，俗稱灰指甲(Onychomycosis)：腳指甲成白色或黃色甚至變厚，可能有鱗屑和變碎；嚴重可引致指甲脫落
   －指甲很難修剪，而且容易凹陷
   －通常很難根治

芳香療法的建議

適用精油：

快樂鼠尾草、絲柏、薰衣草、檸檬、萬壽菊、茶樹、麝香草(百里香)

建議配方：

－浸泡：1杯鹽＋5滴茶樹
－塗抹：茶樹5滴＋檸檬1滴＋葡萄籽油5ml

(三)、蜂窩組織 (Cellulite)

　　　蜂窩組織是因為荷爾蒙變化所引起的，其必然出現的特徵是雌

激素增加，使得體內組織的水分淤積不散，皮下脂肪細胞逐漸增厚，囤積了許多膠原纖維，因而無法順利通透出細胞外。而肥胖細胞夾雜著水分，用手捏起皮膚會出現『蜂窩』的外觀，摸起來不平順而有疙瘩的感覺。我們人體的大腿外側，是最常出現蜂窩組織炎的部位，有時還可能會蔓延到臀部，其同時也可能會出現在腹部、手臂，甚至是頸部。

而從事長坐工作的女性(像是上班族)，特別容易罹患這種疾病，而這也可能是身體中毒素堆積的象徵，也是淋巴系統工作遲緩、排毒效率降低的症狀。能幫助改善蜂窩組織炎的精油必須具備有解毒、刺激淋巴系統、平衡荷爾蒙和利尿的功能，才能徹底解決問題。

其他會引起蜂窩組織的因素尚有神經性病症、壓力、失眠與姿勢不良。服用避孕丸、服藥過多與吸菸也可能引起蜂窩組織，吸菸尤其會破壞維生素C與生物類黃酮的組織(此二元素是構成膠原蛋白的必要成份)，尼古丁亦會干擾循環，使細胞的交換速率驟減。

對付蜂窩組織的重點為：1、摩擦皮膚以促進血液循環。2、針對蜂窩組織發生的部位運動。3、每天按摩整個身體。4、芳香精油泡澡，藉由滲透的作用打散脂肪的堆積物。5、深呼吸以促進身體毒素排除。6、放鬆身心的壓力。其實，唯有持續的努力與恆心才能徹底的消除蜂窩組織。

適用精油：
羅勒(紫蘇)、黑胡椒、雪松、絲柏、茴香、天竺葵、葡萄柚、杜松莓、薰衣草、檸檬、檸檬草、萊姆、馬喬蓮(馬鬱蘭)、柑橘、刺蕊草(廣藿香)、苦橙葉、迷迭香、百里香(麝香草)

建議配方：
－泡澡 (1)：百里香(麝香草)＋檸檬＋薰衣草

(2)：迷迭香＋杜松莓＋薰衣草

—按摩 (1)：荷荷芭油30ml羅勒(紫蘇)4滴＋葡萄柚4滴＋馬喬蓮(馬鬱蘭)2滴

—按摩 (2)：荷荷芭油30ml絲柏4滴＋薰衣草4滴＋檸檬2滴

—按摩 (3)：荷荷芭油30ml＋天竺葵2滴＋迷迭香2滴＋杜松莓3滴＋葡萄柚4滴

—按摩 (4)：荷荷芭油30ml＋茴香3滴＋檸檬2滴＋葡萄柚2滴＋杜松莓3滴

(四)、刀傷與創傷 (Cut and Wounds)

大多數的刀傷與創傷並不需要繁複的醫療處理，除非傷口較深、大量流血或是受到感染或生銹的物品所傷之下才應立即就醫處理。

精油的功用能幫助傷口消毒及減少再度感染的機會，而同時也能刺激新皮膚的細胞再生，促進傷口痊癒。大部分的精油都有抗菌的功用，因此任何精油都有益於傷口的治療。但是有一點須要注意：精油與人體接觸可能引起皮膚損傷或過敏反應，還是應該要選擇具有促進傷口癒合及止痛能力功效的精油才能發揮其真正的功用。

適用精油：

安息香、佛手柑、快樂鼠尾草、洋甘菊、尤加利樹、天竺葵、牛膝草、杜松莓、薰衣草、沒藥、玫瑰、棕櫚玫瑰(玫瑰草)、迷迭香、茶樹

建議配方：

—清洗傷口：水＋尤加利樹＋茶樹＋天竺葵(由內向外，每次都須使用乾淨的棉花)

—傷口塗抹：茶樹或薰衣草單點1-2滴(必須是純的精油才能如此使用)

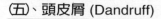

(五)、頭皮屑 (Dandruff)

　　頭皮屑是常見的皮膚問題，其為頭皮上死亡皮膚的鱗片掉落所致。頭皮的皮脂腺分泌過於旺盛、油性皮膚的人最容易發生頭皮屑的問題。頭皮屑的問題與禿頭的問題相當，可能由於情緒低落、荷爾蒙不平衡、飲食習慣不良、頭髮過度使用化學藥劑因而過敏有關。請注意，有頭皮屑困擾的人最好使用最溫和的洗髮精及儘可能讓頭髮自然風乾，同時搭配精油使用，這樣才能將頭皮屑的問題降到最低。

適用精油：

　　羅勒(紫蘇)、快樂鼠尾草、絲柏、尤加利樹、天竺葵、薰衣草、檸檬、萊姆、迷迭香、檀香木、茶樹、百里香(麝香草)、香水樹(伊蘭)

建議配方：

－洗髮：無香料洗髮精＋迷迭香2滴＋快樂鼠尾草1滴

－頭皮按摩：荷荷芭油15ml＋夜櫻草油15ml＋絲柏3滴＋迷迭香　5滴

(六)、溼疹 (Eczema)

　　溼疹的形態有數種，但是都與發炎、腫脹、發疹及發癢脫不了關係。而每個溼疹病例，幾乎都與壓力有關係，所以在治療溼疹的同時，一定也要減輕溼疹患者的壓力問題。而有些溼疹是因為過敏所引起的，患者的過敏症狀有可能是接觸過敏物所引發；可能引起過敏的物質有：肥皂、化妝品、清潔劑或化學藥劑等。此外，患者也可能對一種或多種食物過敏，如果自己找不出來，不妨尋求慢性過敏治療師的協助來篩選出引發原因。

　　有時候，當人體試圖將體內堆積的有毒物質經由皮膚排出時，也可能會引發溼疹，特別是營養不良或是經常攝取食品添加劑的

人，特別容易出現這類溼疹。剛開始在使用芳香精油治療溼疹時，溼疹的症狀可能會突然加劇，此時請不要懷疑或擔心，因爲這是身體正在排除毒素的正常現象。患者必須保持信心且持續加以治療，直到症狀好轉爲止。

適用精油：

　　佛手柑、安息香、雪松、快樂鼠尾草、德國洋甘菊、天竺葵、杜松莓、薰衣草、香蜂草、橙花、柑橘、玫瑰、檀香木、茶樹、西洋蓍草

建議配方：

－塗抹：荷荷芭油30ml＋德國洋甘菊4滴＋薰衣草5滴＋天竺葵6滴

－泡澡：杜松莓＋德國洋甘菊＋茶樹

(七)、狐臭 (Hircismus)

　　根據現代醫學而言，狐臭並非一種病症，只是一種生理現象。一般而言，汗腺有兩種，一種是外分泌腺又名小汗腺分佈於全身，分泌99%的水份和0.5%的鹽份；另一種爲頂漿腺又名大汗腺座落於皮膚眞皮層，開口於體毛根部，只分佈在腋下或陰部和眉毛，會分泌較濃稠的液體，含有油脂、蛋白質及鐵份，再經由腋毛上的細菌分解分泌物，形成臭味。有時女性會比男性活躍，而且會隨著經期有週期性變化，在月經前分泌最多，月經期間最低，停經後這種腺體會停止分泌。假若這些漿液內的成份受到外界細菌的分解，便會產生具有特殊臭味的液體。情緒也會讓頂漿腺活躍。如急躁、困難的工作、緊張都容易產生異味。

特徵

1. 汗腺部份發出異味，尤其腋下。

2. 狐臭帶酸

3. 嚴重者所發出的惡臭，尤如發了霉肉類的味道

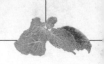

芳香療法的建議

　　腋毛容易繁殖細菌，女性在夏天可以剃掉腋毛，男性可以把腋毛剪短至1公分。如果您很容易分泌帶有不悅體味的汗液，我們建議您能在睡前塗抹止汗配方，因為睡前腋下的水分較少，而且身體平躺易於止汗劑的吸收。

適用精油：

　　快樂鼠尾草、絲柏、尤加利樹、檸檬、薄荷、迷迭香、茶樹、麝香草(百里香)

建議配方：

－塗抹：荷荷芭油30ml＋快樂鼠尾草4滴＋檸檬5滴＋絲柏6滴

(八)、皮膚發癢 (Itchy Skin)

　　皮膚發癢、出現紅斑，通常是過敏反應造成的，引起過敏反應，可能是食物或藥物、昆蟲咬傷或是皮膚接觸到異物，其他全身性的疾病也可以引起皮膚發癢、紅斑。

症狀

1. 皮膚發癢、紅斑，可見昆蟲咬過痕跡，常常是昆蟲咬傷直接引起。
2. 服用某藥物或食物後有發癢、紅斑，可能是食物藥物過敏。
3. 肝功能異常，皮膚黃染伴發癢，可能是膽管阻塞或其它病因所致的黃疸病。
4. 全身發癢，身上淋巴結腫大，皮膚紅斑，可能是白血病。
5. 腎功能異常，全身浮腫伴發癢，可能是尿毒症。

日常保養

1. 貼身衣物選擇棉質吸汗透氣的為佳，以免產生接觸摩擦造成皮膚發癢。
2. 洗澡時，使用與體溫相仿的水溫(不超過40度)。
3. 若是皮膚已出現乾癢，切記不可去抓，以免越抓越癢，可用非處

方的、溫和、保濕霜劑，或是用局部冷敷也可以改善皮膚發癢的情形。

芳香療法的建議

適用精油：

當歸根、洋甘菊、尤加利樹、薰衣草、萬壽菊、西洋蓍草

建議配方：

—全身擦拭 (1)：基礎按摩精華液100ml＋薰衣草10滴＋德國洋甘菊10滴(每日兩次)

—全身擦拭 (2)：荷荷芭油20ml＋夜櫻草油10ml＋德國洋甘菊10滴＋西洋蓍草2滴＋萬壽菊2滴

—冷水泡浴或是冷敷：德國洋甘菊＋薰衣草(各三滴)

(九)、灰指甲 (Leuconychia)

醫學上稱爲甲癬，通常是長期感染香港腳，黴菌最後也把趾甲感染，所以灰指甲比較常見於腳趾甲，但也有灰指甲沒有感染香港腳的。手指的灰指甲常見於長期接觸水的工作者，如廚師。若患上灰指甲而不加治療，可導致指甲變形、外觀不雅；黴菌可能蔓延擴散，造成身體其他部位感染；傳染給家人、朋友；疼痛、手腳活動性變差；引發二度細菌感染，造成治療更加困難。

症狀

1. 指甲變色、混濁，呈現白、黃或黑褐色，而且失去光澤。
2. 指甲變厚、變形、脆弱易碎、粗糙、落屑，嚴重者甚至造成整個指甲剝落。

原因

1. 免疫系統欠佳。
2. 經常接觸水：如餐飲業、美髮業、洗車業。

3. 傷口，容易形成黴菌的侵入。

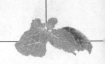

4. 清潔、衛生習慣不佳。

5. 如果身體其他地方有黴菌感染，也可能因擴散而傳染。

芳香療法的建議

適用精油：

　　尤加利樹、薰衣草、沒藥、茶樹、刺蕊草(廣藿香)、麝香草(百里香)、綠花白千層

建議配方：

－按摩：荷荷芭油20ml＋茶樹8滴＋薰衣草8滴＋刺蕊草2滴(每日三次，將由擦到指甲根的部味，把油全部按摩進去)

(十)、牛皮癬 (Psoriasis)

　　我們人體皮膚表層的細胞是由死細胞所組成的，真皮層的活細胞會不斷向上推擠，逐步取代每天脫落的死細胞。罹患牛皮癬的人，其下層活細胞生長的速度要比表層死細胞脫落的速度快得多，因此皮膚會出現發紅和增厚、結痂的情形。嚴重的患者可能全身都出現鱗狀剝落的皮膚。

　　牛皮癬患者所感受到的壓力也關係著其本身病情的好壞。雖然其症狀難以治療，但是藉著芳香精油的運用卻能予以舒緩。

芳香療法的建議

適用精油：

　　安息香、洋甘菊、薰衣草、檸檬、馬喬蓮(馬鬱蘭)、百里香(麝香草)

建議配方：

－塗抹：小麥胚芽油5滴＋荷荷芭油10ml＋安息香5滴

(十一)、妊娠紋 (Stretch Marks)

　　妊娠紋是懷孕婦女最討厭的東西，常常長在肚子左右兩側，有

人長滿整個腹部和大腿，甚至長到手臂和乳房上。約百分之五十到九十的懷孕婦女到後期會長出妊娠紋，顏色則從亮亮的粉紅色到紫色都有。在醫學上稱妊娠紋為『擴張性條紋』，它其實不是孕婦的專利，有40%青春期的少年和85%肥胖者，不論男女都會有妊娠紋產生的現象。

妊娠紋的嚴重程度也會因人而異。早期形成的條紋是淡粉紅色是平的，逐漸成熟後，條紋會變長、變寬，並轉為紫紅色。經過幾個月或是幾年後下來，它會慢慢變淡，成為萎縮不明顯的銀白色條紋，但也會有人留下永久的痕跡。

種類

1. 妊娠紋

懷孕時因為肌膚表皮擴張，而在皮膚表面產生難看的紋路，而妊娠紋則多發生在胸部、增大的肚皮與大腿部位，因此對於孕婦來說妊娠紋可是懷孕過程中最大的夢魘。

2. 肥胖紋

除了妊娠紋之外，不論男女老少都有可能出現的就是肥胖紋。不論是身材肥胖的人或因減肥而瘦下來的人，在肥胖的部分都有可能產生肥胖紋。

肥胖紋多是因為體重突然增加或減少所致，大部份會出現在肩膀、喉部、腹部、臀部、及大腿；過胖的青少年則是因為腎上腺分泌過盛所致。

3. 成長紋

常發生在健康的男、女身上或是出現在青春期快速成長的青少年身上，青春期的孩童亦常會發生在臀部、後腰及大腿。

如何避免

1. 飲食上避免攝取過多的甜食及油炸物，宜攝取均衡的營養，以改

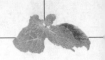

善皮膚的膚質，並且幫助皮膚顯得比較有彈性。

2. 適度的按摩肌膚。

芳香療法的建議

凡是妊娠紋可能出現的地方：上腹、下腹、大腿、臀部、乳房兩側，都要用按摩油按摩。每天使用可以預防兼保養肌膚。

適用精油：

洋甘菊、薰衣草、桔子、橙花、玫瑰

建議配方：

－按摩：夜櫻草油10ml＋荷荷芭油10ml＋薰衣草5滴＋橙花3滴＋桔子2滴

(十二)、曬傷 (Sunburn)

陽光對於健康的影響是非常大的，特別是皮膚只有在陽光的照射下才能製造維生素D。但是如果過度曝曬於陽光紫外線下則容易曬傷及引起皮膚炎。而且由於地球外層的臭氧層已逐漸變薄，它同時將使得人們因照射陽光而罹患皮膚癌的機率大增。因此，唯有避免曬傷才是預防皮膚癌的最佳策略。如果已經曬傷，就要和一般處理燒燙傷的程序相同。

芳香療法的建議

適用精油：

洋甘菊、天竺葵、薰衣草

建議配方：

－泡澡：薰衣草或洋甘菊

－護膚油：甜杏仁油30ml＋薰衣草5滴＋天竺葵3滴＋洋甘菊2滴

(十三)、皺紋 (Wrinkles)

年輕肌膚與老化肌膚最大的分別就在於細胞的再生能力。隨著

我們年紀的增長，肌膚細胞的再生能力越來越弱，皮膚內層的結締組織會逐漸地失去彈性，因而產生皺紋。當我們年輕時，不管是微笑、皺眉或是擠眉弄眼後，皮膚會迅速地恢復原狀。但當我們的組織逐漸老化後，皮膚就不易復原因而就容易出現皺紋了。

芳香精油有促進細胞再生能力的特性，其中所含有的養分及蛋白質能夠維持膠原質的彈性，幫助刺激血液循環，促進皮膚緊實，使肌膚看來更年輕。如果能夠經常使用精油進行芳香按摩的話，就能幫助減少皺紋。不過，所謂「預防重於治療」，唯有在皺紋出現前就開始使用才能獲得最大的功效。

芳香療法的建議

適用精油：

胡蘿蔔籽、德國洋甘菊、快樂鼠尾草、茴香、乳香、天竺葵、牛膝草、茉莉、薰衣草、檸檬、萊姆、沒藥、橙花、柑橘、刺蕊草(廣藿香)、棕櫚玫瑰(玫瑰草)、玫瑰、迷迭香、百里香(麝香草)、紫羅蘭葉、西洋蓍草

建議配方：（以按摩油的方式來使用）

1. 20～30歲：核桃仁油30ml＋橙花5＋薰衣草4滴＋茴香3滴＋天竺葵4滴
2. 30～40歲：荷荷芭油30ml＋棕櫚玫瑰(玫瑰草)5滴＋玫瑰4滴＋刺蕊草(廣藿香)1滴＋茴香3滴＋快樂鼠尾草4滴
3. 40～50歲：荷荷芭油25ml＋夜櫻草油5ml＋橙花5滴＋乳香3滴＋茴香2滴＋薰衣草5滴＋檸檬2滴
4. 50歲以上：荷荷芭油20ml＋夜櫻草油10ml＋紫羅蘭葉3滴＋玫瑰3滴＋橙花5滴＋紫檀木4滴＋薰衣草3滴

第5章

精油小百科

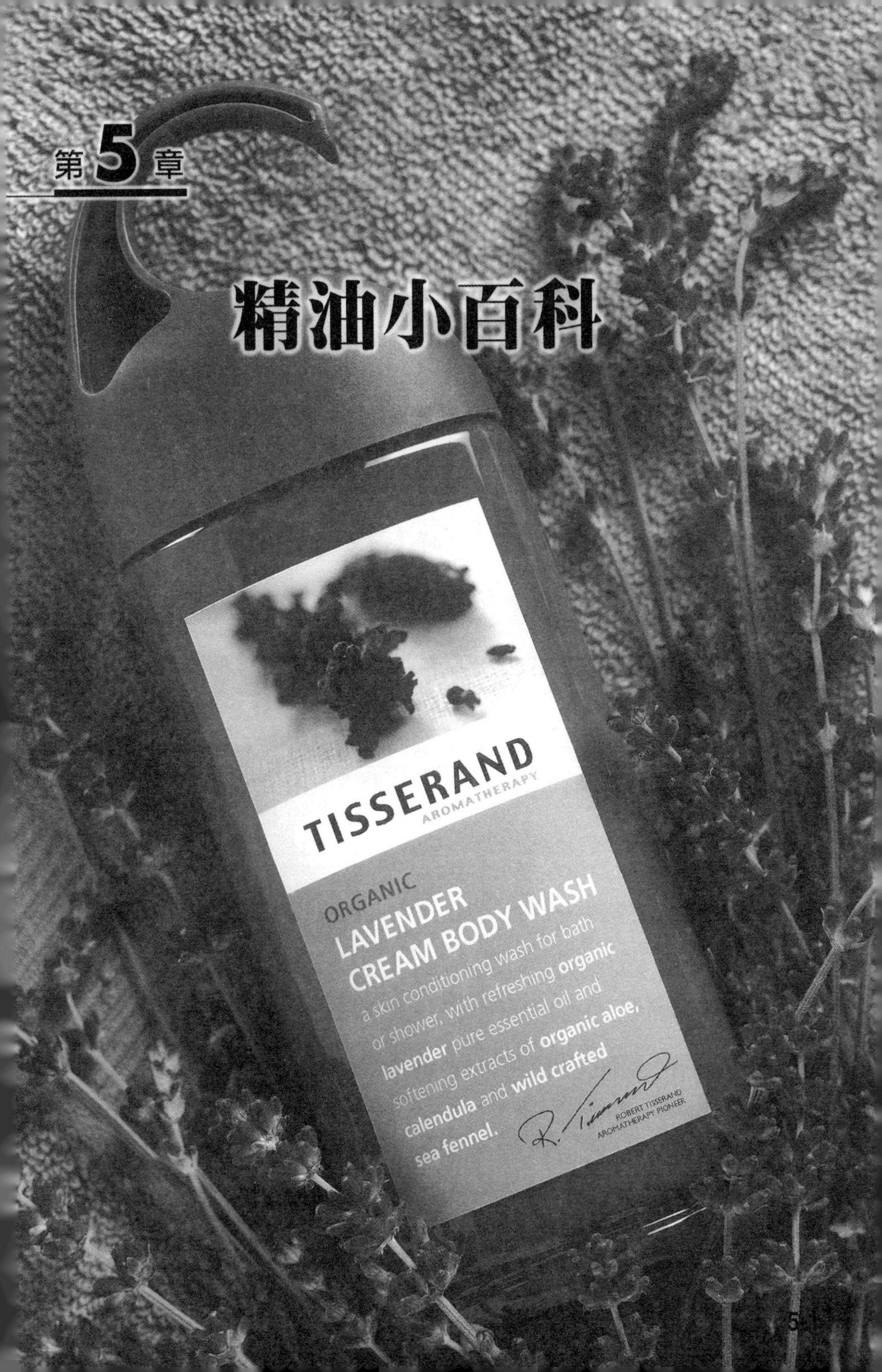
TISSERAND
AROMATHERAPY
ORGANIC
LAVENDER
CREAM BODY WASH
a skin conditioning wash for bath or shower, with refreshing organic lavender pure essential oil and softening extracts of organic aloe, calendula and wild crafted sea fennel.
ROBERT TISSERAND
AROMATHERAPY PIONEER

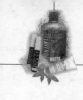

當歸根 Angelica root

拉丁學名	Angelica archangelica(當歸屬)
科　別	繖形科 Apiaceae (=Umbelliferae)
萃取部位／植物種類	根／藥草
精油萃取量	0.5%
產　地	比利時、荷蘭、德國
化學族群／結構	萜烯 (Terpene)／醇類、內酯、萜烯
類比音符	低音
萃取方法	蒸餾
使用注意事項	會有光毒反應，如果使用濃度超過0.8%，在使用後的12個小時內，避免暴露在紫外線。懷孕期間及糖尿病患者避免使用。
氣味描述	微微的辣味，藥草香，略帶麝香味
調油參考指標	1
生理層面的屬性／特性	－抗痙攣 (Antispasmodic) －抗毒 (Antitoxic) －催情 (Aphrodisiac) －祛腸胃脹氣 (Carminative) －利尿 (Diuretic) －通經 (Emmenagogue)

一化痰 (Expectorant)

　　一利肝 (Hepatic)

　　一調理脾臟 (Splenetic)

　　一健胃 (Stomachic)

　　一促進排汗 (Sudorific)

適用的症狀

1. 神經系統——能迅速止痛(包括頭痛、牙痛或偏頭痛)
2. 呼吸系統——慢性支氣管炎、祛痰、感冒發燒
3. 消化系統——腹部絞痛、疝氣、急躁性腸胃症 (IBS)、消化不良及脹氣等
4. 免疫系統——賦予淋巴活力、藉排汗加速淨化作用。亦能中和蛇毒
5. 泌尿、生殖系統——利尿、泌尿系統的抗菌，男女不孕、控制尿酸，通經、月經不規則等刺激

心理層面的屬性／特性

刺激腎上腺素有助於振奮精神

適用的症狀

神經系統的強心劑，能迅速消除因壓力所造成的腸胃相關問題，消除冷漠、對事物缺乏興趣、心理倦怠等，能帶來平衡的感覺，使疲憊的心靈和搖擺不定的情緒重現生機

皮膚應用

具消炎功能，對各種皮膚問題都有幫助，在處理黴菌寄生問題方面亦有功效

適合調配精油

羅勒(紫蘇)、洋甘菊、天竺葵、葡萄柚、薰衣草、檸檬、桔子

建議配方

1. 呼吸系統

   －感冒咳嗽：當歸根＋尤加利樹＋綠花白千層(可泡澡或稀釋按摩呼吸道)

2. 消化系統

   －食慾不振：當歸根＋佛手柑(薰香或按摩)。

3. 內分泌、生殖／泌尿系統

   －子宮調節：當歸根＋橙花＋天竺葵

4. 皮膚系統

   －皮膚潰瘍：當歸根＋尤加利樹＋橙花

5. 心靈層次

   －心靈提升：檸檬＋香水樹＋當歸根

羅勒 (紫蘇) Basil

拉丁學名	Ocimum basilicum(羅勒屬)
科　　別	唇形科 Lamiaceae(=Libiatae)
萃取部位 / 植物種類	花朵、樹葉 / 藥草
精油萃取量	0.9%
產　　地	義大利
化學族群 / 結構	醇類、酯類、酮類、酚類、萜烯
類比音符	高音
萃取方法	蒸餾
使用注意事項	使用過度可能會引起痲痹、懷孕期間勿用
氣味描述	非常清甜，略帶香料味
調油參考指標	7
生理層面的屬性 / 特性	－止痛 (Analgesic) －抗菌、防腐 (Antiseptic) －抗痙攣 (Antispasmodic) －抗鼻黏膜炎 (Anti-catarrhal) －抗病毒 (Antiviral) －抗蛇毒(中和毒素)(Antivenomous) －殺菌 (Bactericide) －袪腸胃脹氣 (Carminative)

5

—通經劑 (Emmenagogue)

—化痰劑 (Expectorant)

—促進乳汁分泌 (Galactogogue)

—利神經 (Nervine)

—健胃 (Stomachic)

—促進排汗 (Sudorific)

—滋補 (Tonic)

—袪蟯蟲 (Vermifuge)

適用的症狀

1. 神經系統——頭痛、偏頭痛、耳痛、痛風及肌肉疼痛

2. 呼吸系統——氣喘、鼻竇充血、支氣管炎、通經、袪痰、流行性感冒、百日咳

3. 消化系統——嘔吐、胃痙攣、腹部絞痛、消化不良、脹氣、淨化腸及腎

4. 循環系統——發汗、強身、退熱

5. 免疫系統——可應用於黃蜂及昆蟲咬傷

6. 生殖／泌尿系統——作用似雌激素，利於月經方面問題(例如經血過少、乳房滿脹)，降低尿酸

7. 皮膚系統——下垂、阻塞的肌膚，有緊實、更新及清爽的功效，也可控制粉刺

心理層面的屬性／特性

激勵

促進腎上腺素有助於振奮精神

適用的症狀

抗憂鬱、神經緊張、失眠、精神疲乏、歇斯底里

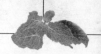

適合調配精油	佛手柑、黑胡椒、快樂鼠尾草、天竺葵、牛膝草、薰衣草、馬鬱蘭(馬喬蓮)、香蜂草、橙花、檀香木
建議配方	1. 神經系統

1. 神經系統
    －神經疲勞、壓力：馬鬱蘭(馬喬蓮)＋羅勒(紫蘇)(全身按摩)
    －偏頭痛：羅勒(紫蘇)＋熱水(吸入法，一天2-3次)
2. 呼吸系統
    －支氣管炎：羅勒(紫蘇)＋馬鬱蘭(馬喬蓮)＋薄荷
3. 消化系統
    －消化不良：羅勒(紫蘇)＋洋甘菊＋薄荷
4. 循環系統
    －發燒：羅勒(紫蘇)＋迷迭香＋綠花白千層
5. 生殖／泌尿系統
    －更年期：按摩／羅勒(紫蘇)與20ml葡萄籽油抹於腹部及太陽神經叢泡澡／羅勒(紫蘇)＋玫瑰＋柑橘
6. 肌肉／關節系統
    －肌肉酸痛：羅勒(紫蘇)＋黑胡椒＋薰衣草
7. 皮膚系統
    －粉刺：羅勒(紫蘇)＋薰衣草＋橙花
8. 心靈層次
    － 集中精神：羅勒(紫蘇)＋迷迭香

5

5-7

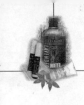

安息香樹 Benzoin

拉丁學名	Styrax benzoin(安息香屬)
科　　別	安息香科 Styraceae
萃取部位／植物種類	樹脂／樹
精油萃取量	20公尺的樹萃取出0.5公升的香脂
產　　地	泰國
化學族群／結構	酸類、醛類、酯類
類比音符	低音
萃取方式	溶劑萃取法
使用注意事項	須集中注意力時避免使用，容易引起昏睡感
氣味描述	甜味，似香草
調油參考指標	1
生理層面的屬性／特性	－收斂 (Astringent) －除臭 (Deodorant) －利尿 (Diuretic) －化痰劑 (Expectorant) －局部刺激循環 (Topical circulation stimulant) －治創傷 (Vulnerary)

適用的症狀

1. 神經系統——止痛、關節炎、疼痛、痛風
2. 呼吸系統——祛風、氣喘、支氣管炎、祛痰、咳嗽感冒、喉嚨痛、喉炎、口腔潰瘍
3. 消化系統——祛風、絞痛、強化胰臟幫助消化
4. 心臟血管循環系統——溫暖心臟及循環系統
5. 內分泌、生殖 / 泌尿系統——膀胱炎、早洩、白帶
6. 皮膚系統——對於龜裂、乾燥及小疹子特別有用，幫助恢復彈性，手部、腳部皮膚龜裂及凍瘡

心理層面的屬性 / 特性　鎮靜、興奮

適用的症狀　神經緊張、失眠、精神疲乏、安撫悲傷、寂寞和沮喪的情緒，消除憂鬱

適合調配精油　佛手柑、胡荽、絲柏、乳香、杜松莓、薰衣草、檸檬、沒藥、柑橘、苦橙、玫瑰、檀香木

建議配方

1. 神經系統
　　－關節炎：安息香＋薰衣草＋沒藥
2. 呼吸系統
　　－鼻黏膜炎：白天 / 安息香＋尤加利樹(熱水吸入法)
　　－晚上 / 安息香＋尤加利樹(稀釋按

摩)

3. 消化系統

－腸胃脹氣：安息香＋佛手柑＋杜松莓

4. 內分泌、生殖／泌尿系統

－白帶：安息香＋茶樹＋佛手柑(臀浴)

5. 皮膚系統

－頭皮乾癬：安息香＋茶樹保溼洗髮精

－皮膚問題(凍傷、褥瘡、創傷、灼傷及潰瘍)

－安息香稀釋後抹於患部

－淡斑：安息香＋檸檬＋甜杏仁油

5. 心靈層次

－沮喪、寂寞：安息香＋檸檬＋玫瑰

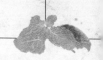

佛手柑　Bergamot

拉丁學名	Citrus bergamia(柑橘屬)
科　別	芸香科 Rutaceae
萃取部位／植物種類	果皮／樹
精油萃取量	0.3%
產　地	義大利
化學族群／結構	萜烯 (Terpene)／醇類、酯類、萜烯
類比音符	高音
萃取方法	壓榨法
使用注意事項	會有光毒反應，如果使用濃度超過0.4%，在使用後的12個小時內，避免暴露在紫外線
氣味描述	新鮮、香瓜味，有點類似橙和檸檬的味道
調油參考指標	12
生理層面的屬性／特性	－止痛 (Analgesic) －抗菌、防腐 (Antiseptic) －抗痙攣 (Antispasmodic) －幫助結痂 (Cicatrisant) －促進細胞再生 (Cytophylactic) －除臭 (Deodorant)

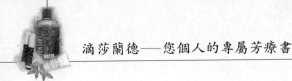

─促進消化 (Digestive)

─退燒 (Febrifuge)

─刺激免疫系統 (Immune Stimulant)

─殺蟲 (Insecticide)

─除寄生蟲 (Parasiticide)

─健胃 (Stomachic)

─滋補 (Tonic)

─祛蠕蟲 (Vermifuge)

─治創傷 (Vulnerary)

適用的症狀

1. 呼吸系統──扁桃腺炎、咽炎、支氣管炎、肺結核
2. 消化系統──腹部絞痛、消化不良、脹氣、食慾不振、腸內抗菌、膽結石
3. 循環系統──靜脈曲張
4. 免疫系統──癌症、免疫系統失調
5. 生殖泌尿系統──調節子宮機能、感染、陰道炎
6. 皮膚系統──對油性肌膚特別有用，尤其是與壓力有關的狀況，例如溼疹、乾癬、皮膚病、牛皮癬、疥癬、唇部疱疹、水痘、帶狀疱疹、單純性疱疹

心理層面的屬性／特性

陶醉感
調節作用

適用的症狀

憂鬱或焦慮、情緒起伏、睡眠問題、做惡夢、因壓力所造成的皮膚相關問題

適合調配精油	洋甘菊、胡荽、絲柏、尤加利樹、天竺葵、杜松莓、茉莉、薰衣草、檸檬、馬鬱蘭(馬喬連)、橙花、玫瑰草(棕櫚玫瑰)、廣藿香(刺蕊草)、香水樹

建議配方

1. 生殖／泌尿系統
   －尿道炎：佛手柑＋茶樹＋洋甘菊 (局部清潔或臀浴)
2. 循環系統
   －發燒：佛手柑＋薄荷＋茶樹
3. 免疫系統
   －淨化空氣：佛手柑加於水中(至於風扇或暖氣機通風處)
   －泡澡：佛手柑＋尤加利樹＋香蜂草
4. 皮膚系統
   －油性皮膚：佛手柑＋檀香木＋茉莉
   －唇部皰疹：佛手柑＋尤加利樹(單點或以基礎油稀釋)
5. 心靈層次
   －憂鬱：佛手柑＋薰衣草＋天竺葵
   －客廳愉悅氣氛：佛手柑＋檸檬＋快樂鼠尾草＋天竺葵(滴於水瓶中噴灑)
   －身體緊張放鬆：佛手柑＋天竺葵＋薑

苦杏仁 Bitter almond

拉丁學名	Prunus amygdalus
科　　別	薔薇科 Rosaceae
萃取部位 / 植物種類	果實 / 樹
精油萃取量	1%
產　　地	美國、西班牙、中東
化學族群	醛類 / 安息香酸
類比音符	低音
萃取方法	水蒸餾
使用注意事項	懷孕期間避免使用
氣味描述	強烈的甜味
調油參考指標	1
生理層面的屬性 / 特性	－止痛 (Analgesic) －抗致癌物 (Anticarcinogenic) －促進乳汁分泌 (Galactogogue) －強化免疫循環 (Immune Stimulant)
適用的症狀	1. 呼吸系統──支氣管炎、咳嗽、氣喘 2. 消化系統──促進腸胃蠕動 3. 循環系統──心悸 4. 免疫系統──抗癌、免疫不全者

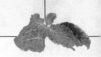

	5. 生殖／泌尿系統——月經困難、無月經
心理層面的屬性／特性	鎮靜 陶醉
適用的症狀	焦慮、憂鬱、壓力
適合調配精油	佛手柑、尤加利樹、葡萄柚、杜松莓、檸檬、萊姆、山蒼果、香蜂草、綠花白千層、廣藿香(刺蕊草)、玫瑰草(棕櫚玫瑰)、薄荷、檀香木、岩蘭草(培地草)、香水樹
建議配方	1. 呼吸系統：苦杏仁＋尤加利樹＋綠花白千層

黑胡椒 Black pepper

拉丁學名	Piper nigrum(胡椒屬)
科　　別	胡椒科 Piperaceae
萃取部位 / 植物種類	果實 / 灌木
精油萃取量	2%
產　　地	印度、印尼、中國
化學族群 / 結構	萜烯 (Terpene) / 單萜烯醇、萜烯、倍半萜烯
類比音符	中音
萃取方式	蒸餾
使用注意事項	使用過量可能刺激腎臟及皮膚
氣味描述	香料味，微辣
調油參考指標	7
生理層面的屬性 / 特性	－抗痙攣 (Antispasmodic) －止痛 (Analgesic) －抗病毒 (Antiviral) －祛腸胃脹氣 (Carminative) －促進消化 (Digestive) －減輕充血 (Decongestant) －化痰 (Expectorant) －退燒 (Febrifuge)

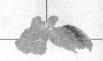

　一提高血壓 (Hypertensive)
　一刺激免疫系統 (Immune Stimulant)
　一局部刺激循環 (Topical Circulation Stimulant)

適用的症狀

1. 神經系統——止痛、牙痛
2. 呼吸系統——黏膜炎、咳嗽、流行性感冒
3. 消化系統——反胃、霍亂、扁桃腺炎、抗痙攣、受寒、絞痛、腹瀉、消化不良、祛風、脹氣、食慾不振、便秘、反胃
4. 循環系統——退燒
5. 生殖／泌尿系統——利尿。可用於美體塑身，加強代謝循環，消除多餘脂肪，幫助消化蛋白質
6. 皮膚系統——利於消散瘀血

心理層面的屬性／特性

刺激
陶醉

適用的症狀

食慾不振、暈眩、催情，非常具有激勵效果，強化神經和心靈

適合調和之精油

羅勒(紫蘇)、佛手柑、絲柏、乳香、天竺葵、葡萄柚、檸檬、玫瑰草(棕櫚玫瑰)、迷迭香、檀香木、香水樹

建議配方

1. 呼吸系統
　一咳嗽：黑胡椒＋薰衣草＋馬鬱蘭(馬喬蓮)

2. 消化系統
　－消化不良：黑胡椒＋茴香＋馬鬱蘭
　　(馬喬蓮)
3. 循環系統：黑胡椒＋迷迭香＋馬鬱蘭
　(馬喬蓮)
4. 生殖／泌尿系統
　－利尿：黑胡椒＋杜松莓＋茴香
5. 肌肉／關節系統
　－肌肉疼痛：黑胡椒＋薰衣草＋迷迭
　　香
　－骨盆疼痛：黑胡椒＋天竺葵＋薑
　　(稀釋按摩)

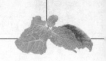

樟腦 (白) Camphor (White)

拉丁學名	Cinnamomum camphora(樟屬)
科　別	樟科 Lauraceae
萃取部位 / 植物種類	木材 / 樹木
精油萃取量	1%
產　地	婆羅洲、中國、斯里蘭卡
化學族群 / 結構	酮類、醇類、酚類、萜烯
類比音符	低音
萃取方式	蒸餾
使用注意事項	其為強勁的精油，孕婦、敏感肌膚、嬰幼兒、癲癇及氣喘者不可使用
氣味描述	新鮮、潔淨、具穿透力
調油參考指標	1
生理層面的屬性 / 特性	－抗菌、防腐 (Antiseptic) －抗痙攣 (Antispamodic) －利心臟 (Cardiac) －袪腸胃脹氣 (Carminative) －利尿 (Diuretic) －退燒 (Febrifuge) －提高血壓 (Hypertensive) －輕瀉劑 (Laxative)

－殺蟲 (Parasiticide)

－發紅劑 (Rubifacient)

－促進排汗 (Sudorific)

－袪蠕蟲 (Vermifuge)

－治創傷 (Vulnerary)

適用的症狀

1. 神經系統——牙痛
2. 呼吸系統——肺炎、支氣管炎、淨化充血肺臟、使呼吸順暢、感冒
3. 消化系統——腹痛、腹瀉、便秘、胃潰瘍、脹氣、霍亂、袪風
4. 循環系統——休克、抽筋、退熱、低血壓、刺激循環
5. 生殖泌尿系統——感染發炎、利尿、減輕性器官受刺激的不適
6. 肌肉／關節系統——風濕症、痛風、扭傷(冷敷法)
7. 皮膚系統——能在皮膚上產生清涼的作用，減輕發炎狀況，改善面皰、發炎及粉刺肌膚，尤其適合油性肌膚

心理層面的屬性／特性

鎮靜

適用的症狀

神經緊張、抗憂鬱、失眠、歇斯底里、精神官能症

適合調和之精油

羅勒(紫蘇)、洋甘菊、薰衣草、香蜂草

建議配方

1. 循環系統
   －提高血壓：樟腦＋牛膝草＋基礎油(稀釋按摩)

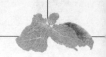

2. 消化系統
　　－便秘：樟腦＋馬鬱蘭(馬喬蓮)＋檸
　　　檬(稀釋按摩腹部)
3. 肌肉／關節系統
　　－風溼痛：樟腦(白)＋薰衣草＋洋甘
　　　菊
4. 皮膚系統
　　－戰痘：樟腦＋檸檬＋薰衣草＋夜櫻
　　　草油

5

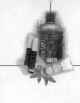

白豆蔻 Cardamom

拉丁學名	Elettaria cardamomum(荳蔻屬)
科　　別	薑科 Zingiberaceae
萃取部位／植物種類	種子／蘆葦
精油萃取量	2%
產　　地	亞洲
化學族群／結構	酯類 (Ester)／醇類、氧化物、萜烯
使用注意事項	敏感肌膚小心使用
類比音符	高音
萃取方式	蒸餾
氣味描述	香料味，類似苦檸檬
調油參考指標	1
生理層面的屬性／特性	－抗痙攣 (Antispasmodic)
	－止痛 (Analgesic)
	－抗發炎 (Anti-inflammatory)
	－促進食慾 (Aperitif)
	－催情 (Aphrodisiac)
	－祛腸胃脹氣 (Carminative)
	－促進膽汁分泌 (Choleretic)
	－利腦 (Cephalic)
	－促進消化 (Digestive)

－利尿 (Diuretic)

－刺激免疫系統 (Immune Stimulant)

－促進唾液分泌 (Sialogogue)

－健胃 (Stomachic)

－滋補 (Tonic)

適用的症狀	1. 神經系統──風溼性關節炎、肌肉酸痛及疲勞、拉傷、扭傷 2. 呼吸系統──慢性呼吸道感染 3. 消化問題──特別助於消化問題，尤其是源自於神經緊張的消化異常，例如腹部絞痛、結腸炎、急躁性腸道症 (IBS)、腹瀉、輕瀉劑、腸胃脹氣、消化不良、促進膽汁分泌、分解並減少體內脂肪、反胃、噁心、胃絞痛 4. 生殖、泌尿系統──利尿、催情、安撫經前症候群的頭痛及易怒
心理層面的屬性／特性	刺激性
適用的症狀	心智不足、記憶力不良、缺乏興趣
適合調配精油	胡荽、乳香、天竺葵、杜松莓、檸檬、紫檀木
建議配方	1. 呼吸系統 　－咳嗽：白豆蔻＋紫檀木＋乳香(呼吸道按摩) 2. 消化系統 　－胃絞痛：白豆蔻＋薑＋天竺葵(稀釋按摩腹部)

5

3. 生殖／泌尿系統

　─利尿：白豆蔻＋絲柏(順時針塗抹

　　腹部、大腿、太陽神經叢)

4. 心靈層次

　─提振精神：白豆蔻＋檸檬＋乳香

　　(薰香)

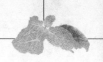

胡蘿蔔籽　Carrot seed

拉丁學名	Daucus carota(胡蘿蔔屬)
科　　別	繖形科 Apiaceae(=Umbelliferae)
萃取部位 / 植物種類	種籽 / 藥草
精油萃取量	1.5%
產　　地	法國、歐洲東部
化學族群 / 結構	醇類 (Alcohol) / 酸類、醇類、酚類、萜烯
類比音符	中音
萃取方式	蒸餾
使用注意事項	助於生產，懷孕期避免使用
氣味描述	土味，甜味
調油參考指標	5
生理層面的屬性 / 特性	－抗痙攣 (Antispasmodic) －祛腸胃脹氣 (Carminative) －促進細胞再生 (Cytophylactic) －調節心跳過速 (Depresses cardiac action) －清血 (Depurative) －利尿 (Diuretic) －通經劑 (Emmenagogue) －促進乳汁分泌 (Galactogogue)

5

—利肝 (Hepatic)

—降低血壓 (Hypotensive)

—滋補 (Tonic)

—血管擴張 (Vasodilator)

—祛蠕蟲 (Vermifuge)

適用的症狀

1. 呼吸系統——流行性感冒、支氣管炎
2. 消化系統——祛脹氣、腹瀉、養肝、黃疸、結腸炎
3. 循環系統——激勵、強身、降低血壓
4. 生殖、泌尿系統——利尿、月經困難及無月經、規律經期、幫助受孕、改善不孕症
5. 皮膚系統——強化紅血球，改善膚色，促進細胞再生，使肌膚緊實有彈性、淡化斑點，舒緩皮發發癢、潰瘍、溼疹、癬等，可治療發炎傷口、粗糙皮膚及雞眼

心理層面的屬性／特性　鎮靜

適用的症狀　幫助壓力造成的壓迫感之紓解，淨化心靈

適合調和之精油　佛手柑、杜松莓、薰衣草、檸檬、萊姆、迷迭香

建議配方

1. 呼吸系統

　—咳嗽：胡蘿蔔籽＋牛膝草＋檀香木

2. 消化系統

　—肝臟解毒：胡蘿蔔籽＋玫瑰＋檸檬

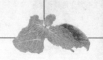

3. 皮膚系統

　　－老化、皺紋、暗沈膚色：胡蘿蔔籽
　　　＋玫瑰(按摩，一年2次，每次持續
　　　1個月，早晚2次)

4、心靈層次

　　－失眠：胡蘿蔔籽＋薰衣草＋柑橘
　　　(柑橘可用香蜂草取代)

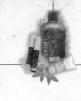

雪松 Cedarwood (Atlas)

拉丁學名	Cedrus atlantica(雪松屬)
科　別	松科 Pinaceae
萃取部位／植物種類	木頭／樹
精油獲取量	3.5%
產　地	摩洛哥
化學族群／結構	萜烯 (Terpene)
類比音符	低音
萃取方式	蒸餾
使用注意事項	高濃度可能刺激皮膚，最好不要在懷孕期間使用
氣味描述	香甜、木頭味
調油參考指標	5
生理層面的屬性／特性	－抗菌、防腐 (Antiseptic) －收斂 (Astringent) －利尿 (Diuretic) －祛痰 (Expectorant) －殺蟲 (Insecticide) －局部循環刺激 (Topical Circulation Stimulant)

適用的症狀	1. 神經系統——較適合慢性的病痛，其為神經系統的調節劑，維持體內平衡。鎮痛——風溼痛、關節炎疼痛 2. 呼吸系統——止咳、化痰、支氣管炎、咳嗽及流鼻水 3. 生殖、泌尿系統——膀胱炎、調節腎臟功能 4 皮膚系統——利於油性膚質，改善面皰及粉刺肌膚。消除瘡痂、膿、溼疹、皮膚炎及乾癬。絕佳的護髮劑，有效對抗頭皮的皮脂漏、頭皮屑和禿髮
心理層面的屬性／特性	陶醉感 催情
適用的症狀	缺乏自信心、憂鬱、恐懼、性功能失調、神經緊張、焦慮，助於冥想沈思
適合調配精油	安息香、佛手柑、肉桂葉、絲柏、乳香、茉莉、杜松莓、薰衣草、檸檬、菩提花、橙花、玫瑰、迷迭香
建議配方	1. 呼吸系統 －慢性支氣管炎：雪松＋乳香＋檀香木＋基礎油(呼吸道按摩) 2. 生殖／泌尿系統 －膀胱、陰道炎：佛手柑＋雪松＋檸檬(局部清潔或臀浴) 2. 皮膚系統 －軟化肌膚：雪松＋乳香＋絲柏

5

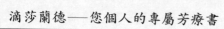

－溼疹：雪松＋基礎油(每天按摩3-4次)
－掉髮、頭皮屑、禿髮：雪松＋小麥胚芽油＋葡萄籽油(洗髮前輕揉頭皮)

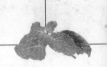

洋甘菊 (德國) Chamomile (German)

拉丁學名	Matricaria chamomilla (Matricaria recutita)(母菊屬)
科　　別	菊科 Asteraceae(=Compositae)
萃取部位／植物種類	花／藥草
精油獲取量	0.3%
產　　地	歐洲／匈牙利、埃及、北歐、法國
化學族群／結構	醇 (Alcohol)／酯類、氧化物、萜烯類
類比音符	中音
萃取方式	蒸餾
使用注意事項	有通經效果，懷孕期間勿用
氣味描述	甜味、草本的
調油參考指標	2
生理層面的屬性／特性	－止痛 (Analgesic) －抗菌 (Antifungal) －抗發炎 (Anti-inflammatory) －抗痙攣 (Antispasmodic) －通經 (Emmenagogue) －治創傷 (Vulnerary)
適用的症狀	1. 神經系統——骨關節炎、風濕性關節

5

炎、脊椎炎、痛風
2. 消化問題──消化性潰瘍
3. 免疫系統──增強免疫力
4. 生殖、泌尿系統──閉經、不規則月
   經、刺激白血球的製造,進而對抗念
   珠球菌感染
5. 皮膚系統──平撫破裂的微血管,增
   進彈性,對於乾燥易癢的皮膚極佳,
   能消除浮腫,強化組織,治療香港
   腳、燙傷、皮膚炎、溼疹、潰瘍、搔
   癢、金錢癬、皮膚發炎等,其為非常
   優良的皮膚淨化保養品

心理層面的屬性／特性	鎮靜性
適用的症狀	生氣、敏感不安、失眠
適合調配精油	安息香、佛手柑、天竺葵、茉莉、薰衣草、檸檬、馬鬱蘭(馬喬蓮)、橙花、玫瑰草(棕櫚玫瑰)、刺蕊草(廣藿香)、香水樹
建議配方	1. 皮膚系統 　－乾性肌膚蒸臉:德國洋甘菊2滴(加熱水於臉盆中利用蒸氣蒸臉) 　－中性肌膚日間濕潤油:玫瑰＋德國洋甘菊＋薰衣草＋檸檬 　－唇部皰疹:德國洋甘菊＋茶樹＋薰衣草 　－濕疹:德國洋甘菊＋西洋蓍草＋萬壽菊(一天2次)

洋甘菊 (羅馬) Chamomile (Roman)

拉丁學名	Anthemis nobilis 黃春菊屬
科　　別	菊科 Asteraceae(=Compositae)
萃取部位／植物種類	花／藥草
精油獲取量	1.7%
產　　地	義大利、法國
化學族群／結構	酯 (Ester)／酯、酮、醇、單萜烯、倍半萜烯、氧化物
類比音符	中音
萃取方式	蒸餾
使用注意事項	有通經效果，懷孕期間勿用
氣味描述	甜味、草本的，水果香
調油參考指標	2
生理層面的屬性／特性	－止痛 (Analgesic) －抗發炎 (Anti-inflammatory) －抗痙攣 (Antispasmodic) －通經 (Emmenagogue) －祛腸胃脹氣 (Carminative)
適用的症狀	1. 神經系統──其止痛的功能，可緩和悶悶的肌肉疼痛，尤其是因神經緊張引起的疼痛，例如頭痛、偏頭

5

痛、牙痛等，對下背部的疼痛很有幫助

2. 消化系統——腹部絞痛、拉肚子、脹氣、急躁性腸胃炎 (IBS)、消化不良

3. 生殖、泌尿系統——月經困難、閉經、規律月經、減緩經前症候群及更年期的症狀

4. 肌肉／關節系統——骨關節炎、風濕性關節炎、脊椎炎

心理層面的屬性／特性	鎮靜性
適用的症狀	生氣、易緊張、敏感不安、失眠、缺乏耐心、無法放輕鬆、過度敏感
適合調配精油	安息香、佛手柑、天竺葵、茉莉、薰衣草、檸檬、馬鬱蘭(馬喬蓮)、橙花、玫瑰草(棕櫚玫瑰)、廣藿香(刺蕊草)、玫瑰、香水樹
建議配方	1. 神經系統 　一般疼痛：羅馬洋甘菊＋樟腦(白)＋薰衣草 2. 生殖／泌尿系統 　－乳房腫脹：羅馬洋甘菊＋茶樹＋薰衣草(按摩＋熱敷) 3. 心靈層次 　－嬰兒按摩油：羅馬洋甘菊＋薰衣草＋天竺葵 　－嬰兒吵鬧：柑橘＋羅馬洋甘菊

肉桂葉　Cinnamon leaf

拉丁學名	Cinnamomum zeylancium(樟屬)
科　　別	樟科 Lauraceae
萃取部位／植物種類	葉子／樹
精油萃取量	0.5-1.4%
產　　地	斯里蘭卡、印尼
化學族群／結構	醇類 (Alcohol)／醛類、酚類、萜烯
類比音符	低音
萃取方式	蒸餾
使用注意事項	懷孕期間避免使用
氣味描述	帶香料味，略衝鼻，甜甜的麝香味
調油參考指標	1
生理層面的屬性／特性	－止痛 (Analgesic) －抗牙疼 (Antidontalgic) －止吐 (Antiemetic) －抗菌、防腐 (Antiseptic) －抗痙攣 (Antispasmodic) －催情 (Aphrodisiac) －利心臟 (Cardiac) －祛腸胃脹氣 (Carminative) －通經 (Emmenagogue) －殺蟲 (Insecticide)

5

－除寄生蟲 (Parasiticide)
　　　　　　　　　　　　　　　　－促進唾液分泌 (Sialogogue)
　　　　　　　　　　　　　　　　－滋補 (Tonic)

適用的症狀	1. 神經系統──消化道痙攣、肌肉痙攣
	2. 呼吸系統──非常強勁的抗菌劑，對呼吸道有補強效果，例如呼吸道感染、流行性感冒，能減輕呼吸困難
	3. 消化系統──病毒感染、腸下垂無力、結腸炎、胃痛、腹瀉、反胃、嘔吐、霍亂、腸胃脹氣
	4. 循環系統──刺激心臟
	5. 生殖、泌尿系統──白帶、月經疼痛、月經不足，調理男性性功能
	6. 皮膚系統──具有溫和的收斂效果，緊實鬆垮肌膚，調理蒼白及循環不佳之肌膚。蚊蟲咬傷
心理層面的屬性／特性	陶醉
適用的症狀	催情效果，對筋疲力竭和虛弱、沮喪的安撫功效絕佳
適合調配精油	安息香、白豆蔻、丁香籽、乳香、薑、葡萄柚、薰衣草、馬鬱蘭(馬喬蓮)、松木、迷迭香、百里香(麝香草)
建議配方	1. 消化系統
	－消化不良：肉桂葉＋薑＋薰衣草＋基礎油(按摩腹部)
	2. 生殖、泌尿系統
	－痛經：肉桂葉＋薰衣草＋馬鬱蘭(馬喬蓮)

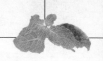

香茅　Citronella

拉丁學名	Cymbopogon nardus(香茅屬)
科　　別	禾本科 Poaceae(=Gramineae)
萃取部位／植物種類	草／割刈之草
精油萃取量	5%
產　　地	中國
化學族群／結構	酸類、醇類、醛類、酯類
使用注意事項	未知
類比音符	高音
萃取方式	蒸餾
氣味描述	香料味
調油參考指標	6
生理層面的屬性／特性	－抗菌、防腐 (Antiseptic) －除臭劑 (Deodorant) －發汗劑 (Diaphoretic) －退燒 (Febrifuge) －殺蟲 (Insecticide) －滋補 (Tonic)
適用的症狀	1. 神經系統──其淨化心靈的功效可減輕神經痛、風溼痛、頭痛

5

2. 循環系統——能平衡心臟系統
3. 殺蟲為其最有用的特性，適合在炎熱的夏天用來噴灑及薰香，例如寵物的跳蚤、衣櫃的蛀蟲等。可用於病房，藉薰香方式驅離病菌、除臭。除雙腳的汗臭味、寄生蟲
4. 皮膚系統——油膩不潔之肌膚、抗感染、使肌膚收斂

心理層面的屬性／特性	鎮靜
適用的症狀	抗憂鬱、心情抑鬱、偏頭痛
適合調配精油	佛手柑、快樂鼠尾草、尤加利樹、天竺葵、薰衣草、橙花、薄荷、苦橙葉、香水樹
建議配方	1. 神經系統 　－風溼痛：香茅(按摩) 2. 呼吸系統 　－預防感冒：香茅＋尤加利樹＋綠花白千層(薰香) 3. 消化系統 　－消化不良：香茅＋薰衣草＋茴香 4. 皮膚系統 　－腳臭(泡腳)：香茅＋絲柏＋茶樹 5. 居家環境 　－除蟲：居家環境四周噴灑(加水稀釋) 　－軟化肌膚、收斂：香茅＋橙花＋佛手柑

快樂鼠尾草　Clary sage

拉丁學名	Salvia sclarea(鼠尾草屬)
科　　別	唇形科 Lamiaceae(=Labiatae)
萃取部位／植物種類	花／藥草
精油萃取量	0.5%
產　　地	法國
化學族群／結構	酯 (Ester)／酯類、醇類、氧化物、倍半萜烯
類比音符	高~中音
萃取方式	蒸餾
使用注意事項	鎮靜效果強烈，開車或飲酒前勿使用
氣味描述	甜甜的草本味、麝香香氣，帶堅果香
調油參考指標	6
生理層面的屬性／特性	－抗發炎 (Antiphlogistic)
	－抗菌、防腐 (Antiseptic)
	－抗痙攣 (Antispasmodic)
	－止汗 (Antisudorific)
	－催情 (Aphrodisiac)
	－通經 (Emmenagogue)
	－除臭 (Deodorant)
	－降低血壓 (Hypotensive)

5

—利神經 (Nervine)
—助產 (Parturient)
—健胃 (Stomachic)
—滋補 (Tonic)
—利子宮 (Uterine)

適用的症狀

1. 呼吸系統——舒緩咽炎
2. 消化系統——舒緩消化方面的困難，如脹氣、胃痙攣
3. 循環系統——降低高血壓
4. 泌尿、生殖系統——子宮的良好補劑，益於子宮方面的問題，例如經痛、不規則經期、更年期、經前症候群，荷爾蒙的平衡劑，調節過少的月經量，幫助肌肉舒展，利於生產
5. 皮膚系統——促進細胞再生，尤其是頭皮部位的毛髮生長。淨化油膩的頭髮及頭皮屑，因其能抑制皮脂的分泌過度旺盛，有益於發炎和腫脹的肌膚

心理層面的屬性／特性

鎮靜性
陶醉感

適用的症狀

憂鬱、產後憂鬱、性冷感、失眠、酒精上癮者

適合調配精油

佛手柑、雪松、香茅、絲柏、乳香、天竺葵、葡萄柚、茉莉、杜松莓、薰衣草、萊姆、檀香木

建議配方

1. 生殖／泌尿系統

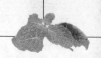

－充血經痛：快樂鼠尾草＋羅馬洋甘
　菊＋絲柏(泡澡或加基礎油按摩)
2. 心靈層次
　－憂鬱：薰衣草＋杜松莓＋快樂鼠尾
　草或紫檀木＋檀香木＋快樂鼠尾草
　(薰香或泡澡)

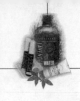

丁香芽 Clove bud

拉丁學名	Eugenia caryophyllata(丁子香屬)
科　　別	桃金孃科 Myrtaceae
萃取部位／植物種類	花苞／樹木
精油萃取量	15-20%
產　　地	斯里蘭卡、爪哇、馬達加斯加、非洲桑吉巴
化學族群／結構	醛類、酯類、酚類、倍半萜烯、萜烯
類比音符	低音
萃取方式	蒸餾
使用注意事項	其為強勁的精油，使用時務必小心，可能刺激敏感肌膚
氣味描述	強勁、似香料味，具穿透力
調油參考指標	1
生理層面的屬性／特性	－止痛 (Analgesic) －殺菌、消炎 (Antiseptic) －抗痙攣 (Antispasmodic) －袪腸胃脹氣 (Carminative) －健胃 (Stomachic) －利子宮 (Uterine)

適用的症狀	1. 神經性統——止痛、牙痛、風溼性關節炎 2. 呼吸系統——支氣管炎 3. 消化系統——反胃、口臭、嘔吐、開胃、胃脹氣、調理／腎／胃／脾等功能 4. 生殖／泌尿系統——助產、利子宮 5. 皮膚系統——傷口感染、唇部皰疹、皮膚上的瘡及潰瘍、調理鬆弛及血液循環差的肌膚、促進傷口結痂 ＊注意最多只能使用一滴
心理層面的屬性／特性	鎮靜 陶醉
適用的症狀	緊張性頭痛、催情、性冷感、激勵、情緒緊張、精神萎靡
適合調配精油	羅勒(紫蘇)、安息香樹、黑胡椒、肉桂葉、香茅、葡萄柚、檸檬、白豆蔻、薄荷、迷迭香
建議配方	1. 神經系統 　—牙痛：丁香芽1滴＋棉花球(塞於牙齒)＊注意只能使用一滴，不要使用太多，亦不要直接塗抹於牙齒上，否則牙齦會開始剝落 　—風濕痛：丁香籽＋杜松莓＋小麥胚芽油(按摩患部) 2. 居家環境 　—袪蟲劑：丁香籽＋檸檬＋柑橘

胡荽 Coriander

拉丁學名	Coriandrum sativum(胡荽屬)
科　別	繖形科 Apiaceae(=Umbelliferae)
萃取部位	果實
精油萃取量	未知
產　地	蘇俄、亞美尼亞、地中海岸
化學族群／結構	醇類、氧化物、萜烯
類比音符	高音
萃取方法	蒸餾法
氣味描述	略刺鼻，甜而帶香料味
調油參考指標	1
生理層面的屬性／特性	－止痛 (Analgesic) －抗痙攣 (Antispasmodic) －祛腸胃脹氣 (Caminative) －除臭劑 (Deodorant) －健胃 (Stomachic)
適用的症狀	1. 神經系統──止痛、風溼性關節炎、關節痛、肌肉痙攣 2. 呼吸系統──有暖性作用，助於身體發寒狀況，例如流行性感冒、幫助肺部抵抗痲疹病毒

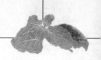

3. 消化系統——主要作用在於消化系統，祛腸胃脹氣、胃絞痛、食慾不振、使胃部溫暖，矯正不當飲食習慣，口臭等。清除身體毒素、調節脾臟

4. 生殖 / 泌尿系統——刺激雌激素分泌，月經不規則、不孕

心理層面的屬性 / 特性	刺激 清新
適用的症狀	淨化、筋疲力竭、激勵、嗜睡、神經衰弱、疲累緊張、記憶不集中
適合調配精油	佛手柑、黑胡椒、肉桂葉、香茅、絲柏、天竺葵、薑、茉莉、檸檬、香蜂草、橙花、柑橘
建議配方	1. 居家環境 　－除臭：利用棉球點5滴左右置於廁所中可幫助除臭 2. 心靈層次 　－精神疲累：胡荽＋葡萄柚＋薰衣草（按摩）

5

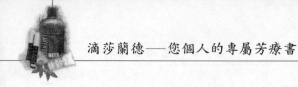

蓽澄茄 Cubeb seed

拉丁學名	Piper cubeba(胡椒屬)
科　　別	胡椒科 Piperaceae
萃取部位	果實
精油萃取量	未知
產　　地	印尼
化學族群／結構	萜烯 (Terpene)
類比音符	高音
萃取方式	蒸餾
使用注意事項	未知
氣味描述	溫暖的、木頭味／辣味
調油參考指標	8
生理層面的屬性／特性	－抗病毒 (Antiviral) －袪腸胃脹氣 (Carminative) －利尿 (Diuretic) －化痰 (Expectorant) －刺激免疫系統 (Immune Stimulant) －局部刺激循環 (Topical Circulation Stimulant)
適用的症狀	1.呼吸系統──流行性感冒、支氣管

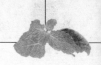

炎、傷風、鼻黏膜多
2. 消化系統——痢疾、胃脹氣
3. 肌肉／關節系統——風溼性關節炎，
　肌肉痙攣

心理層面的屬性／特性	刺激 催情
適用的症狀	壓力
適合調配精油	當歸根、安息香、樟腦(白)、胡蘿蔔籽、洋甘菊、快樂鼠尾草、茴香、乳香、天竺葵、茉莉、薰衣草、馬鬱蘭(馬喬蓮)、沒藥、橙花、薄荷、玫瑰
建議配方	1. 呼吸系統 　—咽喉炎、喉嚨痛：蓽澄茄＋熱水 　(吸入法，一天2-3次) 2. 消化系統 　—胃脹氣：蓽澄茄＋洋甘菊＋薰衣草

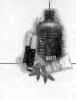

絲柏 Cypress

拉丁學名	Cupressus sempervirens(柏屬)
科　　別	柏科 Cupressaceae
萃取部位／植物種類	葉或毬果／樹
精油獲取量	1.3%
產　　地	法國、西班牙
化學族群／結構	萜烯(Terpene)／醇類、醛類、酯類、萜烯
類比音符	中－低音
萃取方法	蒸餾法
氣味描述	清新、香甜、草本的、香味。可和各種的精油調和在一起，屬於味道較強烈、持久的中度油。懷孕期間避免使用
調油參考指標	7
生理層面的屬性／特性	－抗風溼 (Antirheumatic) －抗菌、防腐 (Antiseptic) －止汗 (Antisudorific) －收斂 (Astringent) －幫助結痂 (Cicatrisant) －除臭 (Deodorant) －利尿 (Diuretic)

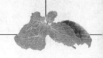

一退燒 (Febrifuge)

一利肝 (Hepatic)

一月經調節 (Menstrual regulator)

一靜脈滋補 (Vein tonic)

適用的症狀	1. 呼吸系統——咳嗽、支氣管炎、百日咳及氣喘
	2. 循環系統——對於體液過量特別有效，例如浮腫、大量出血、流鼻血、經血過多、多汗及失禁。收縮靜脈血管功能，改善靜脈曲張和痔瘡
	3. 生殖、泌尿系統——經前症後群、更年期的副作用、經血過多
	4. 肌肉／關節系統——減輕肌肉疼痛和風溼痛
	5. 皮膚系統——控制水分過度流失，保持體液平衡，特別益於成熟肌膚，多汗及油性肌膚亦有效果。促進傷口癒合及結疤
心理層面的屬性／特性	鎮靜性
適用的症狀	壓力、焦慮、睡眠問題、驚慌、缺乏耐心、幫助清除毒素
適合調配精油	安息香、佛手柑、快樂鼠尾草、杜松莓、薰衣草、檸檬、菩提樹花、柑橘、松木、迷迭香、檀香木
建議配方	1. 呼吸系統 　一氣管炎：絲柏＋安息香＋乳香＋基

5

礎油(呼吸道按摩)
2. 循環系統
－靜脈曲張：絲柏(每日按摩，可再搭配滴莎蘭德足部浸泡液及護足霜)
3. 皮膚系統
－油性膚質：絲柏＋茶樹＋薄荷＋基礎油
4. 生殖／泌尿系統
－經血過多：絲柏＋快樂鼠尾草＋天竺葵

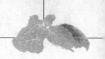

達迷草 Damiana

拉丁學名	Tumera diffusa
科　　別	鬱金香科 Tumeraceae
萃取部位／植物種類	葉子
精油萃取量	1%
產　　地	美國中部
化學族群／結構	氧化物、醇 (Oxide & alcohol)
類比音符	中音
萃取方式	蒸餾
使用注意事項	未知
氣味描述	甜味、香料味
調油參考指標	4
生理層面的屬性／特性	－促進消化 (Digestive) －利尿 (Diruetic) －通經 (Emmenagogue) －月經調節 (Menstrual Regulator) －調節腦下垂體 (Regulates Pituitary) －滋補 (Tonic)
適用的症狀	1. 消化系統──便秘、食慾不振、消化不良、急躁性腸胃症 (IBS)

2. 生殖、泌尿系統——膀胱炎、利尿、
荷爾蒙平衡、月經規則、更年期問
題、經前症候群、閉經

心理層面的屬性／特性　催情
陶醉
滋補神經

適用的症狀　飲食失調、缺乏興趣、冷感、壓力、性
功能障礙、遭遇巨大打擊之心情平復

適合調配精油　當歸根、羅勒(紫蘇)、佛手柑、黑胡
椒、安息香、胡蘿蔔籽、樟腦(白)、肉
桂葉、丁香、快樂鼠尾草、胡荽、乳
香、茴香、薑、葡萄柚、牛膝草、檸
檬、檸檬草、萊姆、馬鬱蘭(馬喬蓮)、
香蜂草、沒藥、肉豆蔻、薄荷、迷迭
香、西洋蓍草

建議配方　1. 生殖／泌尿系統
－月經不規則：達迷草＋快樂鼠尾草
＋基礎油(按摩下腹部及背部)

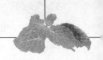

尤加利樹 Eucalyptus

拉丁學名	Eucalyptus globulus(桉屬)
科　別	桃金孃科 Myrtaceae
萃取部位／植物種類	葉子／樹
精油獲取量	2%
產　地	西班牙、葡萄牙、澳洲
類比音符	高音
萃取方式	蒸餾
化學族群／結構	氧化物 (Oxide)／醛類、醇類、萜烯、氧化物
使用注意事項	其為強效精油，在劑量方面要小心。高血壓及癲癇患者勿用。其同時可能成為「順勢療法」治療藥物的消解劑
氣味描述	嗆鼻、清新、香酯
調油參考指標	2
生理層面的屬性／特性	－止痛 (Analgesic) －抗細菌 (Anti-bacterial) －抗發炎 (Anti-inflammatory) －抗神經痛 (Anti-neuralgic) －抗風溼 (Anti-rheumatic) －抗菌、防腐 (Antiseptic) －抗痙攣 (Antispasmodic)

5

一抗病毒 (Antiviral)

　　一收斂 (Astringent)

　　一減輕充血 (Decongestant)

　　一除臭 (Deodorant)

　　一利尿 (Diuretic)

　　一祛痰劑 (Expectorant)

　　一退燒 (Febrifuge)

　　一發紅劑 (Rubifacient)

　　一局部刺激循環 (Topical circulation stimulant)

　　一祛蠕蟲 (Vermifuge)

　　一治創傷 (Vulnerary)

適用的症狀

1. 呼吸系統——對於呼吸系統方面效果最好，例支氣管炎(慢性和急性)、感冒、咳嗽、流行性感冒、鼻竇炎、喉炎等。因感冒或花粉引起的頭部沉重感也可被消除

2. 生殖、泌尿系統——膀胱炎、腹瀉、腎臟炎、淋病和糖尿病

3. 肌肉／關節系統——肌肉酸痛疲勞、骨關節炎、風溼性關節炎、拉傷、扭傷

4. 皮膚系統——香港腳、金錢輪癬、褥瘡、燙傷、疣、腳潰瘍、可解蚊蟲咬傷及其他分泌毒液的生物咬傷。對皰疹有顯著功效，對燙傷亦有幫助，可預防細菌滋生及蓄膿，促進新組織的再生。治療割傷、傷口、潰瘍及發炎狀態，改善阻塞的皮膚

心理層面的屬性／特性	清新 刺激
適用的症狀	心理倦怠、記憶力不佳、可使頭腦清醒，集中注意力
適合調配精油	羅勒(紫蘇)、安息香、雪松、香茅、胡荽、乳香、薑、牛膝草、杜松莓、薰衣草、檸檬、檸檬草、馬鬱蘭(馬喬蓮)、香蜂草、綠花白千層、松木、薄荷、迷迭香、茶樹、百里香(麝香草)
建議配方	1.神經系統 　─止痛：尤加利樹＋薰衣草＋薄荷 　　(稀釋按摩) 2.呼吸系統 　─鼻塞：尤加利樹(使用吸入法，熱 　　水或手帕或是薰蒸方式) 　─化痰：尤加利樹＋檀香木＋牛膝草 　　(按摩呼吸道) 3.肌肉／關節系統 　─風溼痛：尤加利樹＋百里香(麝香 　　草)(按摩) 3.皮膚系統 　─皰疹：尤加利樹＋茶樹＋薰衣草 4.心靈層次 　─提神醒腦：尤加利樹＋檸檬＋羅勒 　　(紫蘇)

5

茴香 (甜) Fennel (Sweet)

拉丁學名	Foeniculum vulgaris(茴香屬)
科　別	繖形科 Apiaceae(=Umbelliferae)
萃取部位／植物種類	籽／藥草
精油萃取量	3%
產　地	地中海
化學族群／結構	醚 (Ether)／醛類、酮類、酚類、萜烯
使用注意事項	有輕微引起敏感反應的可能，含有雌激素腦的成份，使用時不要超過1.5%，孕婦及癲癇患者勿用
類比音符	高－中音
萃取方法	蒸餾法
氣味描述	甜甜的、輕微的香料味
調油參考指標	4
生理層面的屬性／特性	－抗發炎 (Antiphlogistic) －抗菌、防腐 (Antiseptic) －抗痙攣 (Antispasmodic) －促進食慾 (Aperitif) －祛腸胃脹氣 (Carminative) －排毒 (Detoxicant)

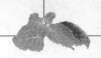

—利尿 (Diuretic)

—化痰 (Expectorant)

—通經 (Emmenagogue)

—促進乳汁分泌 (Galactogogue)

—殺蟲 (Insecticide)

—輕瀉劑 (Laxative)

—月經調節 (Menstrual regulator)

—刺激雌激素 (Oestrogen stimulant)

—調理脾臟 (Splenetic)

—健胃 (Stomachic)

—促進排汗 (Sudorific)

—滋補 (Tonic)

—祛蠕蟲 (Vermifuge)

適用的症狀

1. 呼吸系統——感冒、支氣管炎、百日咳

2. 消化系統——對於飲食或飲酒過度的現象有解毒效果，能增強消化系統，排除便秘、脹氣、消化不良、反胃的症狀。特別是因為精神壓力所引起的脹氣和腹瀉

3. 循環系統——同時為偏頭痛、肝、腎、脾的補藥。幫助身體淨化，消除體內因過度飲食及酒精所累積的毒素。有解毒效果，例如蟲咬或是蛇咬

4. 生殖、泌尿系統——作用似雌激素，能幫助停經、經期不規則、更年期症候群、經痛、性冷感，可催乳。同時具有利尿效果，可改善蜂窩組織炎並

且排除體內毒素及幫助減重

5. 肌肉／關節系統——利於風濕關節痛，排除囤積於關節的毒素，對痛風有顯著功效

6. 皮膚系統——很好的淨化、強化效果，防皺的效果也享有盛名。有利於油性、晦暗和皺紋皮膚，幫助瘀血，血液流動遲緩等現象

心理層面的屬性／特性	刺激
適用的症狀	昏睡、不活潑，增強耐力及勇氣，平衡神經系統
適合調配精油	羅勒(紫蘇)、快樂鼠尾草、絲柏、天竺葵、葡萄柚、杜松莓、薰衣草、檸檬、薄荷、迷迭香、玫瑰、檀香木
建議配方	1. 消化系統 　－腸胃脹氣、開胃、促進排便：茴香＋桔子＋薄荷(按摩腹部) 2. 循環系統 　－塑身：茴香＋杜松莓＋葡萄柚＋迷迭香(按摩) 3. 生殖／泌尿系統 　－利尿排毒：茴香＋絲柏＋快樂鼠尾草(泡澡或按摩) 　－堅挺、豐胸：茴香＋天竺葵＋快樂鼠尾草(每日按摩) 4. 肌肉／關節系統

－風濕痛：茴香＋檸檬＋洋甘菊(按
　　　　摩)
　5. 皮膚系統
　　　－防皺、橘皮組織：茴香＋天竺葵＋
　　　　葡萄柚＋基礎乳液(按摩)
　6. 心靈層次
　　　－增加勇氣：茴香＋羅勒(紫蘇)＋杜
　　　　松莓(薰香)

乳香 Frankincense

拉丁學名	Boswellia carteri(乳香屬)
科　　別	橄欖科 Burseraceae
萃取部位／植物種類	樹皮／樹
精油萃取量	4-7%
產　　地	衣索比亞、中國、伊朗、黎巴嫩
化學族群／結構	酯類 (Ester)／單萜烯、倍半萜烯、醇類
類比音符	低－中音
萃取方式	蒸餾
使用注意事項	無
氣味描述	縈繞不去的香氣，帶有木頭及香料味，甚至有一點樟木味
調油參考指標	4
生理層面的屬性／特性	－抗發炎 (Anti-inflammatory) －抗菌、防腐 (Antiseptic) －止痛 (Analgesic) －抗鼻黏膜炎 (Anti-catarrhal) －平衡 (Balancing) －幫助結痂 (Cicatrisant) －促進細胞再生 (Cytophylactic) －利尿 (Diuretic)

一化痰 (Expectorant)
　　　　　　　　一刺激免疫循環 (Immune Stimulant)
　　　　　　　　一滋補 (Tonic)
　　　　　　　　一利子宮 (Uterine)

適用的症狀

1. 呼吸系統──對於黏膜有卓越功效，特別是清肺，舒緩呼吸急促，調節黏液分泌量等，適用症狀例如支氣管炎、淋巴結結核、卡答兒黏膜炎、咳嗽、喉嚨發炎及氣喘
2. 消化系統──排除消化不良、腸胃脹氣
3. 生殖、泌尿系統──淋病、肛門出血、利尿、白帶、子宮出血、子宮滋補、改善膀胱炎
4. 肌肉／關節系統──舒緩所有肌肉酸痛的現象
5. 皮膚系統──可調理焦躁、受刺激之肌膚，賜與老化肌膚新生命，撫平皺紋、平衡油性肌膚，對於傷口、瘡痛、潰瘍及發炎均有效果

心理層面的屬性／特性　鎮靜

適用的症狀　能使呼吸不急促，使人心情平穩，心情好轉及平和。幫助焦慮及執迷過往的精神狀態

適合調配精油　羅勒(紫蘇)、黑胡椒、天竺葵、葡萄柚、薰衣草、柑橘、香蜂草、刺蕊草(廣藿香)、松木、檀香木

建議配方

1. 呼吸系統
   ─清肺利呼吸、咳嗽：乳香＋安息香
   ＋薰衣草(蒸汽吸入)
   ─呼吸系統阻塞：乳香(手帕或熱水
   吸入法)
2. 消化系統
   ─腸胃脹氣：乳香＋薄荷＋薰衣草
   (按摩)
3. 生殖／泌尿系統
   ─調和子宮、經血過多：乳香＋天竺
   葵＋玫瑰(按摩下腹部)
4. 肌肉／關節系統
   ─肌肉疼痛：乳香＋肉桂葉＋洋甘菊
   (按摩)
5. 皮膚系統
   ─青春痘：乳香＋薰衣草＋葡萄柚
   (按摩)
   ─防皺、保濕：乳香＋香水樹＋薰衣
   草(按摩及保養)
6. 心靈層次
   ─平撫焦慮及鑽牛角尖的情緒：乳香
   ＋天竺葵＋薰衣草(薰香)

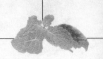

天竺葵　Geranium

拉丁學名	Pelargonium graveolens（天竺葵屬）
科　別	牻牛兒苗科 Geraniaceae
萃取部位／植物種類	花及葉子／開花植物
精油萃取量	0.2%
產　地	留尼旺島 (Reunion)、北非
化學族群／結構	醇類 (Alcohol)／醇類、醛類、酮類、酯類、萜烯類
類比音符	中音
萃取方式	蒸餾
使用注意事項	能調節荷爾蒙，懷孕期間避免使用
氣味描述	清新、清清涼涼地、玫瑰味
調油參考指標	4
生理層面的屬性／特性	－止痛 (Analgesic) －抗菌、防腐 (Antiseptic) －抗菌 (Antifungal) －抗病毒 (Antiviral) －收斂 (Astringent) －促進細胞再生 (Cytophylactic) －除臭 (Deodorant) －利尿 (Diuretic)

5

－月經調節 (Menstrual regulator)
－止外部流血 (Styptic)
－祛蠕蟲 (Vermifuge)
－治創傷 (Vulnerary)

適用的症狀

1. 消化系統──淨化黏膜組織，舒緩胃炎和節腸炎。能幫助肝、腎排毒，改善水分滯留及腫脹的系統
2. 循環系統──刺激淋巴系統，強化循環。避免靜脈曲張及痔瘡等現象
3. 生殖、泌尿系統──調節荷爾蒙系統，對於月經困難、不規則經期、經前症候群、更年期問題(例如沮喪、陰道乾澀、經血過多等)都有作用，能改善乳房發炎及充血問題
4. 皮膚系統──適合各種皮膚狀況，因其能平衡皮脂分泌，使皮膚飽滿，對於溼疹、灼傷、帶狀皰疹、皰疹、癬及凍瘡有益。也可應用於鬆垮、毛孔阻塞及油性皮膚，是一種全面性的潔膚油。同時能促進血液循環，使用後能使蒼白的肌膚紅潤有活力。對於喉部和唇部的感染有療效。同時為一種芳香的驅蟲劑

心理層面的屬性／特性　調和性

適用的症狀　神經系統的補藥，紓解壓力、產後憂鬱、歇斯底里的情緒

適合調配精油	羅勒(紫蘇)、佛手柑、胡蘿蔔籽、雪松、快樂鼠尾草、葡萄柚、茉莉、薰衣草、橙花、玫瑰、迷迭香、檀香木
建議配方	1. 消化系統 　－滋補：天竺葵＋玫瑰＋迷迭香＋基礎油(按摩或泡澡) 2. 生殖／泌尿系統 　－預防尿道感染：天竺葵＋杜松莓＋佛手柑(臀浴或泡澡) 　－產後乳房脹痛：天竺葵＋橙花＋薰衣草＋甜杏仁油(按摩) 3. 皮膚系統 　－油性皮膚保養：天竺葵＋玫瑰＋佛手柑 　－香港腳：天竺葵＋薰衣草＋基礎油(每日塗抹) 4. 心靈層次 　－紓解壓力：天竺葵＋葡萄柚＋橙花(薰香)

5

薑 Ginger

拉丁學名	Zingiber officinalis(薑屬)
科　　別	薑科 Zinigiberaceae
萃取部位／植物種類	根莖／藥草
精油獲取量	4%
產　　地	印度、中國、非洲
化學族群／結構	萜烯 (Terpene)／倍半萜、單萜烯、醇類、醛類、酮類、氧化物
使用注意事項	才能刺激敏感肌膚
類比音符	高音
萃取方法	蒸餾法
氣味描述	溫暖、辛辣
調油參考指標	4
生理層面的屬性／特性	一止痛 (Analgesic)
	一止吐 (Antiemetic)
	一抗菌、防腐 (Antiseptic)
	一抗痙攣 (Antispasmodic)
	一促進食慾 (Aperitif)
	一催情 (Aphrodisiac)
	一止咳 (Bechic)
	一袪腸胃脹氣 (Carminative)

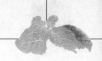

－化痰 (Expectorant)

－退燒 (Febrifuge)

－輕瀉劑 (Laxative)

－發紅劑 (Rubifacient)

－健胃 (Stomachic)

－促進排汗 (Sudorific)

－局部刺激循環 (Topical circulation stimulant)

－滋補 (Tonic)

適用的症狀	

1. 神經系統──孕吐、暈機、暈船、胃絞痛
2. 呼吸系統──特別助於體內濕氣或體液過多的狀態，如流行性感冒、多痰和流鼻血。對於支氣管炎、鼻黏膜炎、傷風、咽炎等也能舒緩
3. 消化系統──幫助暖胃、促進食慾、紓解下痢、脹氣、消化不良、反胃
4. 循環系統──促進血液循環不良，預防手腳冰冷的現象以及增強免疫力
5. 肌肉／關節系統──幫助舒緩脊椎硬化、關節炎、扭傷、骨骼斷裂、肌肉酸痛、抽筋、扭傷
6. 皮膚系統──消散瘀血，治創傷

心理層面的屬性／特性　刺激、催情的

適用的症狀　冷淡、缺乏興趣、內向、激勵人心、使感覺敏銳並增強記憶

| **適合調配精油** | 黑胡椒、雪松、肉桂葉、丁香芽、尤加利樹、乳香、天竺葵、檸檬、萊姆、肉豆蔻、柑橘、迷迭香、薄荷、茶樹、百里香(麝香草) |

建議配方

1. 神經系統
   —偏頭痛、暈車、暈船等：薑＋薰衣草＋薄荷(吸入法)
2. 呼吸系統
   —感冒喉嚨痛：薑＋松木＋尤加利樹(稀釋按摩呼吸道或蒸汽吸入)
3. 生殖／泌尿系統
   —經期不規律或產後血塊滯留：薑＋天竺葵＋杜松莓(按摩)
4. 肌肉／關節系統
   —下背部疼痛：薑＋胡荽＋迷迭香(按摩)
   —運動過度的肌肉：薑＋尤加利樹＋薄荷(按摩)
   —肌肉扭傷、拉傷：薑＋肉豆蔻＋丁香籽(按摩)
   —關節炎：薑＋德國洋甘菊＋杜松莓(按摩)
5. 心靈層次
   —疲倦：薑＋橙花＋柑橘(薰香)

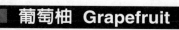

葡萄柚 Grapefruit

拉丁學名	Citrus paradisi (柑橘屬)
科　　別	芸香科 Rutaceae
萃取部位／植物種類	果皮／樹
精油萃取量	0.1%
產　　地	美國、巴西、以色列
化學族群／結構	萜烯 (Terpene)／單萜烯、醇類、醛類
類比音符	高音
萃取方式	壓榨法
使用注意事項	光毒反應(較不敏感)；如果在皮膚上使用濃度超過4%，在12小時內避免照射到紫外線
氣味描述	香甜、果香味、清新感
調油參考指標	6
生理層面的屬性／特性	－抗菌、防腐 (Antiseptic) －袪腸胃脹氣 (Carminative) －利尿 (Diuretic) －消毒 (Disinfectant) －解毒 (De-toxifying) －利肝 (Hepatic) －滋補 (Tonic)

適用的症狀	1. 消化系統——脹氣、膽結石、刺激膽汁分泌(幫助消化脂肪)、肝與膽囊問題、消化不良、幫助戒除藥癮、淨化腎臟和脈管系統(血液、淋巴)
	2. 循環系統——其為淋巴腺的刺激劑，滋養組織細胞，控制液體流動，對於肥胖及水分滯留能發揮效果
	3. 免疫系統——幫助長期服藥而造成藥物囤積的現象，調整時差問題、過度疲勞和頭痛的恢復，增強免疫系統並預防感冒
	4. 生殖、泌尿系統——淨化腎臟和血管，增強腎臟的排毒能力。利尿(改善蜂窩組織炎)。安撫身體，減輕偏頭痛、經前症候群及懷孕的不適感
	5. 皮膚系統——深層淨化油性暗瘡及充血的肌膚，促進毛髮生長、緊實皮膚與組織
心理層面的屬性／特性	清新提神 刺激性 陶醉感
適用的症狀	忌妒、憤怒、冷淡、優柔寡斷、憂鬱、混淆不清、對中樞系統有平衡的作用、使人歡愉
適合調配精油	羅勒(紫蘇)、佛手柑、雪松、胡蘿蔔籽、香茅、茴香、乳香、杜松莓、天竺葵、薑、茉莉、薰衣草、萊姆、柑

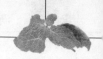

橘、棕櫚玫瑰(玫瑰草)、紫檀木、迷迭香、香水樹

建議配方

1. 消化系統
   －消化不良、開胃、厭食：葡萄柚＋胡荽

2. 免疫系統
   －提昇免疫力：葡萄柚＋檸檬＋薰衣草薰香或按摩

3. 循環系統
   －塑身排毒：葡萄柚＋迷迭香＋杜松莓泡澡

4. 皮膚系統
   －暗瘡調理：葡萄柚＋薰衣草＋佛手柑＋基礎乳液

5. 心靈層次
   －產後憂鬱：葡萄柚＋天竺葵＋柑橘或葡萄柚＋橙花＋天竺葵(再加基礎油按摩或是泡澡)
   －流產後安撫情緒用油：葡萄柚＋乳香＋天竺葵＋羅馬洋甘菊(混合後，泡澡時使用6滴，按摩時1ml基礎油＋1滴)

牛膝草 Hyssop

拉丁學名	Hyssopus officinalis (海索草屬)
科　　別	唇形科 Lamiaceae(=Labiatae)
萃取部位／植物種類	葉子、花朵／藥草
精油萃取量	未知
產　　地	法國、西班牙、南歐
化學族群	酮類 (Ketone)／醇類、酮類、倍半萜烯、萜烯
類比音符	中音
萃取方法	蒸餾法
使用注意事項	其為強勁之精油，建議使用低劑量。癲癇、高血壓及孕婦不可使用
氣味描述	溫暖、甜味、具穿透力
調油參考指標	4
生理層面的屬性／特性	－抗風溼 (Antirheumatic) －抗菌、防腐 (Antiseptic) －抗痙攣 (Antispasmodic) －收斂 (Astringent) －止咳 (Bechic) －利心臟 (Cardiac) －袪腸胃脹氣 (Carminative)

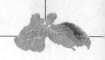

－幫助結痂 (Cicatrisant)

－利尿 (Diuretic)

－通經 (Emmenagogue)

－化痰 (Expectorant)

－退燒 (Febrifuge)

－升高血壓 (Hypertensive)

－利神經 (Nervine)

－預防疾病 (Prophylactic)

－促進排汗 (Sudorific)

－袪蠕蟲 (Vermifuge)

－治創傷 (Vulnerary)

適用的症狀

1. 呼吸系統——對於呼吸器官的功效顯著，例如氣喘、肺結核、呼吸困難、具滋補心臟及呼吸器官的功效、重感冒、支氣管炎、耳炎、扁桃腺炎、袪痰、咳嗽

2. 消化系統——其為消化系統的滋補劑，能處理食慾不振、袪腸胃脹氣、消化不良等問題

3. 循環系統——幫助升高血壓，治療低血壓。利於循環系統之滋補

4. 生殖、泌尿係統——通經、梅毒、閉經、利尿、白帶。對於癌症、風溼病、淋巴結結核、退熱、驅蠕蟲等症狀亦有紓解效果

5. 肌肉／關節系統——風溼痛、痛風及關節炎。＊註：若有風溼方面的問題時，必須使用熱敷

6. 皮膚系統——皮膚炎、幫助結痂及打散瘀血，改善皮膚炎及溼疹。

*註：如果有青腫、瘀傷或擦傷時，須使用冷敷

心理層面的屬性／特性	鎮靜、激勵
適用的症狀	使頭腦清新，幫助釋放痛苦的情緒
適合調配精油	當歸根、胡蘿蔔籽、快樂鼠尾草、尤加利樹、茴香、薰衣草、檸檬、香蜂草、綠花白千層、柑橘、迷迭香、茶樹、百里香(麝香草)
建議配方	1. 呼吸系統

1. 呼吸系統
　－呼吸道問題：牛膝草＋尤加利樹＋迷迭香(按摩)
　－支氣管炎：牛膝草＋松木＋薰衣草(蒸汽吸入)
2. 消化系統
　－胃脹氣：牛膝草＋茴香＋薰衣草(腹部按摩)
3. 循環系統
　－保護心臟：牛膝草＋迷迭香＋佛手柑(泡澡)
4. 生殖／泌尿系統
　－白帶：牛膝草＋茶樹＋佛手柑(局部清潔或泡澡、臀浴)
5. 肌肉／關節系統
　－風溼：牛膝草＋杜松莓＋薰衣草

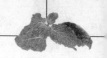

6. 皮膚系統
　　－皮膚炎、傷口結痂：牛膝草＋德國
　　　洋甘菊(塗抹)
7. 心靈層次
　　－精神振奮、增加頭腦敏銳度：牛膝
　　　草＋檸檬＋迷迭香(薰香)

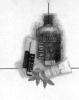

永年草 (永久花) Immortelle

拉丁學名	Helichrysum angustifolium
科　　別	菊科 Asteraceae(=Compositae)
萃取部位／植物種類	花朵頂端／灌木
精油萃取量	0.1%
產　　地	義大利
化學族群／結構	酯類 (Ester)／醇類、酯類、萜烯
類比音符	低音
萃取方法	蒸餾或溶劑萃取法
使用注意事項	未知
氣味描述	果香、豐富的，帶有木質香
調油參考指標	4
生理層面的屬性／特性	－抗發炎 (Anti-inflammatory) －抗病毒 (Antiviral) －收斂 (Astringent) －殺菌 (Bactericide) －促進膽汁分泌 (Choleretic) －促進細胞再生 (Cytophylactic) －利尿 (Diuretic) －殺黴菌 (Fungicide) －利肝 (Hepatic)

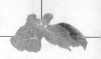

－調理脾臟 (Splenetic)

適用的症狀

1. 呼吸系統——感冒發燒、流行性感冒、化痰、支氣管炎、咳嗽、氣喘
2. 消化系統——利膽、膽囊失衡、胰臟及膽汁分泌失常
3. 循環系統——其為回春的精油,能促進細胞再生,通經絡,貫穿精氣通路
4. 免疫系統——免疫系統疾病
5. 生殖／泌尿系統——念珠菌感染、單純性疱疹、殺菌、利尿
6. 肌肉／關節系統——風溼痛、與一般疼痛之不適
7. 皮膚系統——其促進細胞再生的功能與薰衣草不相上下,幫助結痂、粉刺、溼疹、癬及膿腫。治療香港腳與癬的功效十分良好

心理層面的屬性／特性

鎮靜

適用的症狀

偏頭痛、恐慌、畏懼、抗憂鬱

適合調配精油

佛手柑、洋甘菊、天竺葵、乳香、薰衣草、桔子、苦橙葉、玫瑰、紫檀木、西洋蓍草

建議配方

1. 呼吸系統
   －流行性感冒、咳嗽:永年草(永久花)＋茶樹＋松木(泡澡或加基礎油按摩)
2. 消化系統

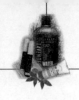

　　－調理肝臟：永年草(永久花)＋玫瑰
　　＋基礎油(按摩)

3. 生殖／泌尿系統

　　－念珠球菌感染：永年草(永久花)＋
　　佛手柑(臀浴10分鐘)或是永年草(永
　　久花)＋棕櫚玫瑰(玫瑰草)＋刺蕊草
　　(廣藿香)(按摩)刺蕊草(廣藿香)

4. 皮膚系統

　　－癬及牛皮癬：永年草(永久花)＋佛
　　手柑＋薰衣草＋西洋蓍草

5. 心靈層次

　　－放鬆：永年草(永久花)＋天竺葵＋
　　檸檬＋薰衣草(按摩)

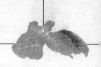

茉莉　Jasmine

拉丁學名	Jasminum officinalis （Jasminum grandiflorum)(茉莉屬)
科　　別	茉莉科 (Jasminacae)
萃取部位／植物種類	花／樹
精油獲取量	0.1%
產　　地	北非、印度
化學族群	酯 (Ester)／醇類、氧化物
類比音符	低音－中音
萃取方式	脂吸法或是溶劑萃取法
使用注意事項	有輕微的引發皮膚過敏反應的可能，運用在皮膚的狀況要小心。懷孕期間避免使用，臨盆時使用可幫助生產
氣味描述	豐富的、花香、強烈的
調油參考指標	2
生理層面的屬性／特性	－抗菌、防腐 (Antiseptic) －抗痙攣 (Antispasmodic) －催情 (Aphrodisiac) －通經 (Emmenagogue) －化痰 (Expectorant) －安撫、軟化肌膚 (Emollient)

－促進乳汁分泌 (Galactogogue)

－助產 (Parturient)

－滋補 (Tonic)

－利子宮 (Uterine)

適用的症狀

1. 神經系統──失眠、頭痛
2. 呼吸系統──幫助調節與加強呼吸深度，紓解支氣管的痙攣，安撫咳嗽，改善嘶啞的聲音
3. 生殖、泌尿系統──其爲生產時最有幫助的精油，能強化收縮，協助身體準備生產，加速生產過程，也可在產後改善產後憂鬱症，促進乳汁分泌，舒緩子宮痙攣，亦能處理月經不協調、停經、經前症候群、經期不規則、更年期、乳管不充分等症狀。對於男性的生殖系統，能幫助增加精子數目、改善不孕、陽痿、早洩、性冷感及前列腺炎等現象
4. 皮膚系統──任何皮膚皆有幫助，尤其是乾燥及敏感肌膚。淡化妊娠紋與疤痕

心理層面的屬性／特性

陶醉性
催情地
刺激地

適用的症狀

冷淡、憂鬱、情緒冷淡、性功能失調、恐懼、缺乏自信心、因壓力引發的相關問題，內向

適合調配精油	佛手柑、快樂鼠尾草、乳香、天竺葵、永年草(永久花)、柑橘、桔子、香蜂草、橙花、棕櫚玫瑰(玫瑰草)、紫檀木、檀香木、香水樹
建議配方	1. 生殖系統 　　－助產、舒緩生產陣痛：茉莉＋薰衣草＋杜松莓＋基礎油 　　－淡化妊娠紋及疤痕：茉莉＋桔子＋薰衣草(按摩) 2. 皮膚系統 　　－乾燥肌膚保養：茉莉＋薰衣草＋羅馬洋甘菊 3. 心靈層次 　　－催情按摩：茉莉＋肉豆蔻＋黑胡椒＋柑橘(按摩) 　　－安撫神經：茉莉＋柑橘＋檀香木(薰香)

5

杜松莓 Juniper Berry

拉丁學名	Juniperus communis(檜屬)
科　　別	柏科 (Cupressaceae)
萃取部位／植物種類	莓／灌木
精油獲取量	1.5%
產　　地	義大利、南斯拉夫
化學族群／結構	萜烯 (Terpen)／倍半萜烯、萜烯、醇類、氧化物
類比音符	中音
萃取方式	蒸餾
使用注意事項	若有嚴重的腎臟問題，請避免使用杜松莓。能通經，懷孕期間勿用
氣味描述	乾淨、清新，略帶木頭香
調油參考指標	7
生理層面的屬性／特性	－抗菌、防腐 (Antiseptic)
	－抗風溼 (Antirheumatic)
	－抗痙攣 (Antispasmodic)
	－收斂 (Astringent)
	－袪腸胃脹氣 (Carminative)
	－利尿 (Diuretic)
	－通經 (Emmenagogue)

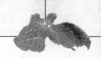

－發紅劑 (Rubifacient)

－健胃 (Stomachic)

－促進排汗 (Sudorific)

－滋補 (Tonic)

－局部刺激循環 (Topical circulation stimulant)

－治創傷 (Vulnerary)

適用的症狀

1. 呼吸系統——咳嗽、呼吸道感染、痙攣性咳嗽

2. 消化系統——調節胃口、幫助肥胖症、肝硬化等。幫助排出堆積毒素，淨化腸道黏膜，對抗痔瘡

3. 生殖、泌尿系統——非常有效的利尿劑，幫助抗菌，膀胱炎、尿急痛(無力排尿)、腎結石、攝護腺腫大時幫助排尿，蜂窩性組織炎、水腫與體液滯留，可規律經期、舒緩經痛、促進生產順利

4. 肌肉／關節系統——能幫助清除尿酸，所以對關節炎、風溼、痛風和坐骨神經痛十分有益

5 皮膚系統——油性皮膚、皮膚相關問題、改善頭皮的皮脂漏。能淨化粉刺、毛孔阻塞、皮膚炎、流湯的溼疹、乾癬和腫脹

心理層面的屬性／特性　　刺激性

適用的症狀　　溫暖及刺激體內體液堆積現象、靈魂

的保護者，可強化神經，淨化氣氛，
讓心情在挑戰性的情況下獲得支持

適合調配精油 安息香、佛手柑、絲柏、乳香、茴
香、天竺葵、葡萄柚、柑橘、檸檬、
檸檬草、萊姆、香蜂草、迷迭香、檀
香木

建議配方 1. 呼吸系統
　　—呼吸道感染：杜松莓＋尤加利樹＋
　　　乳香
2. 消化系統
　　—消化不良、脹氣：杜松莓＋歐芹
　　　(荷蘭芹茱籽)＋茴香(按摩腹部)
3. 生殖／泌尿系統
　　—減肥、利尿：杜松莓＋葡萄柚＋絲
　　　柏(泡澡或加基礎油按摩)
4. 肌肉／關節系統
　　—風溼痛：杜松莓＋尤加利樹＋德國
　　　洋甘菊(按摩)
5. 皮膚系統
　　—油性、暗瘡肌膚保養：杜松莓＋迷
　　　迭香＋洋甘菊
6. 心靈層次
　　—憂鬱、冷漠：杜松莓＋佛手柑＋乳
　　　香(薰香)

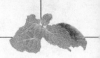

卡努卡　Kanuka

拉丁學名	Leptospermum ericoides
科　　別	桃金孃科 Myrtaceae
萃取部位	葉子
精油萃取量	未知
化學族群	醇類 (Alcohol)
類比音符	高音
萃取方法	蒸餾法
氣味描述	清新的
調油參考指標	6
生理層面的屬性／特性	－止痛 (Analgesic) －抗菌 (Anti-fungal) －抗發炎 (Anti-inflammatory)
適用的症狀	1. 肌肉／關節系統──肌肉疼痛 2. 皮膚系統──輪癬、香港腳、陰道感染
心理層面的屬性／特性	刺激
適用的症狀	激勵、提神
適合調配精油	佛手柑、香茅、葡萄柚、檸檬、檸檬草、萊姆、香蜂草、柑橘、棕櫚玫瑰(玫瑰草)、刺蕊草(廣藿香)、檀香木、

香水樹

建議配方

1. 皮膚系統
　－香港腳：卡努卡＋佛手柑(泡腳)或
　　是棉花棒沾卡努卡1滴擦拭

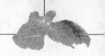

薰衣草 Lavender

拉丁學名	Lavendula officinalis (Lavendula angusti-folia)(薰衣草屬)
科　別	唇形科 Lamiaceae(=Labiatae)
萃取部位／植物種類	花／灌木
精油獲取量	1%
產　地	歐洲
化學族群／結構	酯 (Ester)／醇類、酯類、氧化物、倍半萜烯、萜烯
類比音符	中音
萃取方式	蒸餾
使用注意事項	懷孕初期勿使用
氣味描述	清新、香甜、草本的、香味。可和各種的精油調和在一起，屬於味道較強烈、持久的中度油
調油參考指標	7
生理層面的屬性／特性	－止痛 (Analgesic) －抗抽筋 (Anticonvulsive) －抗發炎 (Antiphlogistic) －抗風溼 (Antirheumatic) －抗菌、防腐 (Antiseptic)

—抗痙攣 (Antispasmodic)

　　—抗蛇毒 (Antivenomous)

　　—抗病毒 (Antiviral)

　　—殺菌 (Bactericide)

　　—祛腸胃脹氣 (Carminative)

　　—幫助結痂 (Cicatrisant)

　　—促進細胞再生 (Cytophylactic)

　　—通經 (Emmenagogue)

　　—降低血壓 (Hypotensive)

　　—利神經 (Nervine)

　　—刺激免疫循環 (Immune Stimulant)

　　—促進排汗 (Sudorific)

　　—治創傷 (Vulnerary)

適用的症狀

1. 神經系統——肌肉痙攣、扭傷、頭痛、偏頭痛

2. 呼吸系統——氣喘、肺氣腫、黏膜發炎、感冒、喉炎及喉嚨感染，還能減輕肺結核，預防感染

3. 消化系統——腹部絞痛、清脾及肝、反胃、嘔吐、脹氣等，並可刺激膽汁分泌

4. 循環系統——對心臟有鎮靜效果，可降低高血壓、安撫心悸、改善失眠狀況

5. 免疫系統——有名的殺蟲劑，可驅走蛾類及昆蟲，淨化空氣

6. 生殖、泌尿系統——月經流量太少、痛經、白帶、減輕生產痛苦、按摩下背部可清除產後不適

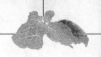

7. 肌肉／關節系統——肌肉使用過度及風溼痛

8. 皮膚系統——促進細胞再生，平衡皮脂分泌，對所有的皮膚狀況都有幫助，例如創傷、癤、燙傷、瘀血、皮膚炎、溼疹、腳潰瘍、蚊蟲咬傷、老化皮膚、搔癢、牛皮癬、妊娠紋、疤痕等。同時為一種很好的護髮劑，對禿頭有些許幫助

心理層面的屬性／特性	鎮靜性
適用的症狀	壓力、焦慮、睡眠問題、驚慌、缺乏耐心、幫助清除毒素、安撫中樞神經
適合調配精油	佛手柑、洋甘菊、香茅、快樂鼠尾草、天竺葵、茉莉、檸檬、柑橘、桔子、棕櫚玫瑰(玫瑰草)、刺蕊草(廣藿香)、松木、麝香草(百里香)、迷迭香、紫檀木、香水樹
建議配方	1. 神經系統 －失眠：薰衣草＋乳香＋快樂鼠尾草(薰香) 2. 呼吸系統 －支氣管炎、氣喘、黏膜發炎：薰衣草＋茶樹＋絲柏(呼吸道按摩) 3. 消化系統 －胃脹氣：薰衣草＋檸檬＋薄荷(腹部按摩)

4. 循環系統

—降低血壓：薰衣草＋香水樹＋柑橘(薰香)

5. 生殖／泌尿系統

—尿道感染：薰衣草＋檀香木＋杜松莓(臀浴或泡澡)

—痛經：薰衣草＋天竺葵＋玫瑰(按摩)

6. 肌肉／關節系統

—肌肉扭傷：薰衣草＋迷迭香＋馬喬蓮(馬鬱蘭)(按摩)

7. 皮膚系統

—油性肌膚滋養露：薰衣草純露＋薰衣草＋杜松莓(隨時噴灑)

—戰痘：薰衣草＋檸檬＋樟腦(白)＋夜櫻草油(每日按摩)

—溼疹：薰衣草＋德國洋甘菊＋佛手柑

7. 心靈層次

—平衡：薰衣草＋橙花＋苦橙葉(薰香)

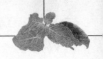

檸檬 Lemon

拉丁學名	Citrus limons (Citrus limonum)(柑橘屬)
科　　別	芸香科 Rutaceae
萃取部位 / 植物種類	果皮 / 樹
精油獲取量	0.7%
產　　地	巴西、美國
化學族群 / 結構	萜烯 (Terpene) / 萜烯、倍半萜烯、醇類、醛類、酯類
類比音符	高音
萃取方式	壓榨法
使用注意事項	可能引起光毒反應，若濃度超過2%，避免在使用之後12小時照射到紫外線
氣味描述	柑橘類香氣、刺激、嗆鼻
調油參考指標	9
生理層面的屬性 / 特性	－抑制體內的酸性 (Antiacid)
	－抗致癌物 (Anticarcinogenic)
	－止癢 (Antipruritic)
	－抗風溼 (Antirheumatic)
	－抗菌、防腐 (Antiseptic)
	－收斂 (Astringent)
	－殺菌 (Bactericde)

5

一祛腸胃脹氣 (Carminative)

　　一幫助結痂 (Cicatrisant)

　　一利尿 (Diuretic)

　　一化痰劑 (Expectorant)

　　一退燒 (Febrifuge)

　　一利肝 (Hepatic)

　　一降低血壓 (Hypotensive)

　　一殺蟲 (Insecticide)

　　一刺激免疫系統 (Immune Stimulant)

　　一輕瀉劑 (Laxative)

　　一除寄生蟲 (Parasiticide)

　　一健胃 (Stomachic)

　　一靜脈滋補 (Vein tonic)

　　一祛蠕蟲 (Vermifuge)

適用的症狀

1. 呼吸系統——急性支氣管炎、喉嚨痛、咳嗽、著涼、流行性感冒

2. 消化系統——反胃、腹瀉、消化不良、膽結石、促進胰島素分泌、解除肝腎充血、便秘及蜂窩性組織炎

3. 循環系統——能使血液暢通，減輕靜脈曲張之壓力，強心劑，可降低血壓，處理冠狀動脈硬化、痔瘡、靜脈曲張等問題。幫助體溫下降，特別是發燒現象，幫助止鼻血及一般外傷性出血

4. 免疫系統——幫助恢復紅血球活力，減輕貧血。刺激白血球，活絡免疫系統

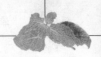

5. 肌肉／關節系統──具有對抗身體酸性的特質，能減輕痛風、風濕及關節炎
6. 皮膚系統──去除老舊細胞使膚色明亮，改善破裂的微血管，潔淨油膩的皮膚及頭髮，去除粉刺、瘀血、油性皮膚、疣及雞眼等。可以軟化結巴組織，預防指甲岔裂

心理層面的屬性／特性	刺激性 清新、提神
適用的症狀	做惡夢、混淆、感覺炙熱煩躁時，能帶來清涼的感受。幫助澄清思緒
適合調配精油	佛手柑、安息香、白豆蔻、洋甘菊、尤加利樹、茴香、乳香、薑、杜松莓、薰衣草、菩提花、橙花、迷迭香、玫瑰、檀香木、香水樹
建議配方	1. 呼吸系統 　－流行性感冒：檸檬＋尤加利樹＋乳香(蒸汽吸入) 2. 消化系統 　－便秘：檸檬＋胡荽＋白豆蔻(按摩) 3. 循環系統 　－降低血壓：檸檬＋香水樹＋薰衣草(薰香) 　－預防靜脈曲張：檸檬＋絲柏＋薄荷(按摩) 4. 免疫系統

5

－抵抗傳染病：檸檬＋綠花白千層＋
　　　薰衣草(薰香或按摩)
5. 肌肉／關節系統
　　－關節炎：檸檬＋杜松莓＋德國洋甘
　　　菊(按摩)
　　－骨質疏鬆：檸檬＋牛膝草＋迷迭香
　　　＋綠花白千層(按摩或泡澡)
6. 皮膚系統
　　－美白：檸檬＋橙花＋薰衣草
7. 心靈層次
　　－煩躁時澄清思緒：檸檬＋佛手柑＋
　　　檀香木(薰香)

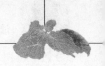

檸檬草　Lemongrass

拉丁學名	Cymbopogon citratus （香草屬）
科　　別	禾本科 Poaceae(=Gramineae)
萃取部位／植物種類	葉子／藥草
精油萃取量	2%
產　　地	中國、印度、非洲
化學族群／結構	醛類 (Aldehyde)／萜烯、醇類
類比音符	高音
萃取方法	蒸餾法
使用注意事項	過敏、問題肌膚及 2 歲以下小孩避免使用
氣味描述	清新的，含油的檸檬
調油參考指標	1
生理層面的屬性／特性	—止痛 (Analgesic)
	—抗菌 (Antiseptic)
	—殺菌 (Bactericide)
	—祛腸胃脹氣 (Carminative)
	—除臭 (Deodorant)
	—促進消化 (Digestive)
	—促進乳汁分泌 (Galactogogue)
	—殺蟲 (Insecticide)

5

—滋補 (Tonic)

—局部刺激循環 (Topical circulation stimulant)

適用的症狀	
	1. 呼吸系統——淨化病房內的空氣,幫助預防喉嚨痛、發燒及各種細菌感染
	2. 消化系統——急躁性腸胃症 (IBS),結腸炎,消化不良,腸胃炎。可消除乳酸,促進消化道循環
	3. 循環系統——幫助肌肉緊實及缺乏運動而鬆垮的肌膚。紓解因久站而疲憊的雙腿。調解心律不整、心臟疾病。其為身體全方位的補品
	4. 免疫系統——可刺激交感神經,幫助病體痊癒
	5. 肌肉／關節系統——舒緩肌肉疼痛,使肌肉柔軟
	6. 皮膚系統——調理油性及粉刺肌膚,對毛孔粗大有效。可平衡油性膚質。對於香港腳或其他黴菌感染也十分有益。

心理層面的屬性／特性	刺激性
適用的症狀	焦慮、憂鬱、壓力
適合調配精油	羅勒(紫蘇)、佛手柑、雪松、天竺葵、薰衣草、檸檬、綠花白千層、棕櫚玫瑰(玫瑰草)、苦橙葉、迷迭香、茶樹

建議配方

1. 呼吸系統
   －殺菌：檸檬草＋尤加利樹＋松木
   (薰香)

2. 生殖/泌尿系統
   －促進乳腺暢通：檸檬草＋天竺葵＋
   快樂鼠尾草＋甜杏仁油(按摩)

3. 肌肉、關節系統
   －舒緩肌肉疼痛：檸檬草＋迷迭香＋
   洋甘菊(按摩)

4. 皮膚系統
   －香港腳：檸檬草＋佛手柑＋薰衣草
   (泡腳或塗抹)

5. 心靈層次
   －激勵：檸檬草＋柑橘＋羅勒(紫
   蘇)(薰香)

6. 室內淨化
   －驅蟲：檸檬草＋丁香芽＋肉桂葉＋
   蒸餾水100ml(室內環境噴灑)

萊姆 Lime

拉丁學名	Citrus latifolia(柑橘屬)
科　　別	芸香科 Rutaceae
萃取部位／植物種類	果皮／樹
精油萃取量	0.8%
產　　地	亞洲
化學族群／結構	萜烯 (Terpene)／醇類、醛類、酯類、內酯類、萜烯
類比音符	高音
萃取方法	壓榨及蒸餾
使用注意事項	避免日曬
氣味描述	清新、甜味
調油參考指標	9
生理層面的屬性／特性	—抗菌、防腐 (Antiseptic) —抗病毒 (Antiviral) —收斂 (Astringent) —殺菌 (Bactericide) —消毒劑 (Disinfectant) —退燒 (Febrifuge) —止血 (Haemostatic) —殺蟲 (Insecticide)

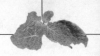

　　　　　　　　　　　　　一滋補 (Tonic)

適用的症狀	1. 呼吸系統——咳嗽、胸部鬱積、黏膜發炎及鼻竇炎 2. 消化系統——幫助消化、刺激消化液的分泌、促進食慾。具有解毒功能可幫助酒精中毒患者 3. 循環系統——退燒(因著涼、感冒、喉嚨疼痛和流行性感冒所引起)。增強全身循環和幫助紓解靜脈曲張 4. 免疫系統——增強免疫力，為病後初癒的身體帶來能量，降低感染機率 5. 肌肉／關節系統——助於舒緩風溼性疼痛 6. 皮膚系統——溼疹、皮膚炎、粉刺、油性皮膚、止割傷及一般外傷出血。對於油性肌膚有收斂、抑制油脂分泌的作用，可淡化疤痕及斑點，幫助晦暗肌膚重現明亮膚質
心理層面的屬性／特性	清新
適用的症狀	振奮、疲倦、壓力、焦慮、使人生氣蓬勃、讓疲憊的心靈煥然一新
適合調配精油	佛手柑、雪松、天竺葵、葡萄柚、薰衣草、檸檬、柑橘、橙花、肉豆蔻、桔子、迷迭香、紫檀木、培地草(岩蘭草)、香水樹
建議配方	1. 呼吸系統

5

－咳嗽：萊姆＋尤加利樹＋檀香木(按
　　摩呼吸道或蒸汽吸入)

2. 消化系統
　　－促進食慾及解除脹氣：萊姆＋黑胡
　　椒＋茴香(按摩腹部)

3. 循環系統
　　－增進全身循環：萊姆＋葡萄柚＋杜
　　松莓(泡澡)

4. 免疫系統
　　－增強抵抗力：萊姆＋山蒼果＋茉莉
　　(薰香)

5. 皮膚系統
　　－明亮膚色：萊姆＋薰衣草＋橙花

6. 心靈層次
　　－減輕疲勞：萊姆＋佛手柑＋迷迭香
　　(薰香)

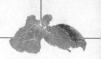

菩提樹花 Linden blossom

拉丁學名	Tilea europoea(椴屬)
科　　別	椴科 Tiliaceae
萃取部位／植物種類	花／樹
精油萃取量	0.1%
產　　地	歐洲、法國
化學族群／結構	醇類 (Alocohol)
類比音符	低音
萃取方式	脂吸法
使用注意事項	可能引起皮膚敏感
氣味描述	甜味、花香
調油參考指標	1
生理層面的屬性／特性	一止痛 (Analgesic)
	一抗痙攣 (Antispasmodic)
	一抗病毒 (Antiviral)
	一收斂 (Astringent)
	一殺菌 (Bactericide)
	一利尿 (Diuretic)
	一降低血壓 (Hypotensive)
	一刺激免疫循環 (Immune Stimulant)
	一利神經 (Nervine)

5

－促進排汗 (Sudorific)

－滋補 (Tonic)

適用的症狀

1. 神經系統——風溼痛、痛風、坐骨神經痛、頭痛、偏頭痛，因神經緊張引起的高血壓
2. 呼吸系統——支氣管炎、咳嗽、流行性感冒、胸膜炎
3. 消化系統——腎功能失調、針對肝臟解毒及調理、B型肝炎、消化不良、胃痛、消化不良、腹瀉
4. 循環系統——淨化血液、改善慢性循環疾病，例如膽固醇或貧血
5. 生殖、泌尿系統——利尿，幫助清除過多的尿酸
6. 肌肉／關節系統——有效治療風溼、痛風及坐骨神經痛。
7. 皮膚系統——具收斂作用、柔軟肌膚、緊膚作用、刺激頭皮生長。能改善口腔潰瘍、明顯強化眼部肌肉

心理層面的屬性／特性 鎮靜

適用的症狀 失眠、神經緊張、壓力問題

適合調配精油 安息香、香茅、薑、葡萄柚、茉莉、薰衣草、橙花、棕櫚玫瑰(玫瑰草)、玫瑰、紫羅蘭葉、香水樹

建議配方

1. 神經系統
   －偏頭痛：菩提樹花＋薰衣草＋薄荷

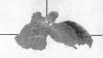

(按摩)

2. 呼吸系統

－支氣管炎、咳嗽、流行性感冒：菩
提樹花＋松木＋綠花白千層(按摩)

3. 消化系統

－肝臟解毒及調理：菩提樹花＋檸檬
＋玫瑰(按摩)

4. 皮膚系統

－強化眼部肌肉：菩提樹花＋橙花＋
紫羅蘭葉(塗抹)

5

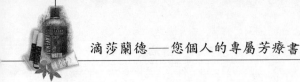

獨活草 Lovage

拉丁學名	Levisticum officinale
科　　別	繖形科 Apiaceae(=Umbelliferae)
萃取部位／植物種類	根／藥草
精油萃取量	0.5%
產　　地	歐洲
化學族群	呋喃 (Furan)
類比音符	低音
萃取方式	蒸餾
使用注意事項	懷孕及腎病患者避免使用，遇強光有光毒反應
氣味描述	微微的甜味、辣味
調油參考指標	1
生理層面的屬性／特性	－抗腫瘤 (Antitumoral) －袪腸胃脹氣 (Carminative) －利尿 (Diuretic) －解毒 (Detoxify) －通經 (Emmenagogue) －化痰 (Expectorant) －助產 (Parturient)

| 適用的症狀 | 1. 消化系統——腹部疼痛、腹部絞痛、結腸炎、疝氣、結腸炎、便秘、脹氣、稀便、消化不良 |

適用的症狀

1. 消化系統——腹部疼痛、腹部絞痛、結腸炎、疝氣、結腸炎、便秘、脹氣、稀便、消化不良
2. 循環系統——中毒、血毒症、腫脹、腫瘤、肝臟充血
3. 生殖、泌尿系統——經痛、分娩困難(極度疼痛／緩慢)、停經、子宮肌瘤、腎結石、膀胱炎、大小便失禁、尿道炎
4. 皮膚系統——粉刺、油性肌膚、牛皮癬

心理層面的屬性／特性　鎮靜

適用的症狀　心情沉滯、壓抑酒癮

適合調配精油　佛手柑、黑胡椒、肉桂葉、香茅、快樂鼠尾草、茴香、薑、葡萄柚、牛膝草、山蒼果、香蜂草、檸檬、檸檬草、萊姆、柑橘、桔子、薄荷、迷迭香

建議配方

1. 消化系統
　－脹氣、便秘：獨活草＋檸檬＋馬喬蓮(馬鬱蘭)(按摩)
2. 循環系統
　－肝臟調理：玫瑰＋獨活草＋山蒼果(按摩)
3. 免疫系統
　－刺激免疫系統：玫瑰＋檸檬＋獨活草(按摩或泡澡)
4. 生殖／泌尿系統
　－痛經：獨活草＋玫瑰＋快樂鼠尾草(按摩)

桔子 Mandarin

拉丁學名	Citrus madurensis (Citrus retriculata) (柑橘屬)
科　別	芸香科 Rutaceae
萃取部位／植物種類	果皮／樹
精油獲取量	2-3%
產　地	巴西、西班牙、義大利、加州
化學族群／結構	醇 (Alcohol)／醇類、醛類、酯類、萜烯類
類比音符	高音
萃取方式	壓榨法
使用注意事項	可能具光毒性，最好不要在接受強烈日曬前使用
氣味描述	清新、香甜、果皮味松木、香脂
調油參考指標	7
生理層面的屬性／特性	－抗菌、防腐 (Antiseptic) －抗痙攣 (Antispasmodic) －祛腸胃脹氣 (Carminative) －促進細胞再生 (Cytophylactic) －促進消化 (Digestive) －安撫、軟化皮膚 (Emollient) －滋補 (Tonic)

適用的症狀	1. 神經系統——神經系統的鎮定劑。是舒緩壓力與煩躁不安的良藥 2. 消化系統——其為消化系統的補品，增進胃口、脹氣、腹部絞痛、病體初癒或沮喪引起的食慾不振、刺激肝臟、調節代謝、促進膽汁分泌、加速脂肪分解、幫助排氣 2. 皮膚系統——油性皮膚、粉刺、妊娠紋／疤痕
心理層面的屬性／特性	鎮靜性
適用的症狀	焦慮、憂鬱、沮喪
適合調配精油	佛手柑、黑胡椒、洋甘菊、葡萄柚、茉莉、薰衣草、檸檬、萊姆、馬喬蓮(馬鬱蘭)、橙花、柑橘、棕櫚玫瑰(玫瑰草)、苦橙葉、玫瑰、檀香木、香水樹
建議配方	1. 消化系統 　－嬰兒按摩：桔子＋洋甘菊＋基礎油(按摩) 2. 皮膚系統 　－淡化妊娠紋：桔子＋橙花＋薰衣草(從懷孕開始使用，每天2次效果更好) 3. 心靈層次 　－安撫焦慮：桔子＋紫檀木＋薰衣草(薰香)

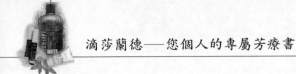

馬鬱蘭 (馬喬蓮)　Marjoram

拉丁學名	Origanum marjorana （Marjorana hortensis)(牛至屬)
科　別	唇形科Lamiaceae(=Labiatae)
萃取部位／植物種類	葉子／藥草
精油獲取量	1%
產　地	法國、匈牙利、埃及
化學族群／化學結構	醇 (Alcohol)／醇類、酮類、倍半萜烯、萜烯
類比音符	中音
萃取方法	蒸餾法
使用注意事項	無
氣味描述	清新、草本、溫暖、香料味
調油參考指標	3
生理層面的屬性／特性	—止痛 (Analgesic)
	—抗風溼 (Antirheumatic)
	—抗菌、防腐 (Antiseptic)
	—抗痙攣 (Antispasmodic)
	—促進食慾 (Aperitif)
	—利心臟 (Cordiac)
	—祛腸胃脹氣 (Carminative)
	—利腦 (Cephalic)

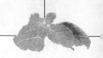

－促進消化 (Digestive)

－通經 (Emmenagogue)

－化痰 (Expectorant)

－降低血壓 (Hypotensive)

－輕瀉劑 (Laxative)

－利神經 (Nervine)

－血管擴張劑 (Vasodilator)

－治創傷 (Vulnerary)

適用的症狀

1. 神經系統——舒緩頭痛、偏頭痛及失眠

2. 呼吸系統——感冒、胸腔傳染病、鼻竇炎、支氣管炎與氣喘。並能消除感冒引起的頭腦窒塞感

3. 消化系統——益於胃痙攣、腹部絞痛、結腸炎、脹氣、便秘、腹瀉、幫助排毒、防止暈車及暈船

4. 循環系統——其擴張血管的功能，是適合運動後使用的活絡油。同時為心臟的補藥，能降低高血壓、心跳過速、心律不整

5. 生殖、泌尿系統——調節月經週期，減輕經痛、抑制性慾

6. 肌肉／關節系統——處理疼痛的肌肉特別有效，尤其是消化問題和月經異常引起的下背部疼痛，肌肉酸痛疲勞、風溼性關節炎、肌肉扭傷等。能幫助風溼痛與腫大的關節

7. 皮膚系統——消除瘀血、擴張微血管使血液較易流通

心理層面的屬性／特性	鎮靜性 抑制性慾

適用的症狀　焦慮、失眠、驚慌、悲傷、安撫神經系統、強化心靈、幫助面對現實、給人安慰。對於過度活躍的人來說，是非常優越的鎮靜劑

適合調配精油　佛手柑、黑胡椒、快樂鼠尾草、尤加利樹、薑、薰衣草、檸檬、肉荳蔻、薄荷、迷迭香、茶樹、麝香草(百里香)

建議配方

1. 神經系統
   —失眠：馬喬蓮(馬鬱蘭)＋柑橘或馬喬蓮(馬鬱蘭)＋肉荳蔻＋薰衣草(按摩)
2. 呼吸系統
   —咳嗽、喉嚨痛：馬喬蓮(馬鬱蘭)＋尤加利樹＋薑(蒸汽吸入)
3. 消化系統
   —幫助消化：馬喬蓮(馬鬱蘭)＋杜松莓＋茴香(按摩)
4. 循環系統
   —降低血壓：馬喬蓮(馬鬱蘭)＋檀香木＋快樂鼠尾草(薰香)
5. 肌肉／關節系統
   —運動後的按摩：馬喬蓮(馬鬱蘭)＋迷迭香＋薰衣草(按摩)
6. 心靈層次
   —強化心靈，溫暖情緒：馬喬蓮(馬鬱蘭)＋玫瑰＋乳香(薰香)

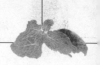

山蒼果 May chang

拉丁學名	Litsea cubeba (木姜子屬)
科　　別	樟科 Lauraceae
萃取部位／植物種類	果實／樹木
精油萃取量	2%
產　　地	中國
化學族群／結構	醛類 (Aldehyde)／醇類、醛類、酯類、氧化物、倍半萜烯、萜烯
類比音符	高音
萃取方式	蒸餾
使用注意事項	攝護腺患者、過敏、不健康的肌膚、嬰孩不宜使用
氣味描述	清新、檸檬味
調油參考指標	3
生理層面的屬性／特性	－抗黴菌 (Antifungal)
	－抗菌、防腐 (Antiseptic)
	－收斂 (Astringent)
	－祛腸胃脹氣 (Carminative)
	－利心臟 (Cordial)
	－促進乳汁分泌 (Galactogogue)
	－降低血壓 (Hypotensive)

5

—殺蟲 (Insecticide)

—滋補 (Tonic)

—局部刺激循環 (Topical circulation stimulant)

適用的症狀

1. 呼吸系統——擴張氣管，助於支氣管炎和氣喘
2. 消化系統——結腸炎、下痢、反胃、開胃
3. 循環系統——其為心臟與呼吸系統的補劑，能調節心律不整、動脈硬化症
4. 生殖／泌尿系統——預防念珠球菌感染。並能幫助乳腺暢通，改善鵝口瘡的症狀
5. 肌肉／關節系統——紓解肌肉疼痛
6. 皮膚系統——具有緊實及收斂的特性，能在油性的皮膚上發揮非常好的功效

心理層面的屬性／特性　陶醉、興奮

適用的症狀　憂鬱症，可幫助營造出一種陽光普照的精神感受

適合調配精油　羅勒(紫蘇)、佛手柑、天竺葵、薑、茉莉、薰衣草、檸檬、檸檬草、橙花、柑橘、苦橙葉、玫瑰、迷迭香、紫檀木、香水樹

建議配方

1. 呼吸系統

　—支氣管炎：山蒼果＋薰衣草＋乳香

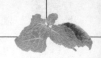

＋基礎油(按摩)

2. 消化系統

－幫助消化：山蒼果＋苦橙葉＋薑
(按摩)

3. 循環系統

－強化心臟：山蒼果＋洋甘菊＋香水
樹(薰香或按摩)

4. 皮膚系統

－緊實、收斂：山蒼果＋天竺葵＋檀
香木(按摩)

5. 心靈層次

－提升、激勵：玫瑰＋山蒼果(薰香)

香蜂草 Melissa

拉丁學名	Melissa officinalis (滇荊界屬)
科　　別	唇形科 Lamiaceae(=Labiatae)
萃取部位／植物種類	樹葉及花／藥草
精油萃取量	0.1%
產　　地	西班牙、法國
化學族群／結構	醛類 (Aldehyde)／酸類、醇類、醛類、酯類、倍半萜烯
類比音符	中音
萃取方式	蒸餾
使用注意事項	攝護腺患者、過敏、不健康的肌膚、嬰孩不宜使用、避免於懷孕期間使用
氣味描述	清新、檸檬味
調油參考指標	2
生理層面的屬性／特性	－抗痙攣 (Antispasmodic) －抗致癌物 (Anticarcinogenic) －抗病毒 (Antiviral) －殺菌 (Bactericide) －祛腸胃脹氣 (Carminative) －利心臟 (Cardiac) －促進膽汁分泌 (Choleretic)

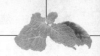

一發汗劑 (Diaphoretic)

一通經 (Emmenagogue)

一退燒 (Febrifuge)

一降低血壓 (Hypotensive)

一滋補 (Tonic)

適用的症狀

1. 呼吸系統——舒緩氣喘
2. 消化系統——祛腸胃脹氣、絞痛、痢疾、消化不良、反胃、嘔吐
3. 循環系統——循環系統的調節劑，可降低高血壓，使心跳平和。爲心臟良好補藥，在痙攣、疲憊時很有幫助。有退熱、強身、幫助發汗的功效
4. 生殖、泌尿系統——女性不孕、經痛、調節子宮及月經方面的問題
5. 皮膚系統——快速止住傷口流血、抑制黴菌感染及溼疹、潔淨油膩髮質、預防落髮

心理層面的屬性／特性

陶醉、興奮

適用的症狀

焦慮、驚慌、震驚、休克、失眠、抑制酒癮

適合調配精油

羅勒(紫蘇)、佛手柑、雪松、洋甘菊、乳香、天竺葵、薑、茉莉、杜松莓、薰衣草、檸檬、馬喬蓮(馬鬱蘭)、橙花、玫瑰、迷迭香、紫羅蘭葉、香水樹

建議配方

1. 呼吸系統
   －感冒：香蜂草＋薑＋尤加利樹(蒸汽吸入)
2. 消化系統
   －幫助消化：香蜂草＋薄荷＋白豆蔻(按摩)
3. 循環系統
   －心臟調理(降低血壓)：香蜂草＋香水樹＋快樂鼠尾草(薰香)
4. 生殖／泌尿系統
   －調經：香蜂草＋天竺葵＋羅勒(紫蘇)＋基礎油(按摩)
5. 皮膚系統
   －油性膚質：香蜂草＋雪松＋杜松莓(按摩)
6. 心靈層次
   －震驚的情緒：香水樹＋橙花＋香蜂草

沒藥　Myrrh

拉丁學名	Commiphora myrrha（Commiphora mol-mol)(沒藥屬)
科　別	橄欖科 Burseraceae
萃取部位／植物種類	樹脂／灌木叢
精油萃取量	8%
產　地	東北非、索馬利亞
化學族群／結構	萜烯 (Terpene)／酸類、醛類、酚類、倍半萜烯、萜烯
類比音符	低音
萃取方式	蒸餾
使用注意事項	懷孕期間勿用
氣味描述	溫暖、辣味、略帶麝香
調油參考指標	4
生理層面的屬性／特性	－抗微生物 (Antimicrobial) ✓ －抗發炎 (Anti-inflammatory) ✓ －抗菌、防腐 (Antiseptic) －收斂 (Astringent) －殺菌 (Bactericide) －除臭 (Deodorant) －通經 (Emmenagogue)

5

一化痰 (Expectorant)

一殺黴菌 (Fungicide)

一健胃 (Stomachic)

一滋補 (Tonic)

一利子宮 (Uterine)

一治創傷 (Vulnerary)

適用的症狀

1. 呼吸系統——支氣管炎(慢性)、喉炎、咽頭炎、卡答兒黏膜炎、咳嗽、喉嚨痛

2. 消化系統——口腔潰瘍、鵝口瘡、齒齦炎、口臭、腹瀉、疏通脹氣、減少胃酸與痔瘡的病情

3. 免疫系統——刺激白血球，活化免疫系統。能直接抵抗微生物，使身體快速康復

4. 生殖、泌尿系統——經痛、經血過少、白帶、念珠球菌感染及子宮症狀、幫助身體準備生產

5. 皮膚系統——防止組織退化，尤其是傷口化膿的現象。含有清涼的功能，能處理瘤、皮膚潰瘍與瘡，改善流湯的傷口與龜裂肌膚。有效對抗香港腳與溼疹

心理層面的屬性／特性　陶醉、鎮靜

適用的症狀　食慾不振、憂鬱

適合調配精油　安息香、丁香、乳香、薰衣草、棕櫚

玫瑰(玫瑰草)、刺蕊草(廣藿香)、松木、玫瑰、紫檀木、茶樹、檀香木、麝香草(百里香)

建議配方

1. 呼吸系統
   —呼吸道感染：沒藥＋尤加利樹＋麝香草(百里香)(蒸汽吸入)
2. 消化系統
   —口臭：沒藥＋薄荷＋茶樹(混合1茶匙白蘭地後，加入一杯水中漱口)
3. 生殖／泌尿系統
   —陰道感染：沒藥＋天竺葵＋德國洋甘菊(臀浴)
4. 皮膚系統
   —發炎、抗菌：沒藥＋乳香＋薰衣草(塗抹)
5. 心靈層次
   —使人溫暖：沒藥＋玫瑰＋乳香(薰香)

橙花 Neroli (Orange blossom)

拉丁學名	Citrus aurantium (Citrus amara)(柑橘屬)
科　　別	芸香科 Rutaceae
萃取部位／植物種類	花／橙樹
精油獲取量	0.1%
產　　地	法國、摩洛哥、義大利、埃及
化學族群／結構	醇 (Alcohol)／酸類、醇類、酯類、萜烯、氧化物、醛類
類比音符	低－中音
萃取方法	脂吸法或蒸餾
使用注意事項	在頭腦清晰及需要集中注意力時不宜使用
氣味描述	輕柔、清新、甘甜的花香、柑橘類香氣、刺激、嗆鼻
調油參考指標	3
生理層面的屬性／特性	－抗菌、防腐 (Antiseptic)
	－抗痙攣 (Antispasmodic)
	－催情 (Aphrodisiac)
	－殺菌 (Bactericide)
	－利心臟 (Cardiac)
	－促進細胞再生 (Cytophylactic)

－除臭 (Deodorant)

－促進消化 (Digestive)

－刺激免疫系統 (Immune Stimulant)

－滋補 (Tonic)

－靜脈滋補 (Vein tonic)

適用的症狀

1. 神經系統──激勵副交感神經，改善神經痛、頭痛及頭暈

2. 消化系統──腸炎、腹痛、腹瀉及嬰幼兒的腹絞痛

3. 循環系統──其為心臟、血管循環系統的滋補劑，可減輕心臟問題，例如心跳過快、痙攣等。如果是因驚嚇或是歇斯底里引起的心臟問題，效果更好

4. 皮膚系統──增強細胞活動力，幫助細胞再生，增加皮膚彈性，適合乾燥、成熟及敏感肌膚。另外對於螺旋狀的靜脈曲張、疤痕及妊娠紋都有幫助，照 X 光時可用來保護肌膚

心理層面的屬性／特性

鎮靜性

陶醉

適用的症狀

壓力、焦慮、驚慌、休克、恐懼、失眠、缺乏耐性、悲傷

適合調配精油

安息香、佛手柑、胡荽、天竺葵、茉莉、薰衣草、檸檬、萊姆、柑橘、棕櫚玫瑰(玫瑰草)、苦橙葉、玫瑰、迷迭香、檀香木、香水樹

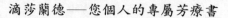

建議配方

1. 神經系統
   －失眠：橙花＋洋甘菊＋薰衣草(薰香)
2. 消化系統
   －腹痛：橙花＋桔子＋薄荷＋基礎油(按摩)
3. 循環系統
   －心臟調理：橙花＋洋甘菊＋香水樹(按摩或薰香)
4. 皮膚系統
   －淡化妊娠紋：橙花＋桔子＋夜櫻草油＋荷荷芭油按摩(範圍須從胸部至大腿，一天至少2次)
   －粉刺蒸臉：橙花＋(杜松莓、薰衣草或丁香芽，選擇其中一種搭配)，臉盆中加熱水並以毛巾蓋頭俯視
   －敏感肌膚調理：橙花＋乳香＋羅馬洋甘菊(塗擦)
5. 心靈層次
   －憂鬱：橙花＋檸檬＋羅勒(紫蘇)(薰香)

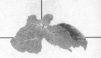

綠花白千層 Niaouli

拉丁學名	Melaleuca viridiflora (白千層屬)
科　　別	桃金孃科 Myrtaceae
萃取部位／植物種類	葉及嫩芽／樹
精油萃取量	7%
產　　地	澳洲
化學族群／結構	醇類 (Alcohol)／酸類、醇類、氧化物、萜烯類
類比音符	高音
萃取方式	蒸餾
使用注意事項	無
氣味描述	略甜、清新、具穿透力
調油參考指標	8
生理層面的屬性／特性	－止痛 (Analgesic) －抗發炎 (Anti-inflammatory) －抗風溼 (Antirheumatic) －抗菌、防腐 (Antiseptic) －殺菌 (Bactericide) －幫助結痂 (Cicatrisant) －減輕充血 (Decongestant) －化痰 (Expectorant)

5

5-123

—退燒 (Febrifuge)

—刺激免疫系統 (Immune stimulant)

—殺蟲 (Insecticide)

—除寄生蟲 (Parasiticide)

—局部刺激循環 (Topical circulation stimulant)

—袪蠕蟲 (Vermifuge)

—治創傷 (Vulnerary)

適用的症狀

1. 呼吸系統——改善胸腔的傳染病、支氣管炎、肺結核、流形性感冒、肺結核、百日咳、氣喘、黏膜炎、喉炎
2. 消化系統——腸炎、痢疾、寄生蟲
3. 循環系統——刺激組織、促進局部血液循環、加強白血球與抗體的活動力
4. 生殖、泌尿系統——生殖系統感染
5. 肌肉／關節系統——風溼痛、關節酸痛
6. 皮膚系統——清洗受細菌感染的傷口，幫助緊實組織，促進傷口癒合、面皰、粉刺、癤、潰瘍、灼傷與割傷

心理層面的屬性／特性 刺激、興奮

適用的症狀 激勵、復甦、使頭腦清醒、注意力集中

建議調配精油 羅勒(紫蘇)、胡荽、尤加利樹、茴香、杜松莓、薰衣草、檸檬、萊姆、柑橘、松木、薄荷、迷迭香、麝香草(百里香)

建議配方

1. 呼吸系統
   —呼吸系統疾病、流行性感冒：綠花白千層＋薰衣草＋杜松莓(吸入法)或是加基礎油按摩呼吸道
2. 消化系統
   —腸道感染：綠花白千層＋薰衣草＋薄荷(按摩)
3. 免疫系統
   —防止空氣傳染疾病：綠花白千層＋300ml水(噴灑於四周環境)
3. 生殖／泌尿系統
   —泌尿道感染：綠花白千層＋杜松莓＋薰衣草(臀浴)
4. 皮膚系統
   —青春痘：綠花白千層＋佛手柑＋薰衣草(塗擦)
5. 心靈層次
   —振奮、激勵：綠花白千層＋迷迭香＋葡萄柚(薰香)

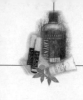

肉豆蔻 Nutmeg

拉丁學名	Myristica fragrans (肉豆蔻屬)
科　　別	肉豆蔻科 Myristrica
萃取部位／植物種類	果仁(籽)／樹
精油萃取量	10%
產　　地	印尼、斯里蘭卡、西印度
化學族群／結構	萜烯類 (Terpene)／醇類、酚類、萜烯
類比音符	高音
萃取方式	蒸餾
使用注意事項	因含有黃樟素，使用時濃度不要超過 2.25%，可能刺激心臟和皮膚。懷孕期間勿用
氣味描述	清新、香料味、令人感覺溫暖
調油參考指標	5
生理層面的屬性／特性	─止痛 (Analgesic) ─抗風溼 (Antirheumatic) ─抗菌、防腐 (Antiseptic) ─抗痙攣 (Antispasmodic) ─促進食慾 (Aperitif) ─催情 (Aphrodisiac) ─利心臟 (Cardiac)

－袪腸胃脹氣 (Carminative)

－通經 (Emmennagogue)

－輕瀉劑 (Laxative)

－助產 (Parturient)

－健胃 (Stomachic)

－局部刺激循環 (Topical circulation stimulant)

－滋補 (Tonic)

適用的症狀

1. 消化系統——肉豆蔻最主要的功效在於消化系統，可幫助分解脂肪類與澱粉類食物，促進食慾、舒緩腹瀉、腸胃脹氣、反胃噁心、消化不良、口臭，並能預防便秘
2. 循環系統——降低高血壓、增進血液循環、賦予心臟活力
3. 生殖、泌尿系統——生殖系統的補藥，能調節經血過少、經痛、性功能障礙，強化肌肉收縮，助於生產
4. 肌肉／關節系統——肌肉酸痛疲勞、風溼性關節炎
5. 皮膚系統——對於毛髮生長有益

心理層面的屬性／特性

陶醉感

鎮靜性

適用的症狀

憂鬱、缺乏食慾、焦慮、因焦慮引起的氣喘、讓心靈產生活力、也能讓昏厥的感覺消散、回復清醒

適合調配精油	黑胡椒、肉桂葉、丁香籽、胡荽、快樂鼠尾草、絲柏、尤加利樹、乳香、天竺葵、薑、薰衣草、檸檬、萊姆、香蜂草、柑橘、桔子、刺蕊草(廣藿香)、迷迭香、茶樹、香水樹

建議配方

1. 消化系統
   －消化不良：肉豆蔻＋檸檬＋馬喬蓮(馬鬱蘭)(按摩)
2. 循環系統
   －增加體內循環，增強身體抵抗力：肉豆蔻＋薰衣草＋葡萄柚(泡澡，肉豆蔻只需使用一滴即可)
3. 肌肉／關節系統
   －肌肉拉傷：肉豆蔻＋薑＋薄荷＋尤加利樹(按摩)
   －肌肉疼痛：肉豆蔻＋茉莉＋葡萄柚(按摩)
4. 心靈層次
   －陶醉感、心靈產生活力：肉豆蔻＋快樂鼠尾草＋柑橘(薰香)

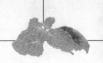

柑橘 Orange

拉丁學名	Citrus sinensis (柑橘屬)
科　　別	芸香科 Rutaceae
萃取部位 / 植物種類	果皮 / 水果
精油萃取量	0.8%
產　　地	地中海、以色列、美國、巴西
化學族群 / 結構	萜烯類 (Terpene) / 醇類、醛類、萜烯、酯類、香豆素
類比音符	高音
萃取方式	壓榨法
使用注意事項	具感光性，皮膚使用後請勿直接曝於曬陽光
氣味描述	清新、甜味、柑橘香
調油參考指標	8
生理層面的屬性 / 特性	－抗菌、防腐 (Antiseptic) －抗痙攣 (Antispasmodic) －祛腸胃脹氣 (Carminative) －促進膽汁分泌 (Choleretic) －促進消化 (Digestive) －退燒 (Febrifuge) －刺激消化系統及淋巴腺 (Stimulant-

digestive and lymphatic)

－健胃 (Stomachic)

－滋補 (Tonic)

適用的症狀	1. 神經系統——改善因焦慮導致的失眠現象
	2. 呼吸系統——感冒、支氣管炎、退熱
	3. 消化系統——對緊張的胃有安撫作用、腹瀉、便秘、刺激膽汁分泌、助消化脂肪、促進維他命C之吸收
	4. 免疫系統——幫助身體吸收維他命C，藉此抵抗病毒感染，對感冒、發燒及支氣管炎均有幫助
	5. 循環系統——降低血中過高的膽固醇、心悸現象
	6. 肌肉／關節系統——幫助膠原形成，能影響身體組織的生長與修復、紓解肌肉疼痛
	7. 皮膚系統——其功用能促進發汗，幫助受阻塞的肌膚排毒，並能改善乾燥肌膚、皺紋、溼疹等症狀，是一種相當優異的護膚油
心理層面的屬性／特性	刺激、興奮
適用的症狀	食慾不振、緊張、壓力、缺乏活力、幫助鼓舞積極的態度
適合調配精油	佛手柑、肉桂葉、快樂鼠尾草、丁香籽、絲柏、乳香、天竺葵、茉莉、杜松莓、薰衣草、橙花、肉豆蔻、苦橙

葉、玫瑰、紫檀木、檀香木、香水樹

建議配方

1. 消化系統
    －消化不良：柑橘＋黑胡椒＋薄荷
    (按摩)
2. 免疫系統
    －提升免疫力：柑橘＋檸檬＋檀香木
    (薰香或泡澡)
3. 循環系統
    －加速新陳代謝：柑橘＋天竺葵＋薰
    衣草(泡澡)
4. 皮膚系統
    －乾燥、皺紋：柑橘＋橙花＋薰衣草
    (塗抹)
5. 心靈層次
    －緊張、壓力：柑橘＋山蒼果＋乳香
    (薰香)

5

棕櫚玫瑰 (玫瑰草) Palmarosa

拉丁學名	Cymbopogon martini (香茅屬)
科　　別	禾本科 Poaceae(=Gramineae)
萃取部位／植物種類	葉子／草
精油萃取量	1.5%
產　　地	巴西、印度
化學族群／結構	醇類 (Alcohol)／醇類、醛類、酯類、萜烯類
類比音符	高音
萃取方式	蒸餾
使用注意事項	未知
氣味描述	甜味、略帶草味、微微的玫瑰花香
調油參考指標	4
生理層面的屬性／特性	─抗菌、防腐 (Antiseptic) ─抗病毒 (Antiviral) ─收斂 (Astringent) ─殺菌 (Bactericide) ─促進細胞再生 (Cytophylactic) ─退燒 (Febrifuge) ─滋補 (Tonic)

適用的症狀	1. 消化系統——能幫助開胃，對腸內微生物或病原體有抑制的功能，所以能治療痢疾等症狀，幫助強化胃壁肌肉
	2. 免疫系統——體溫過高時可幫助降溫，提高身體抵抗病毒的能力
	3. 生殖／泌尿系統——舒緩病毒感染、念珠球菌感染、鵝口瘡、陰道炎、輸卵管炎
	4. 肌肉／關節系統——對肌肉僵硬非常有效
	5. 皮膚系統——恢復保溼，幫助老化肌膚、止腳汗、皮膚感染、發炎、疤痕、肌膚腫痛、促進細胞再生、刺激天然皮質分泌
心理層面的屬性／特性	冷靜、提升
適用的症狀	食慾不振、厭食症、用腦過度、容易生氣、敏感
適合調配精油	佛手柑、香茅、天竺葵、茉莉、薰衣草、萊姆、橙花、香蜂草、柑橘、苦橙葉、玫瑰、紫檀木、檀香木、紫羅蘭葉、香水樹
建議配方	1. 消化系統 －脹氣：棕櫚玫瑰(玫瑰草)＋山蒼果＋茴香＋基礎油(按摩) 2. 循環系統

5

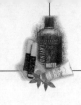

　　－流鼻血：棕櫚玫瑰(玫瑰草)＋薰衣草(滴於面紙上，吸入法)

3. 免疫系統

　　－提高免疫力：棕櫚玫瑰(玫瑰草)＋尤加利樹＋香水樹(薰香)

4. 生殖／泌尿系統

　　－尿道炎或陰道發炎：棕櫚玫瑰(玫瑰草)＋薰衣草＋佛手柑(臀浴)

5. 肌肉／關節系統

　　－舒緩疼痛：棕櫚玫瑰(玫瑰草)＋迷迭香＋薑＋基礎油(按摩)

6. 皮膚系統

　　－乾燥肌膚保養：棕櫚玫瑰(玫瑰草)＋薰衣草＋紫羅蘭葉(塗抹)

7. 心靈層次

　　－清除雜念、提振精神：棕櫚玫瑰(玫瑰草)＋檸檬＋天竺葵(薰香)

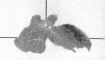

歐芹籽 (荷蘭芹菜籽) Parsley seed

拉丁學名	Petroselinum sativum (洋芫荽屬)
科　　別	繖形科 Apiaceae(=Umbelliferae)
萃取部位 / 植物種類	種子 / 藥草
精油萃取量	5%
產　　地	法國、英國
化學族群 / 結構	醚類 (Ether) / 酚類、萜烯
類比音符	中音
萃取方式	蒸餾
使用注意事項	懷孕期間和經痛發生時勿用。其可刺激並調節腎臟，但避免在罹患腎疾與胃潰瘍時使用
氣味描述	藥草、香料味
調油參考指標	3
生理層面的屬性 / 特性	－抗菌 (Antifungal) －抗痙攣 (Antispasmodic) －催情 (Aphrodisiac) －袪腸胃脹氣 (Carminative) －促進膽汁分泌 (Choleretic) －促進消化 (Digestive) －利尿 (Diuretic)

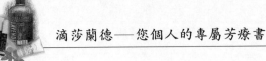

—化痰 (Expectorant)

—通經 (Emmenagogue)

—退燒 (Febrifuge)

—降低血壓 (Hypotensive)

—子宮滋補、刺激 (Uterine tonic & Stimulant)

適用的症狀

1. 消化系統——安撫消化系統、助開胃、脹氣、反胃、胃絞痛

2. 生殖、泌尿系統——強勁的利尿劑。可用於經期幫助排解滯留水分、蜂窩組織炎及肥胖症、激勵腎臟以清除尿道結石、腎臟結石等，舒緩經痛、經期不規則、更年期的問題、幫助生產、膀胱炎、處理泌尿道疼痛或感染

3. 循環系統——有利於痔瘡，同時為肝臟的補品，能淨化血液，並調節循環

4. 肌肉／關節系統——助於舒緩風溼痛與關節炎，減輕扭傷的現象

5. 皮膚系統——能清洗傷口，消退瘀血，促進血液循環，同時為頭皮與髮絲的調理聖品，並能幫助去除頭蝨。具有快速消除蚊蟲叮咬刺痛感的功能

心理層面的屬性／特性　鎮靜、淨化

適用的症狀　心靈遭受衝擊、催情、食慾不振、鎮靜、淨化不堪負荷的心靈與飽受衝擊的神經

適合調配精油	佛手柑、香茅、胡荽、丁香芽、葡萄柚、薑、薰衣草、萊姆、柑橘、檸檬、檸檬草、山蒼果、馬喬蓮(馬鬱蘭)、香蜂草、肉豆蔻、迷迭香、桔子
建議配方	1. 消化系統 　－安撫消化系統：歐芹籽(荷蘭芹茱籽)＋馬喬蓮(馬鬱蘭)＋柑橘 2. 生殖、泌尿系統 　－排解滯留水分：歐芹籽(荷蘭芹茱籽)＋葡萄柚＋檸檬(泡澡) 3. 肌肉／關節系統 　－風溼痛與關節炎：歐芹籽(荷蘭芹茱籽)＋馬喬蓮(馬鬱蘭)＋薰衣草(按摩) 4. 皮膚系統 　－瘀血(痛經亦適用)：歐芹籽(荷蘭芹茱籽)＋洋甘菊＋快樂鼠尾草＋基礎油(按摩)

刺蕊草 (廣藿香) Patchouli

拉丁學名	Pogostemon patchouli(廣藿香屬)
科　　別	唇形科 Lamiaceae(=Labiatae)
萃取部位／植物種類	葉子／灌木
精油萃取量	3%
產　　地	印度、馬來西亞、印尼、中國
化學族群／結構	醇類 (Alcohol)／醇類、醛類、酚類、倍半萜烯
類比音符	低音
萃取方式	蒸餾
使用注意事項	高劑量容易造成刺激作用
氣味描述	強烈的木頭香料味
調油參考指標	3
生理層面的屬性／特性	－抗發炎 (Antiphlogistic) －抗發炎 (Anti-inflammatory) －催情 (Aphrodisiac) －收斂 (Astringent) －幫助結痂 (Cicatrisant) －除臭 (Deodorant) －利尿 (Diuretic) －退燒 (Febrifuge)

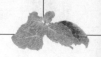

－殺黴菌 (Fungicide)

－殺蟲 (Insecticide)

－刺激食慾 (Stimulant appetite)

－滋補 (Tonic)

適用的症狀	1. 消化系統──控制發炎、提升食慾、止腹瀉、口臭、反胃、晨吐、急躁性腸胃症 (IBS) 2. 循環系統──能夠平衡過多的排汗量。舒緩痔瘡及靜脈曲張的症狀 3. 生殖、泌尿系統──利尿(水分滯留及蜂窩組織炎)，幫助增強性慾 4. 皮膚系統──特別有益於因過度節食所造成的皮膚鬆垮現象。解除蚊蟲及昆蟲叮咬的痛癢感覺。幫助皮膚細胞再生，促進結疤，減輕粉刺、溼疹及皮膚炎等症狀，改善粗糙龜裂的皮膚以及各種傷口與瘡。對於黴菌感染以及頭皮的異常症狀亦能紓解
心理層面的屬性／特性	催情、鎮靜
適用的症狀	性功能失調、焦慮、消除嗜睡的傾向、幫助冷靜面對問題，使眼光更客觀
適合調配精油	佛手柑、黑胡椒、快樂鼠尾草、乳香、天竺葵、薑、薰衣草、檸檬草、沒藥、橙花、玫瑰、紫檀木、檀香木、香水樹
建議配方	1. 消化系統

－便秘：刺蕊草(廣藿香)＋薄荷＋雪松
(順時針按摩腹部)

2. 循環系統
－靜脈曲張：刺蕊草(廣藿香)＋葡萄柚
＋杜松莓(泡腳或稀釋塗抹)

3. 生殖／泌尿系統
－水分滯留及蜂窩組織炎：刺蕊草
(廣藿香)＋絲柏＋天竺葵(泡澡)

4. 皮膚系統
－回春：刺蕊草(廣藿香)＋檀香木＋
橙花(塗抹、按摩)

5. 心靈層次
－穩定、平衡：刺蕊草(廣藿香)＋柑
橘＋天竺葵(薰香)

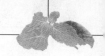

薄荷 Peppermint

拉丁學名	Mentha piperita(薄荷屬)
科　　別	唇形科 Lamiaceae(=Labiatae)
萃取部位／植物種類	葉子／藥草
精油獲取量	0.1-1.0%
產　　地	歐洲、美國、巴西
化學族群／結構	醇類 (Alcohol)／醇類、酯類、酮類、萜烯、氧化物
類比音符	高音
萃取方式	蒸餾
氣味描述	清新的、涼涼的、似草味、薄荷味
調油參考指標	2
生理層面的屬性／特性	─止痛 (Analgesic)
	─麻醉 (Anaesthetic)
	─抗炎 (Antiphlogistic)
	─抗菌、防腐 (Antiseptic)
	─抗痙攣 (Antispasmodic)
	─收斂 (Astringent)
	─利心臟 (Cardiac)
	─祛腸胃脹氣 (Carminative)
	─促進膽汁分泌 (Choleretic)

5

—減輕充血 (Decongestant)

—通經 (Emmenagogue)

—化痰 (Expectorant)

—退燒 (Febrifuge)

—利肝 (Hepatic)

—利神經 (Nervine)

—健胃 (Stomachic)

—促進排汗 (Sudorific)

—局部刺激循環 (Topical circulation stimulant)

適用的症狀

1. 神經系統——經痛、頭痛、偏頭痛、牙痛

2. 呼吸系統——傷風、感冒、鼻竇炎、支氣管炎、乾咳、鼻竇充血、霍亂、肺炎、肺結核

3. 消化系統——腹部絞痛、下痢、脹氣、腸炎、結腸炎、急躁性腸胃症 (IBS)、消化不良、早晨嘔吐、反胃、胃絞痛、嘔吐、膽結石

4. 循環系統——促進循環、紓解靜脈曲張、能幫助發汗、紓解發熱、宿醉等不適現象

5. 生殖、泌尿系統——月經流量過少、痛經及乳腺炎

6. 肌肉／關節系統——風溼痛、肌肉酸痛、骨關節炎、扭傷

7. 皮膚系統——改善溼疹、癬、疥瘡及搔癢。可幫助收縮微血管，提供清涼

的感覺，紓解搔癢、發炎和灼傷，可柔軟皮膚，清除黑頭粉刺，利於油性的髮質及膚質

心理層面的屬性／特性	提神、清新
適用的症狀	精神疲憊、記憶力不佳、容易混淆、無法下決定的狀況、對於沮喪及疲憊的情緒特別有效
適合調配精油	羅勒(紫蘇)、佛手柑、雪松、絲柏、尤加利樹、檸檬、萊姆、柑橘、馬喬蓮(馬鬱蘭)、綠花白千層、松木、迷迭香、麝香草(百里香)
建議配方	1. 神經系統 　—頭痛：薄荷＋薰衣草＋羅馬洋甘菊 　　(按摩或薰香) 2. 呼吸系統 　—鼻子不通：薄荷＋尤加利樹＋松木 　　(蒸汽吸入) 3. 消化系統 　—脹氣：薄荷＋薑＋羅勒(紫蘇)(按摩) 　—牙齦腫、鵝口瘡、口腔潰瘍：薄荷 　　＋10ml＋白蘭地＋300ml水(一天 　　漱口數次) 4. 肌肉／關節系統 　—久站、腳踝腫痛：薄荷＋基礎油 　　(揉搓腳心後再穿襪子) 5. 皮膚系統

－皮膚癢：薄荷＋薰衣草＋德國洋甘菊＋基礎油(塗抹)

6. 心靈層次

－增加活力：薄荷＋絲柏＋檸檬(薰香)

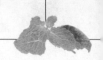

苦橙葉　Petitgrain

拉丁學名	Citrus aurantium(柑橘屬)
科　　別	芸香科 Rutaceae
萃取部位／植物種類	葉及嫩芽／橙樹
精油萃取量	未知
產　　地	法國、北非、巴拉圭
化學族群／結構	醇類 (Alcohol)／醇類、醛類、酯類、萜烯、酚類
類比音符	中－高音
萃取方法	蒸餾
使用注意事項	未知
氣味描述	木頭味、花香
調油參考指標	4
生理層面的屬性／特性	－抗痙攣 (Antispasmodic) －抗菌、防腐 (Antispeptic) －除臭 (Deodorant) －局部刺激循環 (Topical circulation stimulant)
適用的症狀	1. 神經系統──神經系統的鎮定劑，它放鬆的特性，能幫助舒緩因失眠與心跳加快引發的焦慮感 2. 消化系統──舒緩痙攣的肌肉。安撫

5

胃部肌肉，解決苦惱的消化問題

3. 免疫系統——溫和刺激免疫系統，增強對疾病的抵抗力，使身體保持清新有活力

4. 皮膚系統——調節皮膚功能，清除皮膚的瑕疵部位，例如粉刺、青春痘等

心理層面的屬性／特性	鎮靜
適用的症狀	憤怒、恐慌、舒緩因失眠與心跳加快引發的焦慮感
適合調配精油	佛手柑、雪松、快樂鼠尾草、天竺葵、薰衣草、香蜂草、萊姆、茉莉、橙花、柑橘、棕櫚玫瑰(玫瑰草)、紫檀木、檀香木、香水樹
建議配方	1. 神經系統 　－鎮定神經：苦橙葉＋薰衣草＋洋甘菊(薰香) 2. 消化系統 　－消化不良：苦橙葉＋洋甘菊＋佛手柑(按摩) 3. 免疫系統 　－提升免疫力：苦橙葉＋迷迭香＋橙花(薰香或泡澡) 4. 皮膚系統 　－嗨暗肌膚：苦橙葉＋天竺葵＋佛手柑(按摩) 5. 心靈層次 　－沮喪、低落：苦橙葉＋杜松莓＋柑橘(薰香)

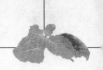

松木　Pine

拉丁學名	Pinus sylvestris (松屬)
科　　別	松科 Pinaceae
萃取部位 / 植物種類	針葉 / 樹
精油萃取量	0.4-0.6%
產　　地	北歐、北美
化學族群 / 結構	醇類 (Alcohol) / 醇類、酯類、倍半萜烯、萜烯
類比音符	中音
萃取方式	蒸餾
使用注意事項	可能刺激敏感肌膚
氣味描述	新鮮的森林氣息
調油參考指標	4
生理層面的屬性 / 特性	－抗發炎 (Anti-inflammatory) －抗菌 (Anti-fungal) －抗風溼 (Antirheumatic) －抗病毒 (Antiviral) －殺菌 (Bactericide) －促進膽汁分泌 (Choleretic) －利尿 (Diuretic) －除臭 (Deodorant)

5

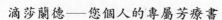
─化痰 (Expectorant)

─提高血壓 (Hypertensive)

─殺蟲 (Insecticide)

─幫助身體回復健康 (Restorative)

─局部刺激循環 (Topical circulaton stim-
ulamt)

─滋補 (Tonic)

適用的症狀

1. 呼吸系統──支氣管炎、喉炎、流行
性感冒、呼吸不順暢、清除鼻涕和
痰、排汗過量

2. 消化系統──淨化腎臟、膀胱炎、肝
炎、消除膽結石、激勵腎上腺及消化
系統相關疾病

3. 生殖、泌尿系統──白帶、子宮發炎、
重振男性雄風、膀胱炎及攝護腺炎

4. 肌肉／關節系統──風溼痛、痛風、
坐骨神經痛、關節炎、肌肉酸痛、僵
硬

5. 皮膚系統──對於阻塞的肌膚極具價
值，能改善溼疹、乾癬、癒合切割傷
口。亦能安撫受刺激的肌膚

心理層面的屬性／特性 | 清新

適用的症狀 | 易於虛弱感、萎靡不振、使精神煥然
一新

適合調配精油 | 雪松、肉桂葉、丁香籽、絲柏、尤加
利樹、薰衣草、馬喬蓮(馬鬱蘭)、綠花

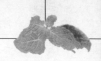

白千層、薄荷、迷迭香、麝香草(百里香)、茶樹

建議配方

1. 呼吸系統
   －感冒(病毒感染)：松木＋綠花白千層＋尤加利樹(按摩)
2. 肌肉／關節系統
   －風溼、痛風：松木＋迷迭香＋黑胡椒(熱敷)
3. 生殖／泌尿系統
   －膀胱炎、攝護腺炎：松木＋絲柏＋薰衣草(泡澡)
4. 心靈層次
   －振奮精神：松木＋杜松莓＋葡萄柚(薰香)

5

玫瑰 Rose

拉丁學名	兩種主要種類Rosa damascena & Rosa centifolia(薔薇屬)
科　　別	薔薇科 Rosaceae
萃取部位／植物種類	花瓣／花
精油萃取量	0.015%
產　　地	保加利亞、土耳其
化學族群／結構	醇類 (Alcohol)／酸類、醇類、酚類、萜烯
類比音符	低-中音
萃取方式	脂吸法或溶劑萃取法
氣味描述	強烈、清新、花香，適合與大部分芳香味道的油調和在一起，初期、中期、後期有不同的味道展現
調油參考指標	2
生理層面的屬性／特性	－抗過敏 (Anti-allergic) －抗炎 (Antiphlogistic) －抗菌、防腐 (Antiseptic) －抗痙攣 (Antispasmodic) －抗病毒 (Antiviral) －催情 (Aphrodisiac)

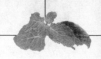

──收斂 (Astringent)

──殺菌 (Bactericide)

──促進膽汁分泌 (Choleretic)

──解毒 (Detoxify)

──通經 (Emmenagogue)

──利肝 (Hepatic)

──輕瀉劑 (Laxative)

──月經調節 (Menstrual regulator)

──健胃劑 (Stomachic)

── 滋補 (Tonic)

適用的症狀

1. 神經系統──幫助睡眠、頭痛和精神緊張

2. 呼吸系統──能明顯地減輕喉嚨痛、咳嗽、鼻竇炎等症狀

3. 消化系統──能調節膽汁功能失常、便秘、幫助平衡並強化胃部、淨化消化道、感善反胃及嘔吐的感覺

4. 循環系統──對於心臟頗有助益，能活化循環、降低心臟充血。過敏、癌症、藥物上癮、毒癮症狀等症狀上亦有不錯效果

5. 生殖、泌尿系統──其為優越的子宮補品，對於子宮內膜異位、子宮肌瘤、不規則經期、更年期問題、膀胱炎等皆能有效舒緩，對於男性亦有幫助，其能增加精子數量，幫助不孕等，助於性冷感及無能，幫助釋放使人快樂的荷爾蒙

6. 皮膚系統——適用所有皮膚，特別是成熟、乾燥及硬化或敏感肌膚。具有緊實效果，能幫助發炎的現象。同時具有收縮微血管的功能，能夠幫助治療小靜脈破裂。在單純性皰疹第一型及第二型、帶狀皰疹、搔癢等方面亦有功效

心理層面的屬性／特性	調情的、陶醉感、規則性、抗憂鬱
適用的症狀	幫助解決情緒上的創傷，尤其是悲傷或憤怒的情緒、幫助免疫系統／壓力所造成的問題，像是過敏及癌症的問題、過度敏感、缺乏興趣、性冷感、缺乏耐性
適合調配精油	羅勒、佛手柑、胡蘿蔔籽、雪松、洋甘菊、快樂鼠尾草、乳香、天竺葵、葡萄柚、茉莉、薰衣草、香蜂草、橙花、刺蕊草(廣藿香)、棕櫚玫瑰(玫瑰草)、迷迭香、紫檀木、檀香木、香水樹
建議配方	1. 神經系統 　－止痛：玫瑰＋洋甘菊＋乳香(按摩) 2. 呼吸系統 　－感染：玫瑰＋薰衣草＋檀香木(蒸汽吸入) 3. 消化系統 　－便秘、淨化腸道——玫瑰＋桔子＋

薄荷(按摩)

4. 循環系統

　　—活絡整體循環：玫瑰＋迷迭香＋天
　　竺葵(泡澡)

5. 生殖／泌尿系統

　　—調經：玫瑰＋天竺葵＋快樂鼠尾草
　　(按摩)

　　—經前症候群、更年期、女性問題：
　　5-6滴玫瑰＋橙花(泡澡)

6. 皮膚系統

　　—淡斑：玫瑰＋薰衣草＋橙花＋荷荷
　　芭油(按摩)

7. 心靈層次

　　—平撫：玫瑰＋桔子＋馬喬蓮(馬鬱
　　蘭)(薰香)

迷迭香 Rosemary

拉丁學名	Rosmarinus officinalis (迷迭香屬)
科　　別	唇形科 Lamiaceae(=Labiatae)
萃取部位 / 植物種類	葉子 / 藥草
精油萃取量	1.5%
產　　地	西班牙、突尼西亞、法國
化學族群 / 結構	萜烯 (Terpene) / 醇類、酯類、萜烯、酮類、氧化物
類比音符	中音
萃取方式	蒸餾
使用注意事項	高血壓及癲癇症者不適合，孕婦勿用
氣味描述	強烈地、清新、刺鼻的薄荷木頭香
調油參考指標	4
生理層面的屬性 / 特性	－止痛 (Analgesic)
	－抗菌、防腐 (Antiseptic)
	－抗痙攣 (Antispasmodic)
	－收斂 (Astringent)
	－利心臟 (Cardiac)
	－祛腸胃脹氣 (Carminative)
	－利腦 (Cephalic)
	－助消化 (Digestive)

—利尿 (Diuretic)

—通經 (Emmenagogue)

—祛痰 (Expectorant)

—利肝 (Hepatic)

—升高血壓 (Hypertensive)

—利神經 (Nervine)

—發紅劑 (Rubifacient)

—促進排汗 (Sudorific)

—局部刺激循環 (Topical circulation stimulant)

— 滋補 (Tonic)

適用的症狀

1. 神經系統——刺激及滋補神經系統，利於神經上的問題，例如歇斯底里、中風、頭痛、精神疲勞等

2. 呼吸系統——感冒、流行性感冒、慢性支氣管炎、咳嗽

3. 消化系統——改善肝臟充血、減輕肝炎及肝硬化、膽結石、黃疸、膽管堵塞。增強消化系統、改善結腸炎、消化不良及胃痛

4. 循環系統——可紓解動脈硬化、膽結石、痛風、肝問題、心臟問題(提高血壓，使低血壓恢復正常)、調理貧血、改善循環不良、淋巴充血等相關問題

5. 生殖、泌尿系統——月經絞痛、月經流量過少、利尿(經期之水分滯留)、亦能助於蜂窩組織炎、肥胖症等

6. 肌肉系統──肌肉酸痛、骨關節炎、風濕性關節炎、拉傷及扭傷、脊椎炎。並能幫助刺激神經，幫助痲痹的四肢恢復活力

7. 皮膚系統──其為強效的收斂劑，助於鬆弛的肌膚，具緊實效果，能減輕充血、浮腫及腫脹的現象。同時有刺激頭皮的功能，改善失調現象，減輕頭皮屑及幫助毛髮生長

心理層面的屬性／特性

刺激性

適用的症狀

精神不濟、無法集中精神、記憶力差、冷淡、臨陣脫逃

適合調配精油

羅勒(紫蘇)、佛手柑、黑胡椒、雪松、乳香、天竺葵、薑、葡萄柚、薰衣草、檸檬草、檸檬、萊姆、柑橘、桔子、薄荷、苦橙葉、茶樹、麝香草(百里香)

建議配方

1. 神經系統
   －活化腦細胞：迷迭香＋薰衣草＋羅勒(紫蘇)(薰香或泡澡)
2. 呼吸系統
   －感冒：迷迭香＋茶樹(吸入法或是稀釋按摩呼吸道)
3. 消化系統
   －消化不良：迷迭香＋黑胡椒＋茴香(按摩)

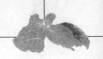

4. 循環系統
　－強化心臟：迷迭香＋玫瑰＋牛膝草
　　(按摩)
5. 生殖／泌尿系統
　　－減肥：迷迭香＋葡萄柚＋杜松莓
　　　(泡澡)
　　－痛經：迷迭香＋茉莉＋快樂鼠尾草
　　　(按摩)
6. 肌肉／關節系統
　　－風溼痛：迷迭香＋薑＋羅馬洋甘菊
　　　(按摩患部)
　　－肌肉酸痛：迷迭香＋黑胡椒＋薑
　　　(按摩)
7. 皮膚系統
　　－頭皮屑：迷迭香＋雪松＋絲柏＋洗
　　　髮精(洗髮)
8. 心靈層次
　　－活力：迷迭香＋佛手柑＋葡萄柚
　　　(薰香)

紫檀木 (花梨木) Rosewood

拉丁學名	Aniba rosaeodora (紫檀木屬)
科　　別	樟科 Lauraceae
萃取部位／植物種類	木頭／樹
精油獲取量	1.2%
產　　地	巴西、墨西哥
化學族群／結構	醇類 (Alcohol)／醇類、萜烯
類比音符	中音
萃取方式	蒸餾
使用注意事項	未知
氣味描述	清新、香氣、木頭味
調油參考指標	8
生理層面的屬性／特性	－抗抽筋 (Anticonvulsive) －抗菌 (Anti-fungal) －抗菌、防腐 (Antiseptic) －抗痙攣 (Antispasmodic) －殺菌 (Bactericide) －利腦 (Cephalic) －促進細胞再生 (Cytophylactic) －除臭 (Deodorant) －刺激免疫循環 (Immune Stimulant)

一殺蟲 (Insecticide)

適用的症狀

1. 神經系統──對於在性方面曾受過創傷的人，能發揮平撫安慰的效果。其利腦的特性能紓解因偏頭痛所引起的反胃感，同時能紓解時差所引起的不適現象

2. 呼吸系統──對於喉部為極佳的抗菌劑，可紓解喉嚨發癢、咳嗽等現象。在免疫系統防禦力低落時，能發揮增強抵抗力的效果

3. 循環系統──幫助高血壓、癲癇等現象，幫助身體提節過度的溼氣及高溫

4. 生殖、泌尿系統──有催情效果，幫助恢復性慾、性冷感、無能等現象

5. 皮膚系統──具有促進細胞再生的功能，在傷口的應用上效果非常顯著。能改善乾性皮膚及皮膚感染問題，幫助抗皺及延緩老化現象。就算是保水度良好的肌膚，亦能看到其幫助平衡的功效

心理層面的屬性／特性

鎮靜性
調節情緒

適用的症狀

焦慮、失眠、心情不佳、情緒起伏、穩定中樞神經系統、使人精神煥發

適合調配精油

佛手柑、雪松、乳香、天竺葵、薰衣草、柑橘、橙花、桔子、棕櫚玫瑰(玫

瑰草)、刺蕊草(廣藿香)、苦橙葉、玫
瑰、迷迭香、檀香木、培地草(岩蘭
草)、香水樹

建議配方

1. 神經系統
   ─提高性慾：紫檀木＋玫瑰＋天竺葵
   (泡澡)
2. 免疫系統
   ─活化免疫系統：紫檀木＋羅勒(紫
   蘇)＋薰衣草(薰香)
3. 皮膚系統
   ─老化肌膚：紫檀木＋薰衣草＋玫瑰
   (按摩)
4. 心靈層次
   ─提振、穩定：紫檀木＋桔子＋迷迭
   香(薰香)

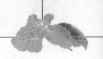

檀香木 Sandalwood

拉丁學名	Santalum album(檀香屬)
科　　別	檀香科 Santalaceae
萃取部位／植物種類	木頭心／樹
精油獲取量	5%
產　　地	印度
化學族群／結構	醇類 (Alcohol)／醇類、醛類、倍半萜烯
類比音符	低音
萃取方式	蒸餾
使用注意事項	檀香醇 (Santalol) 可能引起接觸性皮膚病，但檀香木並不會成爲過敏原。避免於情緒低落時使用，可能致使情緒更低落
氣味描述	柔軟、香甜的麝香木頭味
調油參考指標	8
生理層面的屬性／特性	－抗炎 (Antiphlogistic) －抗菌、防腐 (Antiseptic) －催情 (Aphrodisiac) －抗痙攣 (Antispasmodic) －收斂 (Astringent) －祛腸胃脹氣 (Carminative)

5

一利尿 (Diuretic)

一安撫、軟化肌膚 (Emollient)

一化痰 (Expectorant)

一刺激免疫循環 (Immune Stimulant)

一滋補 (Tonic)

適用的症狀

1. 呼吸系統——慢性支氣管炎、喉炎、咳痰、咽炎、乾咳、黏膜發炎。刺激免疫系統，預防細菌感染

2. 消化系統——治療胃灼熱、幫助舒緩腹瀉

3. 循環系統——其刺激的特性亦能治療淋巴液堵塞、靜脈曲張、心臟疲勞等

4. 免疫系統——刺激免疫系統，避免細菌感染

5. 生殖、泌尿系統——對生殖泌尿系統助益極大，可改善膀胱炎、如按摩於腎臟有清血抗發炎的功效。同時具催情的效果，可驅散焦躁的情緒、幫助放鬆。淨化性器官，改善經由性行為所傳染的疾病，促進陰道的分泌

6. 皮膚系統——幫助平衡肌膚，對於乾性溼疹及老化缺水的肌膚特別有效。能軟化肌膚，改善皮膚發癢、發炎的現象，改善面皰、癤及感染的傷口

心理層面的屬性／特性　鎮靜性

適用的症狀　壓力、恐懼、加強自信心

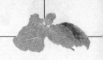

適合調配精油	羅勒(紫蘇)、佛手柑、黑胡椒、絲柏、雪松、乳香、天竺葵、茉莉、薰衣草、檸檬、沒藥、橙花、桔子、棕櫚玫瑰(玫瑰草)、玫瑰、培地草(岩蘭草)、香水樹
建議配方	1. 呼吸系統 　－咳嗽：檀香木＋乳香＋麝香草(百里香)(按摩呼吸道) 2. 免疫系統 　－增強免疫系統：檀香木＋茶樹＋薰衣草(蒸汽吸入或薰香) 3. 生殖／泌尿系統 　－膀胱炎：檀香木＋杜松莓＋佛手柑(泡澡) 　－催情、放鬆、淨化：檀香木＋安息香＋玫瑰(泡澡) 4. 皮膚系統 　－柔軟老化肌膚、保溼：檀香木＋薰衣草＋天竺葵 5. 心靈層次 　－放鬆：檀香木＋乳香＋玫瑰(薰香)

5

甘松香 Spikenard

拉丁學名	Nardostachys jatamansi
科　　別	敗醬科 Valerianaceae
萃取部位／植物種類	根莖／藥草
精油萃取量	1.7%
產　　地	印度、尼泊爾
化學族群	萜烯 (Terpene)
類比音符	低音
萃取方式	蒸餾
使用注意事項	未知
氣味描述	甜甜、木頭味
調油參考指標	3
生理層面的屬性／特性	－抗痙攣 (Antispasmodic) －祛腸胃脹氣 (Carminative) －利尿 (Diuretic) －通經 (Emmenagogue) －滋補 (Tonic)
適用的症狀	1. 消化系統──結腸炎、腸胃脹氣、具有排毒功效，能幫助腎臟及肝臟問題 2. 生殖、泌尿系統──能處理經血過多

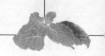

的問題以及白帶的現象。由於具有利
尿的效果，在蜂窩組織炎方面能發揮
其功效

3. 循環系統——能舒緩心臟疾病、心律
不整、心跳過速及癲癇等

4. 皮膚系統——減輕肌膚過敏現象，消
除各種疹子，利於成熟肌膚，並且保
持平衡

心理層面的屬性／特性	鎮靜性 調節性
適用的症狀	一般性壓力與壓力、神經失調、情緒起伏、失眠、驚慌恐懼
適合調配精油	黑胡椒、胡荽、肉桂葉、天竺葵、薑、葡萄柚、茉莉、薰衣草、檸檬、檸檬草、萊姆、山蒼果、香蜂草、橙花、肉豆蔻、柑橘、桔子、玫瑰
建議配方	1. 消化系統 　－腸胃脹氣：甘松香＋黑胡椒＋薰衣草(按摩) 　－肝臟排毒：甘松香＋玫瑰＋葡萄柚(按摩) 2. 生殖／泌尿系統 　－經痛：甘松香＋薑＋玫瑰(按摩) 3. 心靈層次 　－壓力、失眠：甘松香＋橙花＋薰衣草(薰香)

萬壽菊 Taget

拉丁學名	Tagetes patula (萬壽菊屬)
科　　別	菊科 Asteraceae(=Compositae)
萃取部位／植物種類	花及葉／灌木
精油萃取量	0.3%
產　　地	奧地利
化學族群／結構	酮類 (Ketone)／酮類、萜烯
類比音符	高音
萃取方式	蒸餾
使用注意事項	具光感性，若使用濃度超過0.05%，請避免在12小時內曬太陽，孕婦避免使用
氣味描述	甜甜的水果香、近似柑橘的味道
調油參考指標	1
生理層面的屬性／特性	－抗抽筋 (Anticonvulsive)
	－抗菌 (Anti-fungal)
	－抗發炎 (Anti-inflammatory)
	－抗炎 (Antiphlogistic)
	－抗痙攣 (Antispasmodic)
	－促進細胞再生 (Cytophylactic)
	－通經 (Emmenagogue)
	－安撫、軟化皮膚 (Emollient)

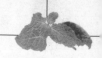

　　　　　　　　　　一降低血壓 (Hypotensive)

　　　　　　　　　　一殺蟲 (Insecticide)

適用的症狀

1. 呼吸系統——可擴張支氣管以幫助黏液流通、紓解咳嗽症狀
2. 免疫系統——其最廣為人知的特性為抗微生物，可應用於防病媒蚊蟲、防止傷口感染等
3. 循環系統——降低高血壓。耳朵感染亦有效果
4. 肌肉／關節系統——紓解疼痛、扭傷、勞累
5. 皮膚系統——在細菌或病毒的感染時能發揮作用，尤其是在傷口化膿、黴菌感染時具有消炎的能力，能幫助傷口及割傷的癒合

心理層面的屬性／特性　鎮定

適用的症狀　澄清思緒、解除緊張、控制情緒

適合調配精油　洋甘菊、胡荽、乳香、天竺葵、薰衣草、檸檬、菩提花、柑橘、檀香木、茶樹、香水樹

建議配方

1. 呼吸系統
　　一咳嗽：萬壽菊＋綠花白千層＋檀香木(按摩)
2. 皮膚系統
　　一消炎、傷口：萬壽菊＋薰衣草＋洋甘菊(塗抹)

5-167

3. 心靈層次
　　－澄清思緒：萬壽菊＋檀香木＋柑橘
　　(薰香)

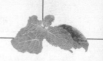

茶樹 Tea-tree

拉丁學名	Melaleuca alternifolia (白千層屬)
科　別	桃金孃科 Myrtaceae
萃取部位 / 植物種類	葉子 / 樹
精油萃取量	1%
產　地	澳洲
化學族群 / 結構	醇 (Alcohol) / 醇類、氧化物、萜烯、倍半萜烯
類比音符	高音
萃取方式	蒸餾
使用注意事項	無
氣味描述	清新、辛辣、香膏味
調油參考指標	4

生理層面的屬性 / 特性

－抗菌 (Anti-fungal)

－抗菌、防腐 (Antiseptic)

－抗痙攣 (Antispasmodic)

－抗毒素 (Antitoxic)

－殺菌劑 (Bactericide)

－促進細胞再生 (Cytophylactic)

－利尿 (Diuretic)

－化痰劑 (Expectorant)

—殺黴劑 (Fungicide)

—殺蟲 (Insecticide)

—刺激免疫循環 (Immune Stimulant)

—促進排汗 (Sudorific)

—治創傷 (Vulnerary)

適用的症狀	1. 呼吸系統——感冒、流行性感冒、鼻竇炎、上呼吸道感染 2. 免疫系統——幫助免疫系統抵抗傳染病，利用排汗的方式將毒素排出體外，例如流行性感冒、唇部皰疹、齒齦炎、口腔潰瘍、支氣管炎、咽炎、鼻竇炎、耳朵發炎、膀胱炎等。亦能幫助病毒感染後的虛弱狀態 3. 生殖、泌尿系統——清除陰道的念珠球菌感染、淨化尿道、改善膀胱炎、生殖器及肛門搔癢 4. 皮膚系統——粉刺、香港腳、瘡癤、燙傷、單純性皰疹、蚊蟲咬傷、褥瘡、油性皮膚、金錢癬、疣等症狀的應用上特別有效，可治療頭皮過乾與頭皮屑問題
心理層面的屬性／特性	刺激性
適用的症狀	能幫助頭腦清新、恢復原有活力，尤其是在受到驚嚇之後或是開刀後的驚恐情緒特別有效
適合調配精油	肉桂葉、丁香芽、絲柏、尤加利樹、

天竺葵、薑、杜松莓、薰衣草、檸檬、柑橘、桔子、薄荷、松木、迷迭香、麝香草(百里香)

建議配方

1. 呼吸系統
    － 感冒鼻塞：茶樹＋松木＋乳香(蒸汽吸入)
2. 免疫系統
    － 強化免疫力：茶樹＋檀香木＋沒藥(泡澡)
3. 生殖／泌尿系統
    － 陰道感染：茶樹＋沒藥＋德國洋甘菊(臀浴)
4. 皮膚系統
    － 灰指甲：茶樹＋百里香＋刺蕊草(廣藿香)(每天擦拭)
    － 香港腳：茶樹＋尤加利樹＋佛手柑＋茶樹膠或基礎油(塗抹)
5. 心靈層次
    － 頭腦清新：茶樹＋杜松莓＋乳香(薰香)

5

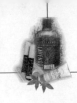
麝香草(百里香) (白)　Thyme (White)

拉丁學名	Thymus vulgaris(麝香草屬)
科　　別	唇形科 Lamiaceae (=Labiatae)
萃取部位／植物種類	花和葉／藥草
精油萃取量	1%
產　　地	西班牙、地中海地區
化學族群／結構	酚類 (Phennol)／醇類、酚類、萜烯、酯類、酮類、氧化物
類比音符	中－高音
萃取方式	蒸餾
使用注意事項	非常強勁的精油，最強的抗菌劑之一，長期使用可能有中毒之虞。使用吸入法較適當，可能刺激皮膚與黏膜組織。高血壓及孕婦禁用
氣味描述	相當甜且強烈的藥草香
調油參考指標	1
生理層面的屬性／特性	－抗風溼 (Antirheumatic) －止痛 (Analgesic) －抗菌 (Anti-fungal) －抗腐、防腐 (Antiseptic) －抗痙攣 (Antispasmodic)

—利心臟 (Cardiac)

　　—祛腸胃脹氣 (Carminative)

　　—幫助結痂 (Cicatrisant)

　　—利尿 (Diuretic)

　　—通經 (Emmenagogue)

　　—化痰 (Expectorant)

　　—升高血壓 (Hypertensive)

　　—殺蟲 (Insecticide)

　　—除寄生蟲 (Parasticide)

　　—局部刺激循環 (Topical circulation stimulant)

5

| 適用的症狀 | 1. 呼吸系統——強化肺臟、治療感冒、咳嗽、喉嚨痛、扁桃腺炎、喉炎、咽炎、支氣管炎、百日咳、氣喘、止痰 |

2. 消化系統——祛蠕蟲、脹氣、幫助小腸抗菌。

3. 生殖、泌尿系統——膀胱炎、月經流量過少、白帶過多、幫助生產

4. 循環系統——刺激白血球製造、增加抵抗力、提升過低的血壓

5. 肌肉／關節系統——幫助舒緩風溼痛、關節炎、坐骨神經痛等症狀

6. 皮膚系統——對於頭皮方面的滋補最有效益，能對抗頭皮屑、抑制落髮。幫助瘡、溼疹、癤等症狀早日康復

心理層面的屬性／特性 鎮靜、清新

適用的症狀　強化神經、活化腦細胞、提高記憶力及注意力、提振情緒、撫平挫敗感及沮喪感

適合調配精油　佛手柑、雪松、洋甘菊、杜松莓、檸檬、綠花白千層、柑橘、香蜂草、迷迭香、茶樹

建議配方

1. 呼吸系統
   －感冒、支氣管炎所引起的肺炎：麝香草(百里香)＋尤加利樹(吸入法)

2. 肌肉／關節系統
   －關節痛、背痛、坐骨神經痛：麝香草(百里香)＋雪松＋薰衣草(熱水泡澡)，泡澡後以麝香草(百里香)＋馬喬蓮(馬鬱蘭)＋少量小麥胚芽油＋基礎油按摩

3. 皮膚系統
   －抗頭皮屑：麝香草(百里香)＋少量小麥胚芽油＋基礎油(洗前護髮，先將混合油搓揉於頭皮上，以毛巾包覆1小時後，再以滴莎蘭德保濕洗髮精洗淨)

4. 心靈層次
   －疲勞與憂鬱：麝香草(百里香)＋馬鬱蘭(馬喬蓮)(泡澡)或麝香草(百里香)＋馬喬蓮(馬鬱蘭)＋玫瑰(浴後按摩)

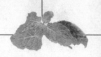

鬱金 **Turmeric**

拉丁學名	Curcuma longa
科　　別	薑科 Zingiberaceae
萃取部位／植物種類	根莖
精油萃取量	4.5%
產　　地	印度、中國
化學族群／結構	酮類 (Ketone)
類比音符	中－高音
萃取方式	蒸餾
使用注意事項	未知
氣味描述	清新、有力的、辣味
調油參考指標	7
生理層面的屬性／特性	－抗發炎 (Anti-inflammatory) －抗致癌物 (Anticarcinogenic) －祛腸胃脹氣 (Carminative) －促進膽汁分泌 (Choleretic) －利尿 (Diuretic) －降低血壓 (Hypotensive) －刺激食慾 (Stimulate appetite)
適用的症狀	1. 消化系統──急躁性腸胃症 (IBS)、

消化不良、利膽、膽囊失常、膽汁
分泌失常、腸胃脹氣、喪失食慾
2. 循環系統——降低高血壓
3. 生殖、泌尿系統——利尿、消除水腫
4. 肌肉／關節系統——舒緩關節炎也有
不錯的功效
5. 皮膚系統——瘀血、粉刺、潰瘍、創傷

心理層面的屬性／特性	鎮靜
適用的症狀	失眠、壓力、平撫情緒、過敏易怒
適合調配精油	洋甘菊、胡荽、肉桂葉、丁香、茴香、天竺葵、薑、茉莉、薰衣草、檸檬、菩提樹花、橙花、玫瑰、萬壽菊、紫羅蘭葉
建議配方	1. 消化系統 　－消化不良：鬱金＋薰衣草＋洋甘菊(按摩) 2. 生殖／泌尿系統 　－利尿：鬱金＋薑＋檸檬(泡澡) 3. 皮膚系統 　－粉刺：鬱金＋薰衣草＋橙花＋(按摩) 4. 心靈層次 　－失眠：鬱金＋玫瑰＋洋甘菊(薰香)

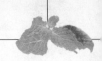

纈草　Valerian

拉丁學名	Valeriana officinalis
科　　別	敗醬科 Valerianaceae
萃取部位 / 植物種類	根 / 藥草
精油萃取量	1%
產　　地	印度
化學族群 / 結構	酮類 (Ketone)
類比音符	低音
萃取方式	蒸餾
使用注意事項	未知
氣味描述	木頭味，微微的麝香味
調油參考指標	1
生理層面的屬性 / 特性	－止痛 (Analgesic) －抗痙攣 (Antispasmodic) －祛腸胃脹氣 (Carminative) －降低血壓 (Hypotensive)
適用的症狀	1. 神經系統──背痛、肌肉疼痛、頭痛、偏頭痛、神經痛、坐骨神經痛、牙痛 2. 消化系統──急躁性腸胃症 (IBS)、胃脹

氣

3. 循環系統——高血壓、心悸、心跳過
　快、氣喘等症狀亦適用

心理層面的屬性／特性	鎮靜
適用的症狀	焦慮、失眠、驚慌、恐慌
適合調配精油	羅勒(紫蘇)、佛手柑、樟腦(白)、肉桂葉、快樂鼠尾草、茴香、乳香、薑、葡萄柚、檸檬、檸檬草、萊姆、馬喬蓮(馬鬱蘭)、香蜂草、沒藥、柑橘、薄荷
建議配方	1. 神經系統 　—頭痛：纈草＋馬喬蓮(馬鬱蘭)＋薄荷(按摩) 2. 心靈層次 　—失眠：纈草＋薰衣草＋檀香木(薰香) 　—女性香水：纈草＋葡萄柚＋乳香＋香蜂草

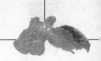

岩蘭草(培地草) Vetiver

拉丁學名	Vetiveria zizanoides
科　　別	禾本科 Poaceae(=Gramineae)
萃取部位／植物種類	根／藥草
精油萃取量	2.5%
產　　地	印尼、海地、地中海(留尼旺島)
化學族群／結構	醇類 (Alcohol)／酸類、醇類、酯類、酮類、倍半萜烯
類比音符	低音
萃取方式	蒸餾
使用注意事項	未知
氣味描述	木頭味，土味
調油參考指標	1
生理層面的屬性／特性	－抗菌、防腐 (Antiseptic) －抗痙攣 (Antispasmodic) －促進細胞再生 (Cytophylactic) －利神經 (Nervine) －發紅劑 (Rubifacient) －滋補 (Tonic) －祛蠕蟲 (Vermifuge)
適用的症狀	1. 循環系統——強化紅血球、排除淋巴

5

充血，紓解便秘、酒精中毒

2. 生殖、泌尿系統——滋補生殖系統方面的效果顯著，能刺激生殖器官、幫助生產準備，尤其是具有放鬆的特性，能助於減輕於性行爲中所發生的緊張感

3. 肌肉／關節系統——風溼痛、關節炎、肌肉酸痛等不適症狀

4. 皮膚系統——可幫助滋養及保持乾燥缺水肌膚之水分，對於粉刺、面皰、切傷、妊娠紋、老化鬆弛肌膚有相當的效果，並能促進細胞再生，使疲倦的膚質回復活力

心理層面的屬性／特性	陶醉、鎮靜
適用的症狀	催情、心力交瘁、神經緊張、壓力、敏感、茫然無措、缺乏興趣
適合調配精油	安息香、乳香、天竺葵、葡萄柚、茉莉、薰衣草、刺蕊草(廣藿香)、玫瑰、檀香木、紫羅蘭葉、香水樹
建議配方	1. 肌肉／關節系統 　－關節炎：岩蘭草＋馬喬蓮(馬鬱蘭)＋洋甘菊(按摩) 2. 皮膚系統 　－油性肌膚及痘痘問題：培地草(岩蘭草)＋乳香＋薰衣草 3. 心靈層次 　－放鬆：岩蘭草＋香水樹＋玫瑰(薰香)或岩蘭草＋佛手柑＋馬喬蓮(馬鬱蘭)(按摩)

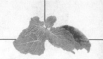

紫羅蘭葉　Violet leaf

拉丁學名	Viola odorata(菫菜屬)
科　　別	菫菜科 Violaceae
萃取部位／植物種類	葉／花
精油萃取量	未知
產　　地	法國、埃及
化學族群／結構	酸類、醇類、酮類、酚類
類比音符	低－中音
萃取方式	脂吸法
使用注意事項	未知
氣味描述	似乾草，略帶甜味
調油參考指標	1
生理層面的屬性／特性	－抗菌 (Anti-fungal) －催情 (Aphrodisiac) －利尿 (Diuretic) －化痰 (Expectorant) －輕瀉劑 (Laxative)
適用的症狀	1. 呼吸系統──過敏性咳嗽、百日咳、呼吸急促、喉嚨發炎、聲音嘶啞、胸膜炎、化痰及分解黏液

5

2. 生殖、泌尿系統——淨化尿液、膀胱炎、便秘、幫助肝臟解毒、清除黃疸具有催情效果，益於性方面的障礙、恢復性慾，紓解停經期間的症狀，例如易怒及臉部潮紅等

3. 皮膚系統——傷口、瘀青、皮膚阻塞、腫脹、發炎及乳頭龜裂

心理層面的屬性／特性	鎮靜
適用的症狀	失眠、憤怒、焦慮感
適合調配精油	安息香、香茅、乳香、葡萄柚、茉莉、薰衣草、檸檬、橘子、檀香木、玫瑰
建議配方	1. 呼吸系統 　－呼吸道感染：紫羅蘭葉＋乳香＋檀香木(按摩呼吸道) 2. 生殖／泌尿系統 　－性方面障礙：紫羅蘭葉＋玫瑰＋茉莉(薰香或泡澡) 3. 皮膚系統 　－老化肌膚：紫羅蘭葉＋橙花＋檀香木(按摩) 4. 心靈層次 　－失眠：紫羅蘭葉＋檀香木＋薰衣草(薰香)

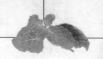

西洋蓍草　Yarrow

拉丁學名	Achillea millefolium(蓍屬)
科　別	菊科 Asteraceae(=Compositae)
萃取部位／植物種類	開花的頂部／灌木
精油萃取量	0.8%
產　地	德國、匈牙利
化學族群／結構	萜烯 (Terpene)／醇類、氧化物、倍半萜烯、萜烯
類比音符	高音
萃取方式	蒸餾
使用注意事項	長時間使用容易導致頭痛，可能刺激敏感皮膚，對於孕婦而言刺激性太強，不適宜於懷孕期間使用。癲癇患者勿用
氣味描述	略甜，帶香料味
調油參考指標	1
生理層面的屬性／特性	－止痛 (Analgesic) －抗過敏 (Anti-allergic) －抗菌 (Anti-fungal) －抗發炎 (Anti-inflammatory) －抗痙攣 (Antispasmodic)

5

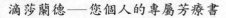

　　─抗菌、防腐 (Antiseptic)
　　─收斂 (Astringent)
　　─祛腸胃脹氣 (Carminative)
　　─助消化 (Digestive)
　　─化痰 (Expectorant)
　　─降低血壓 (Hypotensive)
　　─健胃 (Stomachic)
　　─滋補 (Tonic)

適用的症狀

1. 消化系統──刺激腸及胃的腺體分泌，平衡影響消化系統的神經，促進腸胃的吸收與消化液的分泌，助於絞痛及脹氣。幫助刺激膽汁分泌使脂肪分解消化，幫助開胃。對腹瀉亦有功效

2. 循環系統──血管系統的補藥，可改善循環方面的毛病，例如靜脈曲張、痔瘡等

3. 生殖、泌尿系統──改善不規則的經期，尤其是流量過多的困擾、更年期的問題、卵巢發炎、子宮脫垂及子宮肌瘤等。同時能平衡尿液的流動，防止尿液滯留及尿失禁等現象

4. 肌肉／關節系統──紓解背痛、風溼痛及頭痛

5. 皮膚系統──收斂的特點可平衡油性膚質，幫助發炎的傷口、割傷、龜裂及潰瘍等。可滋養頭皮，刺激毛髮生長，進而改善落髮及禿頭等相關問題

心理層面的屬性／特性	陶醉、鎮靜
適用的症狀	催情、鎮靜、失眠、憤怒、焦慮
適合調配精油	安息香、香矛、乳香、葡萄柚、茉莉、薰衣草、檸檬、柑橘、檀香木、玫瑰
建議配方	1. 生殖／泌尿系統 　－骨盆腔(陰道感染)：西洋蓍草＋水 　　(盆浴) 2. 肌肉／關節系統 　－關節炎：西洋蓍草＋薰衣草＋馬鬱蘭(馬喬蓮)(按摩) 3. 皮膚系統 　－敏感肌膚：西洋蓍草＋檸檬＋橙花 　　＋基礎油(每日使用，具有收斂鎮定效果)

5

香水樹(依蘭) Ylang-Ylang

拉丁學名	Cananga odorata
科　　別	蕃荔枝科 Annonaceae
萃取部位 / 植物種類	花 / 樹
精油獲取量	2%
產　　地	馬達加斯加島、菲律賓
化學族群 / 結構	酯類 (Ester) / 酸類、醇類、酯類、酚類、倍半萜烯、單萜烯
類比音符	低－中音
萃取方式	蒸餾
使用注意事項	使用過量可能頭疼及反胃。
氣味描述	濃郁的草本花香味
調油參考指標	7
生理層面的屬性 / 特性	－抗菌、防腐 (Antiseptic) －催情 (Aphrodisiac) －降低血壓 (Hypotensive) －利神經 (Nervine)
適用的症狀	1. 神經系統──由於具有利神經的功效，因此對於呼吸急促及心跳過快等症狀具有鎮定的效果

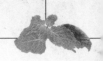

2. 循環系統——降低高血壓

3. 生殖、泌尿系統——其爲子宮的補藥，在平衡荷爾蒙方面的效果卓越。在生產後能給產婦一種溫暖的感受。同時能改善性冷感及性無能

4. 皮膚系統——平衡油脂分泌，助於油性及乾性肌膚。能刺激頭皮，使新生的頭髮具有光澤

心理層面的屬性／特性　鎮靜性、抗憂鬱

適用的症狀　放鬆神經系統、紓解憤怒、焦慮、震驚及恐懼的情緒

適合調配精油　佛手柑、葡萄柚、茉莉、薰衣草、檸檬、香蜂草、橙花、柑橘、刺蕊草(廣藿香)、玫瑰、紫檀木、檀香木

建議配方
1. 循環系統
　－心悸：香水樹(手帕吸入法)
2. 心靈層次
　－增加情趣的沐浴：香水樹＋葡萄柚(泡澡)

第 6 章

經絡與芳香療法

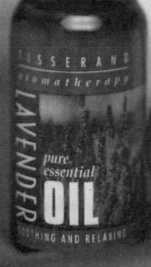

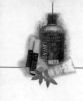
前言

從中醫學的觀點來看，人體的五臟六腑就像是小宇宙，與外在的大宇宙相應合。此章節的主要目的是要將中醫理論中有趣和引人入勝的部分，配合芳香精油來互相應用，如體質辨識、面容觀測、經絡應用等，拉近中醫理論與芳香精油及大眾的距離，讓每一位愛好者都能輕易地進入浩瀚的基礎中醫領域。

6-1 簡易的觀測法

人際交往中，第一眼所能看到的首推體型與面部的氣色及頭髮。這些自然流露的型態，可以略知五臟精氣的盛衰和疾病的輕重，從而預知吉凶。在中醫的眼中，也是獲得患者健康情況的第一手信息資料。

從醫學及遺傳學的角度來看，在許多的狀況之下，容貌可以反應一個人的健康狀況，甚至還能顯示疾病的存在。而體質是我們事先必須了解到的一環，它是人體在生長、發育和衰老的過程中形成的結構、機能和代謝的狀態。這種特殊狀態往往決定著他生理反應的特殊性及其對某種致病因子的易感性和所產生病變類型的傾向。以下我們將就人體的體質做分析，並且針對體型、頭髮、面部顏色的測病方式加以敘述。

一、神經與體液

人體周邊神經系統可以分為兩個主要的部份：軀體神經系統以

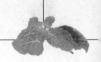

及自主神經系統。

　　軀體神經系統中的感覺神經纖維可將身體各部份的感覺器官所搜集到的視覺、嗅覺、味覺、觸覺等資訊傳送到大腦或脊髓。而運動神經纖維則負責將中樞神經系統所下達的命令傳到骨骼肌以產生所需的運動。

　　自主神經系統就是指無法藉由意志控制的周圍神經。而自主神經大多掌控較為規律的生理作用，例如呼吸。由於有自主神經系統的存在，當你深睡時並不會因為忘了呼吸，而提早向上帝報到；其中自主神經可分成交感與副交感神經。

　　這兩種神經系統具有彼此擷抗作用，例如心臟會因為交感神經興奮而增加心跳速率；反過來心臟也會因為副交感而減慢心率跳動，身體便是藉由這兩種系統的交換作用調控部分生理機能。

1. 軀體神經支配人的眼、耳、鼻、舌、身、意，與現在意識有關。
2. 自主神經支配人的心臟、胃等內臟各器官，與潛在意識有關。
3. 自主神經可分成交感神經（有防衛的本能，負責防衛、攻擊、抗爭）；副交感神經（主管營養、生殖和排泄，維持人類生殖繁衍）。
4. 交感神經興奮時，體液呈酸性。
5. 經常發怒或哭泣者交感神經偏興奮；體液呈酸性。
6. 喜悅歡笑和安心靜氣的休息時，副交感神經興奮，體液呈鹼性。

　　透過下頁的表格，您將有更完整的概念及了解。

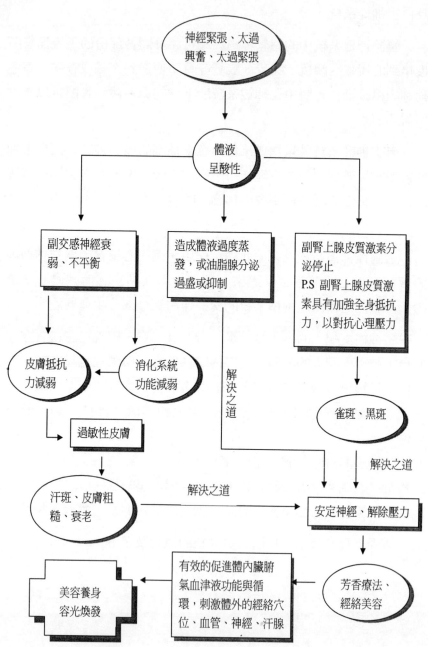

神經緊張、太過興奮、太過緊張

體液呈酸性

副交感神經衰弱、不平衡

造成體液過度蒸發，或油脂腺分泌過盛或抑制

副腎上腺皮質激素分泌停止
P.S 副腎上腺皮質激素具加強全身抵抗力，以對抗心理壓力

皮膚抵抗力減弱

消化系統功能減弱

雀斑、黑斑

過敏性皮膚

解決之道

汗斑、皮膚粗糙、衰老

解決之道

解決之道

安定神經、解除壓力

美容養身容光煥發

有效的促進體內臟腑氣血津液功能與循環，刺激體外的經絡穴位、血管、神經、汗腺

芳香療法、經絡美容

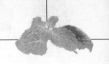

二、人體七種體質的特徵分析

　　根據中醫基本理論，從身體的體型、膚色、頭面、目、鼻、口、肢體以及性格、二便方面的特徵，提供鑑別的基礎。

(一)、正常體質

1. 體型：胖瘦勻稱，健壯。
2. 頭面：髮盛長色黑，面色紅潤。
3. 膚色：紅黃隱隱，明潤含蓄。
4. 目：目光有神，光彩內含。
5. 鼻：鼻色明潤，嗅覺通利。
6. 口：唇紅潤。
7. 肢體：強勁有力，耐受寒熱。
8. 舌苔：舌質淡紅，潤澤，薄苔。
9. 性格：多平和、開朗。
10. 二便：大小便正常。
11. 成因：先天稟賦良好，後天調養得宜。
12. 病理特點：得病多屬外感，暴病，多見實熱。

(二)、遲冷質 (似陽虛)

1. 體型：多見肥胖。
2. 頭面：毛髮易脫落，面色少華，晄白。
3. 虛色：柔白。
4. 目：清澈，或目胞色晦暗。
5. 鼻：鼻頭冷或色微青。
6. 口：口淡，唇部淡紅。
7. 肢體：形寒，肢末欠溫，倦怠，背部或腕部怕冷。
8. 舌苔：舌質淡，或浮胖嬌嫩、齒痕、苔白。
9. 性格：多沉靜，內向。
10. 二便：大便多溏，小便清長。

11. 成因：先天稟賦不充，或後天陽氣受戕。

12. 病理特點：易從寒化，傷陽。

（三）、燥紅質（似陰虛）

1. 體型：多見瘦長。

2. 頭面：面色多偏紅，臉部烘熱感。

3. 膚色：蒼赤。

4. 目：鞏膜紅絲較多，有乾澀感，視物模糊，眼屎多。

5. 鼻：微乾，或有鼻血。

6. 口：口燥咽乾，多喜飲冷，唇紅微乾。

7. 肢體：有怕熱感，或手足心熱。

8. 舌苔：舌紅少苔，或無苔。

9. 性格：多急躁易怒。

10. 二便：大便偏乾或便秘，小便短赤。

11. 成因：稟賦欠佳，或久病，失血，縱慾傷精。

12. 病理特點：易化熱傷陰，動火生風。

（四）、倦恍質（似氣虛）

1. 體型：胖、瘦均有，瘦人為多。

2. 頭面：毛髮不華，面色偏黃或晃白。

3. 膚色：黃。

4. 目：目光少神。

5. 鼻：色淡黃。

6. 口：口淡，唇色少華。

7. 肢體：易疲乏力，不耐寒熱，寒則更甚。

8. 舌苔：舌淡紅，有齒痕。

9. 性格：一般喜靜，懶言。

10. 二便：大便正常或有便秘，小便正常或偏多。

11. 成因：先天本弱、脾胃內傷，或久病、暴病之後。

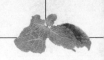

12. 病理特點：易成虛損。

(五)、膩滯質（似痰濕）

1. 體型：多肥胖豐滿。
2. 頭面：色淡黃而暗。
3. 膚色：白滑。
4. 目：或見目胞下鮮色。
5. 鼻：色微黑。
6. 口：口黏膩或甜。
7. 肢體：肢體不爽或身重。
8. 舌苔：苔多膩，或舌面有一層黏膩。
9. 性格：急躁或偏靜。或無特異。
10. 二便：大便正常或小便不多或微渾。
11. 成因：陽氣素虛，脾弱不運。
12. 病理特點：易傷陽氣、易病、痰飲腫脹。

(六)、晦澀質（似血瘀）

1. 體型：多見於瘦人。
2. 頭面：髮易落、面色黑或面頰部見紅絲赤縷。
3. 膚色：偏暗滯或見紅點。
4. 目：眼眶暗黑、或白珠見青紫紅筋浮起。筋尾有瘀點。
5. 鼻：暗滯。
6. 口：口乾欲嗽、口不欲咽、口唇淡暗或紫。
7. 肢體：冷熱耐受尚可，伴有疼痛時可見紅斑結節。
8. 舌苔：舌質青紫，或舌邊青，有點狀或片狀瘀點，舌下靜脈曲張。
9. 性格：易急躁，或無特異性。
10. 二便：無特殊。
11. 成因：外傷、出血，或受寒受熱，長期精神抑鬱，或久病入絡。

12. 病理特點：易成癥瘕積聚、失血。

（七）、濕熱質

1. 體型：胖瘦均見，或無特異。
2. 頭面：面垢或油亮，或易生粉刺。
3. 膚色：偏黃。
4. 目：眼中血絲。
5. 鼻：有油澤，鼻孔微乾。
6. 口：口乾微苦。
7. 肢體：煩倦懈怠，或怕熱。
8. 舌苔：舌質紅、苔黃膩。
9. 性格：多急躁易怒。
10. 二便：大便燥結或黏滯，小便短赤。
11. 成因：七情抑鬱，傷及肝膽，飲食勞倦，損及脾胃。
12. 病理特點：易化熱化火。

三、人體體型特徵及易患疾病

（一）、呼吸型

1. 臉部呈"申"字相。面頰骨突出，輪廓呈菱形，下巴呈鈍角，兩眼瞳孔間隔窄。
2. 胸廓部突出，胸廓薄，脊柱細長，軀體呈倒梯形。
3. 此型人一年四季易患咽喉疾病，若住在空氣嚴重污染的地方，易患呼吸系統疾病。

（二）、消化型

1. 臉部呈"由"字相，臉下部肌肉柔軟膨脹，嘴大唇厚。
2. 腹部突出。

3. 此型人消化力較強，常因過食而易患腹脹，腹瀉等消化系統疾病

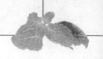

及膽囊疾病。

（三）、肌肉型

1. 臉部呈"田"字相。臉部上、中、下三亭勻稱，鼻子不高，下巴不尖，額高而寬。

2. 軀體胸部和腹部相等，呈桶狀；四肢長，肌肉骨骼發達。

3. 此型人運動力較強，易患關節，肌肉各部位的疼痛，以及關節炎等運動系統疾病。

（四）、腦型

1. 面部呈"甲"字相。前額寬，頭蓋骨發達，下巴尖細，臉呈倒三角形，牙齒較少。

2. 四肢瘦而長，身體亦瘦，不適於體力勞動。

3. 此型人智力較為發達，易患神經衰弱、頭痛、精神病等。

（五）、混合型

具有兩型或三型的特點。

四、頭髮觀測法

頭髮的多寡與濃密是和頭髮的根數及粗細有關的。頭髮的根數因人而異，有的人較多，而有的人較少。一個人頭髮的根數，在母體中的胎兒時期就已經決定好了，出生之後，頭髮的根數只會減少卻不會增多。

黃種人的頭髮平均約為 10 萬根，髮量較少的人約為 7-8 萬根，較多的人則為 11-12 萬根。天生頭髮多的人，數目也許就比髮量少的人多了近 2 倍，所以外觀上看起來就有明顯的差距。而過敏體質，容易鼻塞、貧血、肝功能、腎功能、腸胃不好者，都和頭髮的生長有關連。

毛髮的主要成分是蛋白質，原來毛髮是由部分皮膚變化而來的，因此與皮膚同樣的成分為蛋白質，但是這兩種蛋白質的氨基酸配合量還是有些差距的。蛋白質是生命之源，我們身體的肌肉與直接掌管生命的內臟全部是由蛋白質所構成的。蛋白質是由各種氨基酸結合製造出來的多肽化合物，通常是由將近20種的氨基酸所組合而成，而毛髮的蛋白質則是由18種氨基酸結合而成。

名稱	含量%	名稱	含量%	名稱	含量%
胱氨酸	16	絲氨酸	7.6	苯丙氨酸	2.7
谷氨酸	14.6	絲氨酸	7.2	賴氨酸	2.6
精氨酸	9.6	纈氨酸	4.7	異白氨酸	2.2
甘氨酸	9.5	丙氨酸	4	蛋氨酸	1
白氨酸	9.1	脯氨酸	3.7	組氨酸	0.9
天門冬氨酸	8	酪氨酸	3.1	色氨酸	0.7

如果有下列各種情況的頭髮，和伴有這種體症時，就應該多加注意健康了。

1. 青少年白髮、腰酸、腿軟、頭暈耳鳴，為腎氣虧乏。
2. 青少年白髮，伴有心虛症狀，為勞心耗神傷血之徵兆。
3. 短時期頭髮大量變白，煩躁易怒，面紅口苦，為肝鬱化熱。
4. 髮變黃為血不足，或為氣血俱熱。
5. 髮黃稀疏乾枯者，為精血不足；髮枯黃，面容憔悴，多為久病，體虛或飲食不濟。
6. 頭髮稀疏而細軟，尤其是頭頂及兩鬢教甚，伴有頭暈眼花、腰膝酸軟、潮熱遺精，多屬精血虧虛所致。
7. 毛髮成片脫落，多由陰血不足、肝腎虛虧、心腎不交、風邪乘虛而入引起。

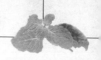

8. 瀰漫性脫落，為急性傳染病或慢性病，及各種化學藥品所致。

9. 圓形脫毛症，如圓斑片狀脫落，此與本人的精神狀態有關。

10. 頭皮屑，與遺傳有關，或在精神上有壓力時發生。

11. 頭髮異味，因髮根分泌過多脂肪，無處排泄所致。

12. 額上頭髮逐漸稀少，多為腦力勞動者。

13. 肥胖之人頭髮稀少，顯示易患動脈硬化、高血壓和冠心病。

14. 瘦者或女性蓄留長髮，會影響智力。

五、面容觀測法

　　正常的面容應當是有朝氣，表情豐富、無痛苦樣、無意識障礙、無精神異常、無貧血及黃疸、無浮腫，予人理智的印象。

（一）、面部外形觀測法

1. 臉胖：臉胖則人胖，胖人多痰多濕，亦有陽氣不足，痰濕停滯，中風等症。喜靜不喜動，嗜臥喜睡。

2. 臉瘦：臉瘦則人瘦，瘦人多火多咳，易有陰虛、血虧、相火亢盛及咳嗽等症。喜動善思謀，多憂慮。

3. 浮腫：上眼瞼增厚，額部或眉間壓下凹陷。提示脾濕或全身性的病因所引起。

4. 口喎眼斜：多為顏面神經麻痺。如伴有半身不遂者，多是腦血管方面病變。

5. 肌肉僵硬：多是性格內向，神經質的人。

6. 一側過大或過小：可能為半邊肥大，或半側萎縮，如斜頸、先天性肥胖或萎縮症、腦外傷、腦炎等。

（二）、面容觀測法

1. 急性病容：面色潮紅，興奮不安，鼻翼扇動，口唇皰疹，表情痛苦。

2. 慢性病容：面容憔悴，面色灰暗或蒼白，目光黯淡。

3. 貧血：面色蒼白，唇舌色淡，表情疲憊乏力。

4. 甲狀腺亢進：面容驚愕，眼裂增大，眼球凸出，目光閃爍，興奮不安，煩躁易怒。

5. 肝病：面色青灰，晦暗無光，黃而發青，顏色虛胖，眼角及眼框周圍皮膚青灰色。

6. 肌肉萎縮：面頰凹陷，嘴唇鬆弛，下唇向下，嚴重者眼瞼下垂。

7. 腫瘤：面容蒼白枯槁，顏色憔悴，全身消瘦。

8. 臉色蒼白：營養不良，貧血，水腫，慢性消耗性疾病，長年室內生活，不見陽光，過度疲勞，劇烈的精神刺激，休克。

9. 臉色棕黑：長期室外工作，久經風吹日曬，或肝硬化、肝癌晚期，上帶有青灰色，暗而無光。

10. 糖尿病：面色黃白，有紅斑和丘疹，紅斑表面光滑，中心色黃而凹陷，兼有毛細血管擴張，紅斑周圍有淡色紅暈；丘疹為紅色，壓之退色，紅斑亦可出現在手掌處。

五、面部測病法

(一)、面部三區劃分

1. 上亭：眉以上的部位。觀測與腦有關的疾病。

2. 中亭：從眉以下至鼻下人中穴的部位。觀測與呼吸系統有關的疾病。

3. 下亭：鼻以下的部位。觀測與消化系統有關的疾病。

(二)、觀測要點

1. 左右對稱為最理想的相貌。

2. 眼外角出現青色的女性，多數有子宮病變。

3. 顴骨高者，男為剛強自信，女為性成熟。此種人一旦患有呼吸系統或結核病，較不易治癒。

4. 口緊者，肛門緊；口鬆者，肛門鬆。

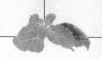

5. 男性濃眉，鼻子圓大，唇厚。頸短粗，顯示身體健康，精力旺盛。

6. 眼球向內斜視為酸性體質，屬交感神經興奮型，易患腦溢血。向外斜視為鹼性體質，屬副交感神經興奮型，易患糖尿病。

（三）、額部觀測法

1. 額部有光澤，顯示身體健康。

2. 前腦葉的變化表現在額，因此出現紫黑色斑點是病情嚴重的表現。

3. 額上部出現異常色，提示橫結腸有宿便。

4. 額部污濁有斑點，顯示妊娠或子宮病變，或肺結核。

5. 太陽穴處有蚯蚓狀青筋，暴露者將患中風。

6. 右側太陽穴處有彎曲青筋浮現者，是右側升結腸有宿便。如青筋左側者，是乙狀結腸部有宿便。宿便會引起對側手足麻痺。

7. 額上部豐滿，顯示腎臟功能良好。若出現漾色（青、白、紫三色混合形成），髮際下沿出現污濁斑點，為已患腎臟的症候。

（四）、印堂觀測法

1. 兩眉之間謂之印堂。兒童印堂有青筋浮起者，易患感冒、神經性疾病、胃腸病、消化不良。此為腸內有胎便滯留表現。

2. 印堂色白，顯示精神過度疲勞，肺氣不足。

3. 印堂有一道豎紋者，性格剛強，患病後會拖到惡化時才治療。此人易患高血壓或心臟病。

4. 印堂有一道或二道皺紋者，膽小、性格憂鬱，容易罹患神經衰弱和消化不良。

（五）、顎部觀測法

1. 顎部（下巴）呈紫黑色者，下腹部有病。

2. 下巴忽然出現前凸，顯示患有扁桃腺炎。

3. 下巴疲而窄，兩眼瞳孔距離近者，易患結核病。

4. 下巴圓而不寬，面色紅潤，且紅中帶黑紫色傾向時，易患膽結石。

5. 下巴呈鈍角，兩孔間隔異常寬，人中距離短者，爲惡性貧血徵象。

（六）、面頰部觀測法

1. 面頰部肌肉柔軟豐滿，呈黃色紅潤，顯示肺功能良好。

2. 面頰小而尖，爲肺虛弱者；若面部只表現潮紅，是肺炎的徵兆。

3. 面頰部出現蜘蛛網狀浮絡，多爲酒精性肝硬化患者。

4. 腮部膨脹者爲體內食鹽過剩，顯示胃部機能良好，但腎臟機能不好。

5. 腮部凹陷者，體內食鹽不足，顯示胃功能不好，而腎功能良好。

6-2 經絡與芳香療法

一、經絡之意義

經絡是經脈和絡脈的總稱。經有路徑的含義，經脈貫通上下，溝通內外，是經絡系統中的主幹。絡，有網絡的含義。絡脈是經脈別出的分支，較經脈細小，縱橫交錯，遍佈全身。「靈樞‧脈度」說：「經脈爲裏，支而橫者爲絡，絡之別者爲孫。」

經絡作爲運行氣血的通道，是以十二經脈爲主。其「內屬於腑臟，外絡於肢節」，將人體內外連貫起來成爲一個有機的整體。此絡網可將人體的上下、左右、前後、內外等連結，進而或深或淺地將五臟（心、肝、脾、肺、腎）、六腑（膽、胃、大腸、小腸、膀胱、三焦）、頭面、軀幹、四肢等都連繫起來，用眞氣來促進全身細胞生理的作用，顯現生命的現象。所言經絡者在修行者言，包括十二經脈、奇經八脈、十二經別、十二經筋、十五絡以及很多絡脈和孫絡脈等總稱之名。

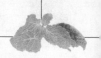

經絡學說的主要特點在於，它是根據客觀事物運動發展的規率，把人體中各個組織器官聯接起來，除了闡述這些組織器官各有其特殊功能外，並指出它們之間存在著相互連接和相互影響的關係，藉以說明人體是一個統一的有機體，從而在臨床治療上能注意到整體觀察和全面處理，達到治病保健的目的。

二、經絡之系統

經絡系統，可分爲經脈、絡脈與經筋皮部三部分：

1. 經脈部分：經脈爲氣血運行的主要部分，古人以直行者爲經；伏行深而不可見者爲經。依照經絡系統的類別，又可分爲十二正經、奇經八脈系統。

2. 絡脈部分：絡脈爲一切經脈的分支，古人以橫行者爲絡；浮而常見者爲絡，它的數量多，分布於全身各部位。

3. 經筋皮膚部分：全身的筋肉與皮膚藉由經絡中氣血所濡養的部分，則稱爲十二經筋與十二經皮部，分別屬於十二經脈系統。

十二經脈爲經脈系統之主幹，是經絡學說的主體，十二經脈各與臟腑直接連屬，而且陰經與陽經之間，又有互相爲表裏配合的關係又稱十二正經。

三、經絡的命名

十二正經的命名，皆冠以手、足，並包含有陰、陽或者六氣，以及所連屬臟腑的名稱等項，實具深意。其主要是根據陰陽學說而來的，古人在長期生活體會中，觀察到任何事物的變化，都有不同的階段。這些不同的階段古人是以「陰陽的盛衰」和「消長的情形」來區別的，並以手足三陰三陽和所屬臟腑命名，屬臟的稱爲陰經，屬腑的稱爲陽經。

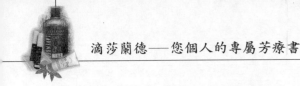
十二經脈的每一經脈各有其所屬的臟腑

陰經			陽經		
四肢	六氣	屬臟	四肢	六氣	屬腑
手	太陰	肺	手	陽明	大腸
手	厥陰	心包經	手	少陽	三焦
手	少陰	心	手	太陽	小腸
足	太陰	脾	足	陽明	胃
足	厥陰	肝	足	少陽	膽
足	少陰	腎	足	太陽	膀胱

1. 手三陰經：手太陰肺經、手少陰心經、手厥陰心包經。

2. 手三陽經：手陽明大腸經、手太陽小腸經、手少陽三焦經。

3. 足三陰經：足太陰脾經、足少陰腎經、足厥陰肝經。

4. 足三陽經：足陽明胃經、足太陽膀胱經、足少陽膽經。

5. 督脈：行于脊背，諸陽經皆交會於督脈，總督一身的陽經，有總督一身陽氣的作用。

6. 任脈：行於胸腹正中線，全身陰經皆會于任脈，有總任全身陰氣的作用。

註解

「太陽」是陽氣很盛的意思。「太陰」是陰氣極重的意思。「少陽」是陽氣初生的意思。「少陰」是陰氣微盛叫的意思。「厥陰」的含意，是二陰相交而陰氣消盡之意。「陽明」之意是二陽相合其火通明之義。

四、健康是由經絡中流動的「氣」、「血」來調整

　人體主要能量系統十二經脈加任、督二脈，貫串全身各大臟腑

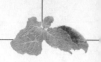

與周身內外、上下一切氣、血、津、液、皮、毛、肉、筋、骨、神經、淋巴腺、內分泌等一切組織系統緊密相聯繫。人體任何部位之病變，皆可以十二經脈之氣化運動，主導氣血，強化機體免疫機能，消滅、抵禦病菌，並促使激發病變細胞再生。

五、十二經絡如何在人體運轉？

根據「少林點穴法」中的「十二時辰氣血流注歌」，可以快速記憶

寅時氣血注於肺，卯時大腸辰時胃

巳脾午心未小腸，膀胱申注腎酉注

戌時包絡亥三焦，子膽丑肝各定位

六、十二經脈與臟腑、時辰流注之關係如下表：

手太陰肺經	寅時 (03：00-05：00)	血氣流注於肺臟
手陽明大腸經	卯時 (05：00-07：00)	血氣流注於大腸腑
足陽明胃經	辰時 (07：00-09：00)	血氣流注於胃腑
足太陰脾經	巳時 (09：00-11：00)	血氣流注於脾臟
手少陰心經	午時 (11：00-13：00)	血氣流注於心臟
手太陽小腸經	未時 (13：00-15：00)	血氣流注於小腸腑
足太陽膀胱經	申時 (15：00-17：00)	血氣流注於膀胱腑
足少陰腎經	酉時 (17：00-19：00)	血氣流注於腎臟
手厥陰心包經	戌時 (19：00-21：00)	血氣流注於心包臟
手少陽三焦經	亥時 (21：00-23：00)	血氣流注於三焦體膜與淋巴管
足少陽膽經	子時 (23：00-01：00)	血氣流注於膽腑
足厥陰肝經	丑時 (01：00-03：00)	血氣流注於肝臟

6

七、如何尋找穴點？

（一）、以骨頭或關節作為測量標準

首先把骨頭或關節當作一個基準。背部是以脊椎骨或肩胛骨、腰骨為基準，腹部則以肋骨為基準，手腳以關節為基準。另外，彎曲的關節所形成的皺紋或肚臍等等外表可看得到的地方，也可作為基準。

（二）、以自己的手指為測量標準

決定基準後就可開始測量尺寸，由於每個人的體型大小不一，所以無法強制規定多少公分。而不會受體格限制的就是自己的手指了，尤其是利用指寬來測量的方式。例如：「兩指寬」，意即以食指與中指來測量。而「三指寬」，就是以食指、中指及無名指三指來測量。

（三）、以觸感來決定穴點

在您按壓皮膚時，如果有酸、麻、脹的地方就是您的穴點。或是您在觸摸皮膚時，如果感到粗糙或冰冷，同時以拇指或食指尖時有細筋或如疙瘩的硬塊，這些地方即可作為治療的穴位。

八、何種力道才是正確？

一般來說，穴位刺激的強度需視硬塊的狀態來調整。以個人能接受的強度來看，通常是在3-5公斤的壓力為基準。您可把手指放在體重計上去感受所需要的力道大約是多少。絕對不要勉強用力按壓，一定要適度適力的按壓。

在按壓時如果能配合吐氣，就會有舒適的感覺。吐氣的長度約在3-5秒鐘，邊壓邊吐，休息3秒左右，再慢慢吸氣。一開始先用這種制式的方式，等到熟悉之後您就可依照自己的習慣來調整節奏了！

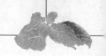

6-3 經絡與精油

　　芳香精油療法屬於古老自然療法。精油於人體的功能，首先是由五官之一嗅覺（鼻腔）的途徑進入人體，第二途徑則由皮膚吸收進入人體，另一途徑由口服。不論由何種途徑進入，最終大都會在肝臟與腎臟代謝，由汗腺或尿液排泄，作用時間則因精油的不同亦有所不同。

　　芳香經絡按摩乃經由穴道與臟器反射區的順逆、生剋來調整一個人的虛實疾病，如果能夠同時搭配穴點刺激及淋巴引流排毒，則精油透過皮膚進入血液的效果將會更為迅速。運用特殊的技法，能使全身或局部經絡穴位在按摩刺激下血脈循行暢通，從而達到活血化瘀，舒通經絡，排出痧氣，調整陰陽平衡。兩者相輔相成，是舒解緊張、排除壓力的最佳良方。

一、手太陰肺經

主要反應

患手太陰肺經疾病者，主要反應在喉、胸、肺，以肺為主。

穴位起止

起於中府，止於少商，左右各11穴位。原穴為太淵穴，絡穴為手陽明大腸經之偏歷穴，是陰氣最盛的經絡，主治裡症虛症，與大腸經為表裡。

主要症狀

肺部脹滿、氣喘、缺盆穴處胸痛、臑臂部痛、掌中發熱，肩背痛，怕冷，少氣。

適用精油

羅勒(紫蘇)、安息香、白豆蔻、胡蘿蔔籽、雪松、香茅、絲柏、尤加利樹、乳香、牛膝草、茉莉、檸檬、萊姆、沒藥、薄荷、玫瑰、紫檀木、檀香木、甘松香、萬壽菊、百里香(麝香草)紫羅蘭葉。

穴名 👉 **中府**

取法 胸壁之外上部，平第一肋間隙，距胸骨正中線六寸。

主治 咳嗽、氣喘、胸痛、胸中煩熱、面腹腫脹、食不下、嘔噦(氣逆而發聲)、肩背痛、皮膚痛。

穴名 👉 **雲門**

取法 距胸骨中線旁開6寸，當鎖骨外端內下方，凹陷處。

主治 咳嗽、氣喘、胸中煩悶、肩背痛。

穴名 👉 **天府**

取法 腋前皺璧上端下三寸，肱二頭肌橈側溝中。

主治 喘咳、鼻衄(流鼻血)、吐血、甲狀腺腫大、上臂內側痛。

穴名 👉 **俠白**

取法 上臂前外側，肱二頭肌橈側緣，尺澤穴上5寸，天府穴下1寸。

主治 咳嗽、心痛、乾嘔、胸滿、上臂內側痛。

穴名 👉 **尺澤**

取法 在肘橫紋上，肱二頭肌腱橈側。

主治 咳嗽、氣喘、咯血、潮熱口乾、咽喉腫痛、心痛、胸悶、嘔吐、小兒驚風、小便頻繁。

穴名 👉 **孔最**

取法 前臂掌側，太淵穴與尺澤穴連線上，距太淵七寸。

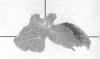

主治 咳嗽、氣喘、咯血、失音、咽喉腫痛、頭痛、痔瘡、肘臂攣痛。

穴名 ☞ **列缺**

取法 兩手虎口相交，一手指壓在另一手的橈骨莖突外上方，距腕橫紋1.5寸處。

主治 咳嗽、氣喘、咽喉痛、掌心發熱、半身不遂、口眼歪斜、項強(頭部後項的肌肉筋脈牽引不舒服)、偏正頭痛。

穴名 ☞ **經渠**

取法 仰掌，在腕橫紋上1寸，當橈骨莖突的高點掌面骨邊與橈動脈之間絡。

主治 咳嗽、氣喘、喉痺、胸悶、掌心發熱。

6

穴名 ☞ **太淵**

取法 仰掌，腕橫紋上，橈動脈橈側陷中。

主治 咳嗽、氣喘、咳血、嘔血、胸滿、掌心發熱、喉痺、乳部刺痛。

穴名 ☞ **魚際**

取法 仰掌，手掌橈側掌面與背面交接處，第一掌骨掌側中點。

主治 咳嗽、咳血、失音、喉痺咽乾、身體發熱、乳癰(乳腺炎)、肘部痙攣。

穴名 ☞ **少商**

取法 拇指橈側去指甲角0.1寸許。

主治 喉部麻痺、咳嗽、氣喘、重舌(舌下靜脈鬱血而腫脹，如多生一小舌)、鼻衄(流鼻血)、心下滿(胃脘間痞悶脹滿)、中風昏迷、癲狂(精神錯亂)、中暑、嘔吐、熱病、小兒驚風、指腕痙攣。

手太陰肺經

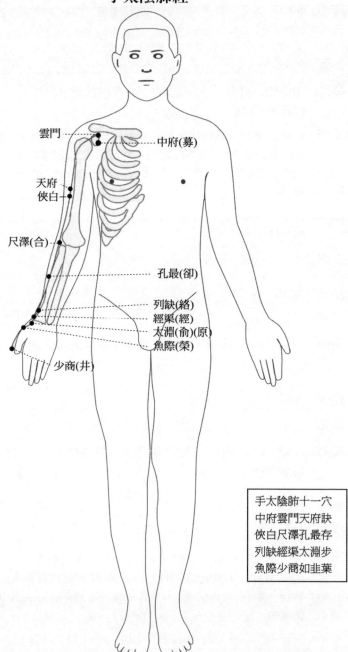

雲門

中府(募)

天府
俠白

尺澤(合)

孔最(郤)

列缺(絡)
經渠(經)
太淵(俞)(原)
魚際(榮)

少商(井)

手太陰肺十一穴
中府雲門天府訣
俠白尺澤孔最存
列缺經渠太淵步
魚際少商如韭葉

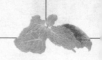

二、手陽明大腸經

主要反應

患手陽明大腸經疾病者，主要反應在頭、面、耳、鼻、喉及熱病。

穴位起止

起於商陽，止於迎香，左右各20穴位。原穴爲合谷穴，絡穴爲手太陰肺經之列缺穴。爲陽氣盛極的經絡，主治陽症實症，也治發熱病，與肺相表裡。

主要症狀

頸腫、牙痛、鼻炎、面癢、面癱、眼珠發黃、流清鼻涕鼻血、口乾、喉腫痛、肩臑痛、食指不能動、本經所經之處發熱而腫或發寒顫抖。

適用精油

羅勒(紫蘇)、黑胡椒、安息香、胡蘿蔔籽、洋甘菊、肉桂葉、丁香、尤加利樹、薑、檸檬、馬鬱蘭(馬喬蓮)、沒藥、橙花、玫瑰草(棕櫚玫瑰)、薄荷、迷迭香、柑橘、廣藿香(刺蕊草)、檀香木、茶樹。

穴名 👉 **商陽**

取法 在食指橈側，指甲角根部，約去指甲角一分許。

主治 咽喉腫痛，面頰下巴腫、下齒痛、耳聾、耳鳴、青盲、喘咳、肩痛、熱病汗不出、昏厥、中風昏迷。

穴名 👉 **二間**

取法 微握拳，在第二掌指關節前緣橈側，當赤白肉際處。

主治 喉部麻痺、下巴腫、鼻衄(流鼻血)、目痛、目黃、齒痛、口乾、口眼歪斜、身熱、嗜睡、肩背痛、全身發冷。

穴名 👉 **三間**

取法 在第二掌指關節後方,第二掌骨小頭上緣。

主治 目痛、咽喉腫痛、鼻衄(流鼻血)、唇焦口乾、嗜睡、腹滿、腸鳴、手指及手背腫痛。

穴名 👉 **合谷**

取法 在第一、二掌骨之間,略近第二掌骨之中點。

主治 頭痛、眩暈、目紅腫痛、鼻淵(鼻竇炎)、鼻衄(流鼻血)、齒痛、耳聾、面腫、咽喉腫痛、失音、牙關緊閉、口眼歪斜、流行性腮腺炎、半身不遂、指痙攣臂疼、發熱惡寒、無汗或多汗、咳嗽、經閉、滯產、胃痛、腹痛、便秘、痢疾、小兒驚風、習慣性疹子、瘧疾。

穴名 👉 **陽谿**

取法 腕背橈側,姆指翹起時,當姆短伸肌腱與姆長伸肌腱之間的凹陷中。

主治 頭痛、耳聾耳鳴、咽喉腫痛、齒痛、目赤目暗、熱病心煩、神經錯亂而發狂、習慣性風濕、結痂的瘡、臂腕痛。

穴名 👉 **偏歷**

取法 側腕屈肘,陽谿上三寸,橈骨外側,當陽谿與曲池的連線上。

主治 目赤、耳聾耳鳴、鼻衄(流鼻血)、口眼歪斜、喉痛、因神經障礙不能運動的疾病。

穴名 👉 **溫溜**

取法 側腕屈肘,陽谿與曲池的連線上,陽谿上5寸,橈骨外側。

主治 頭痛、面腫、鼻衄(流鼻血)、口舌腫痛、咽喉腫痛、吐舌、腸鳴腹痛、癲狂(精神錯亂)而發狂、肩背酸痛。

穴名 👉 **下廉**

取法 側腕屈肘,陽谿與曲池的連線上,曲池下4寸,橈骨外側。

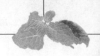

主治 頭風、眩暈、目痛、乳癰(乳腺炎)、腹痛、排便有不消化的食物殘渣、食物不化、肘臂痛。

穴名 ☞ **上廉**

取法 側腕屈肘，陽谿與曲池的連線上，曲池下3寸，橈骨內側。

主治 頭痛、半身不遂、腹痛、腹鳴、腹瀉、喘息、手臂肩膀痠痛麻木。

穴名 ☞ **手三里**

取法 側腕屈肘，陽谿與曲池的連線上，橈骨內方，曲池穴下2寸。

主治 腹脹、吐瀉、齒痛、失聲、頰腫、瘰歷(頸部淋巴結結核)、半身不遂、手臂麻痛、肘攣不伸、眼目諸疾。

穴名 ☞ **曲池**

取法 側腕屈肘，在肘橫紋橈側端凹陷處。

主治 熱病、咽喉腫痛、手臂腫痛、上肢不遂、手肘無力、月經不調、瘰歷(頸部淋巴結結核)、瘡疥、癮疹、丹毒、腹痛吐瀉、痢疾、齒痛、目赤痛、目不明、胸中煩滿、癲狂(精神錯亂)、瘧疾、容易受驚。

穴名 ☞ **肘髎**

取法 屈肘，曲池穴外上方一寸，肱骨邊緣

主治 肘臂痛、拘攣、麻木、嗜臥。

穴名 ☞ **手五里**

取法 曲池與肩髃的連線上，曲池上三寸

主治 肘臂攣急、疼痛、瘰歷(頸部淋巴結結核)、咳嗽吐血、嗜臥身黃、瘧疾。

穴名 ☞ **臂臑**

取法 曲池與肩髃的連線上，曲池上7寸。即三角肌下端肱骨橈側。

6

主治 瘰癧(頸部淋巴結結核)、頸項抽搐、肩背疼痛、目疾。

穴名 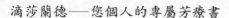 **肩髃**

取法 三角肌上部中點，鎖骨肩峰端與肱骨大結節之間

主治 風熱癮疹、瘰癧(頸部淋巴結結核)、肩背疼痛、手臂攣急、半身不遂。

穴名 **巨骨**

取法 在肩端上，鎖骨肩峰端與肩胛岡之凹陷部。

主治 瘰癧(頸部淋巴結結核)、癭氣(甲狀腺腫大)、驚癇、吐血、肩背手臂疼痛。

穴名 **天鼎**

取法 正坐、微仰頭，在扶突穴直下1寸，當胸鎖乳突肌後緣。

主治 咽喉腫痛、暴瘖(失音)、氣梗、甲狀腺腫大、瘰癧(頸部淋巴結結核)。

穴名 **扶突**

取法 正坐、微仰頭，在頸部側面，結喉旁開3寸，胸鎖乳突肌前、後緣之間。

主治 咳嗽、氣喘、咽喉腫痛、暴瘖(失音)、癭氣(甲狀腺腫大)、瘰癧(頸部淋巴結結核)。

穴名 **禾髎**

取法 鼻孔外緣直下，平水溝處。

主治 鼻瘡息肉、鼻衄(流鼻血)、鼻塞、鼻流清涕、牙關緊閉、口僻(口眼歪斜，肢體不能隨意運動)。

穴名 **迎香**

取法 鼻翼外緣中點旁開，鼻孔旁0.5寸。

主治 鼻塞、鼻衄(流鼻血)、鼻瘜肉、口眼歪斜、面癢、面浮腫。

手陽明大腸經

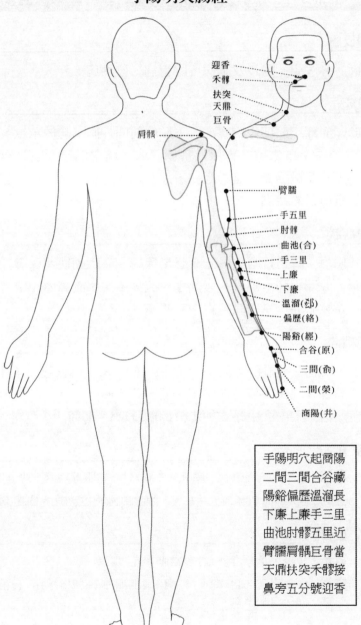

迎香
禾髎
扶突
天鼎
巨骨

肩髃

臂臑
手五里
肘髎
曲池(合)
手三里
上廉
下廉
溫溜(郄)
偏歷(絡)
陽谿(經)
合谷(原)
三間(俞)
二間(榮)
商陽(井)

手陽明穴起商陽
二間三間合谷藏
陽谿偏歷溫溜長
下廉上廉手三里
曲池肘髎五里近
臂臑肩髃巨骨當
天鼎扶突禾髎接
鼻旁五分號迎香

6

三、足陽明胃經

主要反應

頭、面、鼻、齒、喉以及腦病，腸胃病、發熱病。

穴位起止

分佈於頭面部、頸部、胸腹部、下肢的前面外側；起於承泣，止於厲兌，左右各45穴位。胃原穴為衝陽穴，絡穴為足太陰脾經之公孫穴。陽明象徵陽氣極盛的經絡，故在適應力量上，對裡熱和實證就容易發揮它的特點。

主要症狀

胃痛、偏癱、時常打哈欠、聽大聲易驚嚇、心跳動快速、發狂、腹脹鳴叫、溫邪犯肺、感冒、發熱寒、流清鼻涕、流鼻血、口歪、唇生瘡、頸腫喉痛、易饑餓、胃中寒脹滿。

適用精油

當歸根、安息香、羅勒(紫蘇)、黑胡椒、佛手柑、白豆蔻、洋甘菊、丁香、茴香、乳香、薑、杜松莓、薰衣草、檸檬、檸檬草、馬鬱蘭(馬喬蓮)、山蒼果、柑橘、玫瑰草(棕櫚玫瑰)、薄荷、迷迭香。

穴名 👉 **承泣**

　　取法 正坐，兩目直視，瞳孔之下0.7寸，當眼球與眶下緣之間。

　　主治 目赤痛、迎風流淚、夜盲、眼瞼瞤動(眼皮跳動)、口眼歪斜。

穴名 👉 **四白**

　　取法 正坐，承泣直下1寸，當眶下孔凹陷處。

　　主治 頭痛目眩、目赤動、目翳、眼瞼瞤動(眼皮跳動)、目癢、流淚、口眼歪斜。

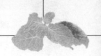

穴名 ☞ 巨髎

取法 目正視，瞳孔直下，與鼻翼下緣平齊處。

主治 目翳、鼻衄(流鼻血)、齒痛、唇頰腫、口僻(口眼歪斜)，肢體不能隨意運動。

穴名 ☞ 地倉

取法 口角外側旁開0.4寸。

主治 唇緩不收、眼瞼瞤動(眼皮跳動)、口角歪斜、齒痛頰腫、流涎。

穴名 ☞ 大迎

取法 下頜角前下1寸，當咬肌附著部的前緣，下頜骨上。當閉口鼓氣時，下頜角前下方即出現一溝形凹陷中。

主治 牙關緊閉、口歪、頰腫、齒痛、面腫、嘴唇顫動。

穴名 ☞ 頰車

取法 下頜角前上方一橫指凹陷中，上下齒咬緊時，在隆起的咬肌高點處。

主治 頰腫、痄腮(流行性腮腺炎)、牙關緊閉、頸項肌肉筋脈牽強引痛、齒痛、口眼歪斜。

穴名 ☞ 下關

取法 在顴骨弓下緣凹處，當下頜骨的前方。

主治 齒痛，面疼、耳聾、耳鳴、牙關開合不利、耵耳(耳垢栓塞)、口眼歪斜、頰腫。

穴名 ☞ 頭維

取法 當鬢髮前緣直上額之髮際角上0.5寸處，距神庭穴4.5寸。

主治 頭痛、眼痛、目眩、視物不明、迎風流淚、眼瞼瞤動(眼皮跳動)。

穴名 👉 **人迎**

取法 頸部的頸動脈三角內,在胸鎖乳突肌前緣,距結喉1.5寸。

主治 頭痛、胸滿喘息、咽喉腫痛、飲食難下、瘦氣(甲狀腺腫大)、瘰歷(頸部淋巴結結核)。

穴名 👉 **水突**

取法 在人迎與氣舍之中間,胸鎖乳突肌前緣。

主治 咳逆上氣(咳嗽氣喘的病症)、喘息不得臥、呃逆、瘰歷(頸部淋巴結結核)、肩腫、咽喉癰腫、嚶瘤。

穴名 👉 **氣舍**

取法 水突穴直下,鎖骨內側端之上緣,當胸鎖乳突肌的胸骨頭之外緣處。

主治 咽喉腫痛、喘息、呃逆、頸項肌肉筋脈牽強引痛、嚶瘤。

穴名 👉 **缺盆**

取法 乳中線直上,當鎖骨上窩。

主治 咳嗽氣喘、缺盆穴疼痛、瘰歷(頸部淋巴結結核)、腰痛、水腫、汗出寒熱。

穴名 👉 **氣戶**

取法 在乳中線上,鎖骨中點之下緣。

主治 咳嗽、氣喘、胸旁肋骨脹滿、吐血、胸背痛、胸旁肋骨疼痛。

穴名 👉 **庫房**

取法 在乳中線上,鎖骨中線第一肋間。

主治 咳嗽多唾沫、氣逆、咳唾膿血、胸旁肋骨脹滿。

穴名 👉 **屋翳**

取法 在乳中線上,第二肋間隙中。

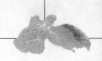

主治 咳嗽、氣喘、唾膿血痰、胸旁肋骨脹滿、乳癰(乳腺炎)、皮膚疼痛、身腫。

穴名 ☞ **膺窗**

取法 在乳中線上，第三肋間隙中。

主治 咳嗽、氣喘、胸旁肋骨脹滿、乳癰(乳腺炎)。

穴名 ☞ **乳中**

取法 乳頭正中。

主治 乳汁少。

穴名 ☞ **乳根**

取法 仰臥，乳頭直下，在第五肋間隙中。

主治 咳嗽、胸悶胸痛、乳癰(乳腺炎)、乳汁少、噎膈。

穴名 ☞ **不容**

取法 仰臥，臍上6寸，巨闕(任脈)旁開2寸。

主治 腹脹、嘔吐、胃痛、食慾不振、喘咳、嘔血、胸背胸旁肋骨痛。

穴名 ☞ **承滿**

取法 仰臥，臍上5寸，上脘(任脈)旁開2寸。

主治 胃痛、嘔吐、腹脹、腸鳴、吐血、食慾不振、喘逆、胸旁肋骨疼痛。

穴名 ☞ **梁門**

取法 仰臥，臍上4寸，中脘(任脈)旁開2寸。

主治 胃痛、嘔吐、食慾不振、水便、腹中積氣結痛。

穴名 🖙 **關門**

取法 仰臥，臍上3寸，建里穴(任脈)旁開2寸。

主治 腹痛、腹脹、腸鳴水瀉、食慾不振、水腫、遺尿。

穴名 🖙 **太乙**

取法 仰臥，臍上2寸，下脘穴(任脈)旁開2寸。

主治 癲狂(精神錯亂)、心煩不寧、胃痛、消化不良、吐舌。

穴名 🖙 **滑肉門**

取法 仰臥，臍上1寸，水分穴(任脈)旁開2寸。

主治 癲狂(精神錯亂)、嘔吐、胃痛、吐舌、舌強(舌體強硬，渾動不靈)。

穴名 🖙 **天樞**

取法 腹中部，臍中旁開2寸。

主治 繞臍腹痛、嘔吐、腹脹、腸鳴、癥瘕(腹內積塊)、痢疾、水瀉、便秘、腸癰、經痛、月經不調、狂言恍惚、疝氣、水腫。

穴名 🖙 **外陵**

取法 仰臥，在天樞下1寸，陰交穴(任脈)旁開2寸。

主治 腹痛、疝氣、月經痛。

穴名 🖙 **大巨**

取法 仰臥，在天樞下2寸，石門穴(任脈)旁開2寸。

主治 小腹脹滿、小便不利、疝氣、驚悸不眠、偏枯、四肢不用、善驚。

穴名 🖙 **水道**

取法 仰臥，在天樞下3寸，關元穴(任脈)旁開2寸。

主治 小腹脹滿、疝氣、經痛、妊胎不成、大小便不通。

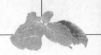

穴名 👉 **歸來**

取法 仰臥，在水道下1寸，中極穴(任脈)旁開2寸。

主治 少腹疼痛、經閉、陰挺(子宮脫垂)、白帶、疝氣、陰莖中痛。

穴名 👉 **氣衝**

取法 仰臥，在天樞下5寸，曲骨穴(任脈)旁開2寸。

主治 腹痛、疝氣、月經不調、不孕、外陰腫痛、胎產諸疾、陽萎、陰莖中痛。

穴名 👉 **髀關**

取法 仰臥，在髂前上棘直下，平臀橫紋，即與承扶穴(膀胱經)相對處。

主治 髀骨(由腸骨、坐骨、恥骨接合而成)痿痺、足麻不仁、腰腿疼痛、筋急不得屈伸。

穴名 👉 **伏兔**

取法 髂前上棘與髕骨外上緣的連線上，膝髕外上緣6寸處。

主治 腰胯疼痛、腿膝寒冷、麻痺、腳氣、疝氣、腹脹。

穴名 👉 **陰市**

取法 仰臥，在髕骨外上緣上3寸，當髂前上棘與髕骨外上緣的連線上。

主治 腰腳如冷水、膝腿無力、屈伸無力、寒疝、腰脹腹痛。

穴名 👉 **梁丘**

取法 仰臥，在膝髕骨外上緣上2寸凹陷處，當髂前上棘與髕骨外上緣的連線上。

主治 胃痛、膝腫、乳癰(乳腺炎)、大驚。

穴名 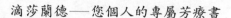 **犢鼻**

取法 屈膝，在髕骨下方，髕韌帶外側凹陷中。

主治 關節腫痛，腳氣。

穴名 **足三里**

取法 在犢鼻穴直下3寸，脛骨前緣外一橫指凹陷處。

主治 胃痛、嘔吐、腹脹、腸鳴、水瀉痢疾、腹痛、胸中瘀血、胸脅支滿、食少、消化不良、喘咳、乳癰(乳腺炎)、頭暈、耳鳴、鼻塞、心悸、癲狂(精神錯亂)、迫害妄想、中風、腳氣、水腫、熱病頭重額痛、膝脛痠痛、產婦血暈、喉痺不能言。

穴名 **上巨虛**

取法 足三里穴下3寸，脛骨前肌下，當脛腓兩骨之間。

主治 腹中切痛、痢疾、腸鳴、腹脹、便秘、水瀉、腸癰、腳氣。

穴名 **條口**

取法 仰臥，在犢鼻下8寸，犢鼻與下巨虛連線上。

主治 小腿冷痛、脘腹疼痛、跗腫(足背浮腫)、轉筋(抽筋)、肩背痛、麻痺、足下熱、濕痺。

穴名 **下巨虛**

取法 在犢鼻下9寸，條口下1寸，距脛骨前脊約一橫指處。當足背屈，穴在脛骨前肌尾端處。

主治 小腹痛，腰脊痛引睪丸，水瀉、大便膿血、乳癰(乳腺炎)、下肢痿痺、驚狂言非常。

穴名 **豐隆**

取法 仰臥，在犢鼻穴下8寸，當條口穴外1寸。

主治 哮喘、咳嗽、痰多、胸疼、癲狂(精神錯亂)、善笑、癇症、咽喉腫痛、大便難、頭痛、頭暈、下肢痿痺。

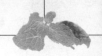

穴名 👉 **解谿**

取法 在足背與小腿交界處的橫紋中，平齊外踝高點，拇長伸肌腱與趾長伸肌腱之間。

主治 腹脹、便秘、胃熱譫語、癲狂(精神錯亂)、頭面浮腫、面赤、目赤、頭痛、眩暈、眉稜骨痛、悲泣。

穴名 👉 **衝陽**

取法 在足背部，距陷谷3寸，當足背動脈搏動處。

主治 胃脘脹痛、不嗜食、善驚久狂、口眼歪斜、面腫齒痛、足痿無力、腳背紅腫。

穴名 👉 **陷谷**

取法 在第二、三蹠趾關節後方，二、三蹠骨結合部之前的凹陷中。

主治 腸鳴腹痛、水腫、足背腫痛、腹脹滿、脹氣、面腫目痛、熱病汗不出。

穴名 👉 **內庭**

取法 在第二蹠趾關節前方，二、三趾縫間的橫紋頭處。

主治 腹痛、腹脹、水瀉、痢疾、熱病、鼻衄(流鼻血)、齒痛、口歪、喉痹、喘滿、癮疹、皮痛。

穴名 👉 **厲兌**

取法 在第二趾外側，距爪甲角0.1寸許，當爪甲角根部。

主治 胸腹脹滿、夢魘、癲狂(精神錯亂)、面腫、口歪、齒痛、鼻衄(流鼻血)、鼻流黃涕、鬍髭瘡瘍、熱病、足脛寒冷、多臥好驚、消穀善飢。

足陽明胃經

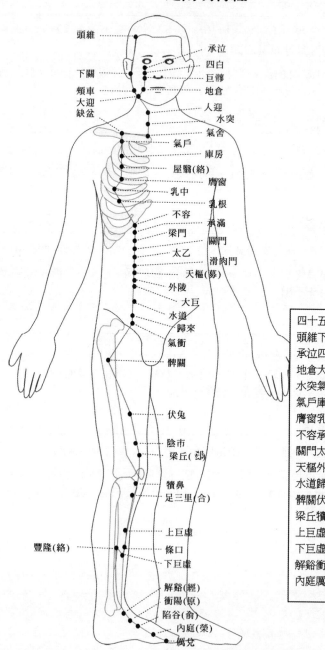

頭維
下關
頰車
大迎
缺盆

承泣
四白
巨髎
地倉
人迎
水突
氣舍
氣戶
庫房
屋翳(絡)
膺窗
乳中
乳根
不容
承滿
梁門
關門
太乙
滑肉門
天樞(募)
外陵
大巨
水道
歸來
氣衝
髀關
伏兔
陰市
梁丘(郄)
犢鼻
足三里(合)
上巨虛
條口
下巨虛
解谿(經)
衝陽(原)
陷谷(俞)
內庭(榮)
厲兌

豐隆(絡)

四十五穴足陽明
頭維下關頰車停
承泣四白巨髎經
地倉大迎對人迎
水突氣舍連缺盆
氣戶庫房屋翳屯
膺窗乳中延乳根
不容承滿梁門起
關門太乙滑肉門
天樞外陵大巨存
水道歸來氣衝次
髀關伏兔走陰市
梁丘犢鼻足三里
上巨虛連條口位
下巨虛跳上豐隆
解谿衝陽陷谷中
內庭厲兌經穴終

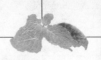

四、足太陰脾經

主要反應

胃腸疾病為主。

穴位起止

分佈於足大趾、內踝、下肢內側中間，胸腹部第三側線；起於隱白，止於大包，左右各21穴。原穴為太白穴，絡穴為足陽明胃經之豐隆穴。是陰氣最盛的經絡，所有本經絡穴善於對裡寒裡虛發揮效用。

主要症狀

舌根強硬、食後嘔吐、胃痛、腹脹、噯氣、便後或屁後腹中寬舒、身體粗重、面目身發黃、強迫久立則股膝內側腫脹。

適用精油

當歸根、羅勒(紫蘇)、佛手柑、胡蘿蔔籽、胡荽、洋甘菊、快樂鼠尾草、乳香、茴香、葡萄柚、天竺葵、薑、牛膝草、杜松莓、沒藥、薰衣草、萊姆、桔子、山蒼果、歐芹(荷蘭芹荽籽)、玫瑰、迷迭香、甘松香。

穴名 👉 **隱白**

> **取法** 足拇指內側距爪甲角約0.1寸的爪甲根部。

> **主治** 腹脹、暴泄、善嘔、心痛、胸滿、咳逆、喘息、煩心善悲、夢魘、癲狂(精神錯亂)、尸厥(昏倒不省人事)、慢驚風、月經過時不止、崩漏、尿血、便血、吐血。

穴名 👉 **大都**

> **取法** 拇指內側，第一蹠趾關節前，赤白肉際處。

主治 腹脹、胃痛、食不化、嘔逆、水瀉、便秘、熱病無汗、體重肢腫、厥心痛、不得臥、心煩。

穴名 ☞ 太白

取法 第一蹠趾關節後緣，赤白肉際處。

主治 胃痛、腹脹、腹痛、腸鳴、嘔吐、水瀉、痢疾、善噫食不化、飢不欲食、便秘、痔漏、腳氣、心痛脈緩、胸旁肋骨脹痛、體重節痛、痿證(肢體萎弱廢用)。

穴名 ☞ 公孫

取法 在太白後約1寸，當第一蹠骨基底前下緣，赤白肉際處。

主治 胃疼、嘔吐、飲食不化、腸鳴腹脹、腹痛、痢疾、水瀉、多飲、霍亂、水腫、煩心失眠、發狂妄言、嗜臥、痔瘡血尿、腳氣。

穴名 ☞ 商丘

取法 在內踝前下方，當舟骨結節與內踝高點連線的中點。

主治 腹脹、腸鳴、水瀉、便秘、食不化、咳嗽、黃疸、怠惰嗜臥、癲狂(精神錯亂)、善笑、小兒癇瘈、痔疾。

穴名 ☞ 三陰交

取法 小腿前內側面的下部，內踝尖上3寸，脛骨內緣後方凹陷處。

主治 脾胃虛弱、腸鳴腹脹、腹瀉、消化不良、月經不調、崩漏、經閉、難產、產後血暈、惡露不行、陰挺(子宮脫垂)、赤白帶下、癥瘕(腹內積塊)、陽痿、陰莖痛、遺精、小便不利、遺尿、疝氣、睪丸縮腹、失眠、濕疹、水腫、足痿痺痛。

穴名 ☞ 漏谷

取法 在內踝高點上6寸，當脛骨內側面後緣。

主治 腹脹、腸鳴、偏墜、腿膝厥冷、小便不利、女人漏下赤白。

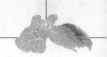

穴名 👉 **地機**

取法 在陰陵泉下3寸，當陰陵泉與三陰交的連線上

主治 腹脹、腹痛、食慾不振、水瀉、痢疾、月經不調、痛經、女子癥瘕(腹內積塊)、水腫、小便不利、腰痛。

穴名 👉 **陰陵泉**

取法 在脛骨內側髁起點凹陷處

主治 腹脹、暴泄、黃疸、水腫、喘逆、小便不利或失禁、陰莖痛、婦人陰痛、遺精、膝痛。

穴名 👉 **血海**

取法 大腿內側之前下部，股內側肌的隆起上，距髕骨上緣2寸。

主治 月經不調、痛經、經閉、崩漏、股內側痛、皮膚濕疹。

穴名 👉 **箕門**

取法 血海上6寸，當股內側肌的尾端處。

主治 小便不通、五淋(石淋、氣淋、膏淋、勞淋、血淋的合稱)、遺尿、腹股溝腫痛。

穴名 👉 **衝門**

取法 在腹股溝外端上緣，平恥骨聯合上緣中點(曲骨穴)旁開3.5寸處。

主治 腹痛、疝氣、痔痛、小便不利、胎氣上衝。

穴名 👉 **府舍**

取法 衝門穴外上方0.7寸，距前正中線旁開4寸。

主治 腹痛、疝氣、腹滿積聚、霍亂吐瀉。

穴名 👉 **腹結**

取法 大橫下1.3寸，距任脈旁開4寸。

主治 繞臍腹痛、疝氣、咳逆、腹寒水瀉。

穴名 👉 **大橫**

取法 臍旁4寸處。

主治 小腹痛、虛寒瀉痢、大便秘結、善悲。

穴名 👉 **腹哀**

取法 臍上3寸，任脈(建里)旁開4寸處。

主治 繞臍痛、消化不良、便秘、痢疾。

穴名 👉 **食竇**

取法 任脈(中廷)旁6寸，當第五肋間隙中

主治 胸旁肋骨脹痛、腹脹腸鳴、翻胃、食已即吐、噫氣。

穴名 👉 **天谿**

取法 在食竇上一肋，任脈旁開6寸，當第四肋間隙中。

主治 胸部疼痛、咳嗽、乳痛、乳汁少。

穴名 👉 **胸鄉**

取法 在天谿上一肋，距任脈6寸，當第三肋間隙中。

主治 胸旁肋骨脹痛、胸引背痛不得臥。

穴名 👉 **周榮**

取法 第二肋間隙中，前正中線旁開6寸處

主治 胸旁肋骨脹滿、咳唾穢膿、胸旁肋骨疼痛、氣喘、食不下。

穴名 👉 **大包**

取法 側臥舉臂，在腋下6寸，腋中線上

主治 胸旁肋骨痛、氣喘、全身疼痛、四肢無力。

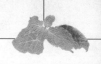

足太陰脾經

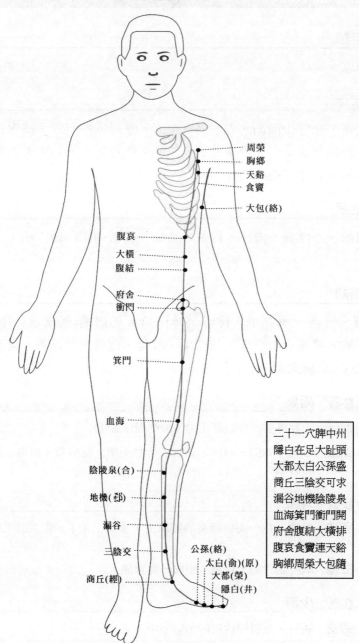

周榮
胸鄉
天谿
食竇
大包(絡)

腹哀
大橫
腹結
府舍
衝門
箕門
血海
陰陵泉(合)
地機(郄)
漏谷
三陰交
商丘(經)

公孫(絡)
太白(俞)(原)
大都(榮)
隱白(井)

二十一穴脾中州
隱白在足大趾頭
大都太白公孫盛
商丘三陰交可求
漏谷地機陰陵泉
血海箕門衝門開
府舍腹結大橫排
腹哀食竇連天谿
胸鄉周榮大包隨

6

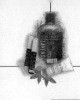
五、手少陰心經

主要反應

心與神志。

穴位起止

起於極泉，止於少商衝，左右各9穴位。原穴爲神門穴，絡穴爲手
太陽小腸經之支正穴。少陰經是陰氣初生的意思，所以主要反映在
裡症虛症，心血管疾病的作用。

主要症狀

喉乾口渴、心悸痛、盜汗、目黃、脅痛、臑臂內側後緣疼痛、手心
熱痛。

適用精油

洋甘菊、乳香、薰衣草、檸檬、檸檬草、馬鬱蘭(馬喬蓮)、山蒼
果、柑橘、橙花、肉豆蔻、苦橙葉、薄荷、玫瑰、迷迭香、岩蘭草
(培地草)、紫羅蘭葉。

穴名 👉 極泉

取法 上臂外展，在腋窩正中，腋動脈跳動處。

主治 心痛、胸悶、心悸、氣短、悲愁不樂、乾嘔噦、目黃、胸旁
肋骨痛。

穴名 👉 青靈

取法 舉臂，在少海與極泉的連線上，少海上3寸，肱二頭肌的尺
側溝中。

主治 胸旁肋骨痛，目黃，頭痛，肩背痛。

穴名 👉 少海

取法 屈肘，在肘橫紋尺側頭陷凹中。

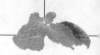

主治 心痛、暴瘖(失音)、健忘、癲狂(精神錯亂)善笑、瘺證、頭痛、目眩、胸旁肋骨痛、瘰歷(頸部淋巴結結核)、臂麻、手顫。

穴名 👉 **靈道**

取法 仰掌，在尺側腕屈肌腱的橈側緣，腕橫紋上 1.5 寸。

主治 心痛、悲恐、暴瘖(失音)、乾嘔、抽筋、肘臂攣急。

穴名 👉 **通里**

取法 仰掌，在尺側腕屈肌腱的橈側緣，腕橫紋(神門穴)上 1 寸。

主治 心痛、心悸怔忡、悲恐畏人、暴瘖(失音)、面紅、婦人經血過多、崩漏、虛煩、盜汗。

穴名 👉 **陰郄**

取法 仰掌，在尺側腕屈肌腱的橈側緣，腕橫紋(神門穴)上 0.5 寸。

主治 心痛、驚悸、盜汗、衄血(流鼻血)、吐血、失音。

穴名 👉 **神門**

取法 仰掌，腕豆骨的橈側緣，即尺側腕屈肌腱附著於腕豆骨的橈側，掌後橫紋上。

主治 心痛、心煩、失眠、恍惚、健忘、驚悸、怔忡、癡呆悲哭、癲狂(精神錯亂)、嘔血、吐血、目黃胸旁肋骨痛、失聲、喘逆上氣。

穴名 👉 **少府**

取法 在四、五掌指關節後方，仰掌屈指，當小指端與無名指端之間。

主治 心痛、心煩、小便不利，癰瘍、陰癢、陰挺(子宮脫垂)、陰痛、善笑、悲恐驚、手小指拘攣。

穴名 👉 **少衝**

取法 在小指橈側，去指甲角橈側根部，約去爪甲指 0.1 寸許。

主治 心痛、癲狂(精神錯亂)，熱病昏厥，胸滿氣急，手攣臂痛。

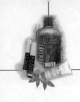

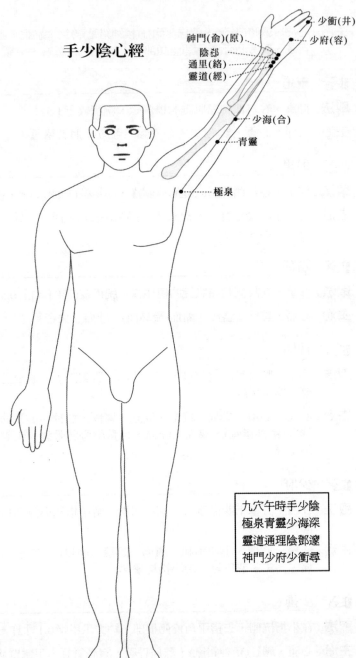

手少陰心經

少衝(井)

神門(俞)(原)

少府(容)

陰郤

通里(絡)

靈道(經)

少海(合)

青靈

極泉

九穴午時手少陰
極泉青靈少海深
靈道通理陰郤邃
神門少府少衝尋

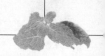

六、手太陽小腸經

主要反應

頭部兩側及耳部。

穴位起止

起於少澤，止於聽宮，左右各19穴位。原穴爲腕骨穴，洛穴爲手少陰心經之通里穴。太陽是陽氣大盛的經絡，也可以治療熱性病。

主要症狀

癲癇、痙攣、喉間痛、下頰腫、肩臑痛、耳聾、目黃、手小指痛、本經所經之處疼痛。

適用精油

當歸根、羅勒(紫蘇)、安息香、洋甘菊、雪松、丁香、快樂鼠尾草、尤加利樹、牛膝草、杜松莓、檸檬、馬鬱蘭(馬喬蓮)、橙花、歐芹(荷蘭芹茱籽)、薄荷、松木、迷迭香、紫檀木、百里香(麝香草)、岩蘭草(培地草)。

穴名 👉 **少澤**

取法 在小指尺側爪甲角根部，去爪甲角約0.1寸許。

主治 熱病、汗不出、中風昏迷、乳汁少、乳癰(乳腺炎)、咽喉腫痛、目翳、瘧疾、頭痛、耳鳴、耳聾、肩臂外後側疼痛。

穴名 👉 **前谷**

取法 在第五掌指關節前尺側，握拳時，當掌指關節前之橫紋頭赤白肉際。

主治 癲狂(精神錯亂)、癇證、產後無乳、小便赤難、熱病汗不出、瘧疾、目痛、氣出、目翳、耳鳴、鼻塞、咽喉腫痛、頰腫、頭項急痛、臂痛肘攣、手指麻木。

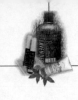
穴名 👉 **後谿**

取法 第五掌指關節尺側後方，第五掌骨小頭後緣，赤白肉際處。

主治 癲狂(精神錯亂)、癇證、熱病、盜汗、瘧疾、耳聾、目赤目翳、目眩、目赤爛、疔瘡、黃疸、頸項肌肉筋脈牽強引痛、肘臂及手指攣急。

穴名 👉 **腕骨**

取法 手腕尺側緣，當第五掌骨底部與鈎骨之間的凹陷處。

主治 熱病汗不出、瘧疾、消渴(渴飲多尿)、驚風、黃疸虛浮，耳鳴、目翳、目流冷淚、頭痛頸項肌肉筋脈牽強引痛、頸項頷腫，臂痛指攣。

穴名 👉 **陽谷**

取法 腕關節的尺側，當三角骨與尺骨莖突之間凹陷中。

主治 熱病汗不出、頭痛目眩、狂癲、耳聾鳴、急性腰疼、肩痛、疔瘡、生疣、痔漏、齒痛。

穴名 👉 **養老**

取法 掌先向下時，在尺骨莖突的高點處是穴；當屈肘掌心向胸時，轉手骨開，穴在尺骨莖突的橈側骨縫中。

主治 目視不明、肩背肘臂痛、急性腰疼。

穴名 👉 **支正**

取法 腕部陽谷穴上五寸，尺骨掌側緣。

主治 癲狂(精神錯亂)、易驚、善笑恐悲驚、健忘、消渴(渴飲多尿)、疔瘡、生疣、熱病、頸項肌肉筋脈牽強引痛、肘攣、手指痛、頭痛。

穴名 👉 **小海**

取法 屈肘，當尺骨鷹嘴與肱骨內上。

主治 癲狂(精神錯亂)、癇證、頭痛目眩、耳聾耳鳴、瘍腫、頰

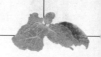

腫、頸項肩臂外後側痛。

穴名 ☞ **肩貞**

取法 肩關節後下方，當上臂內收時，在腋縱紋頭上1寸處。

主治 熱病瘰歷(頸部淋巴結結核)、耳聾耳鳴、肩胛痛、手臂痛麻、不能舉、缺盆穴疼痛。

穴名 ☞ **臑俞**

取法 正坐，上臂內收，從肩貞直上，肩胛岡下緣。

主治 頸項瘰歷(頸部淋巴結結核)，肩臂痛無力。

穴名 ☞ **天宗**

取法 正坐，在岡下窩中，當肩胛岡中點之下緣下1寸處，或肩胛岡下緣與肩胛下角之間的1/3折點處，正與秉風直對。

主治 氣喘、乳癰(乳腺炎)、頰頜腫痛、肩胛疼痛、肘臂外後側痛。

穴名 ☞ **秉風**

取法 正坐，在肩胛岡上窩中點，當天宗穴直上，約在肩胛岡中點上緣上1寸，舉臂有凹處是穴。

主治 肩胛疼痛不舉，上肢痠麻。

穴名 ☞ **曲垣**

取法 在肩胛岡內上端凹陷處，約當臑俞與第二胸椎棘突連線的中點。

主治 肩胛周圍疼痛。

穴名 ☞ **肩外俞**

取法 正坐，在第一胸椎棘突下，即陶道穴旁開3寸，當肩胛骨脊柱緣的垂直線上。

主治 肩背痠痛，頸項肌肉筋脈牽強引痛，上肢冷痛。

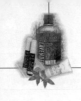

穴名 👉 **肩中俞**

取法 正坐，在第七頸椎棘突下，即大椎穴旁開2寸。

主治 發寒發熱，咳嗽、唾血、目視不明。

穴名 👉 **天窗**

取法 正坐，平喉結，當胸鎖肌後緣。

主治 耳聾耳鳴、咽喉痛、頸項肌肉筋脈牽強引痛、暴喑(失音)、中風、癮疹、狂證。

穴名 👉 **天容**

取法 頸外側上部，下頜角後與胸鎖乳突肌之前緣間凹陷處。

主治 耳聾耳鳴、咽喉腫痛、咽中如梗、頰腫、嘔逆吐沫。

穴名 👉 **顴髎**

取法 目外眼窩直下，顴骨高點下緣凹陷處。

主治 口眼喎斜，眼瞼瞤動(眼皮跳動)，齒痛，目黃，面赤。

穴名 👉 **聽宮**

取法 耳屏與下頜關節之間，微張口呈凹陷處。

主治 耳聾、耳鳴、耳朵發炎、齒痛、癲狂(精神錯亂)、癎證。

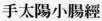

手太陽小腸經

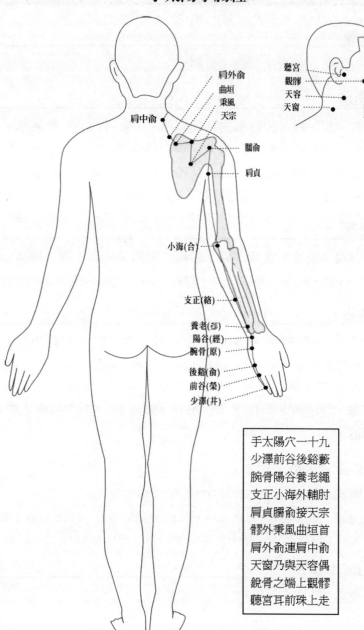

肩外俞
曲垣
秉風
天宗

肩中俞

臑俞

肩貞

聽宮
顴髎
天容
天窗

小海(合)

支正(絡)

養老(郄)
陽谷(經)
腕骨(原)

後谿(俞)
前谷(滎)
少澤(井)

6

手太陽穴一十九
少澤前谷後谿藪
腕骨陽谷養老繩
支正小海外輔肘
肩貞臑俞接天宗
髎外秉風曲垣首
肩外俞連肩中俞
天窗乃與天容偶
銳骨之端上顴髎
聽宮耳前珠上走

七、足太陽膀胱經

主要反應

眼、鼻、頭頸、腰背、腦病、發熱症。

穴位起止

分佈於眼、頭、項、腰背部的脊柱兩側，下肢後側及小趾末端；起於睛明，止於至陰，左右各67穴。原穴為京骨穴，絡穴為足少陰腎經之大鐘穴。太陽為陽氣大盛在身體之最外的意義，所以本經對外界赤刺激反應也較頻繁，與各臟腑大都有腧穴關係與腎經相表裡。

主要症狀

癲癇、頭痛、項僵、腰背疼痛、眼病、股關節屈曲不利、彎膝時腿肚疼痛、痔瘡、瘧疾、神經衰弱、月經不調、目黃、鼻中流涕或血。

適用精油

當歸根、羅勒(紫蘇)、黑胡椒、安息香、白豆蔻、胡蘿蔔籽、雪松、洋甘菊、香茅、絲柏、尤加利樹、乳香、茴香、薑、牛膝草、茉莉、薰衣草、檸檬、馬鬱蘭(馬喬蓮)、檸檬、萊姆、沒藥、薄荷、玫瑰、迷迭香、紫檀木、甘松香、萬壽菊、百里香(麝香草)、紫羅蘭葉。

穴名 ☞ 睛明

取法 閉目，於目內眼窩的外上0.1寸陷中。

主治 目赤腫痛、見風流淚、目眥癢(眼窩癢)、目翳、目視不明、近視、夜盲、色盲。

穴名 ☞ 攢竹

取法 眉頭內側凹陷處。

主治 頭痛、眉稜骨痛、目眩、目視不明、目赤腫痛、迎風流淚、眼瞼瞤動(眼皮跳動)。

穴名 👉 **眉衝**

取法 從眉頭直上，入髮際0.5寸，當神庭與曲差之間。

主治 癇證、頭痛、眩暈、目視不明、鼻塞。

穴名 👉 **曲差**

取法 神庭旁開1.5寸。

主治 頭痛、目眩、目痛、目視不明、鼻塞、鼻淵(鼻竇炎)、喘息、心煩滿。

穴名 👉 **五處**

取法 從曲差直上，入髮際1寸，平上星穴。

主治 頭痛、目眩、目視不明、癇證、小兒驚風。

穴名 👉 **承光**

取法 在五處後1.5寸，五處與通天之間。

主治 頭痛、目眩、煩心嘔吐、目視不明、鼻塞多涕、熱病無汗。

穴名 👉 **通天**

取法 在承光後1.5寸，距頭正中線1.5寸

主治 頭痛頭重、眩暈、口喎(口角歪斜)、鼻流清涕、鼻塞、鼻淵(鼻竇炎)、鼻瘡、鼻衄(流鼻血)、頸項轉側難、癭氣(甲狀腺腫大)。

穴名 👉 **絡郤**

取法 通天後1.5寸，距頭正中線1.5寸處

主治 眩暈、耳鳴、鼻塞、口喎(口角歪斜)、癲狂(精神錯亂)、癇證、目視不明、項腫、癭瘤(甲狀腺腫瘤)、頭旋耳鳴。

穴名 👉 **玉枕**

取法 腦戶旁1.3寸，當枕外粗隆上緣之外側

主治 惡風寒、頭痛、嘔吐、不能遠視、目痛、鼻塞。

穴名 👉 **天柱**

取法 啞門旁1.3寸，當項後髮際內，斜方肌之外緣。

主治 頭痛及頸項肌肉筋脈牽強引痛、眩暈、目赤腫痛、鼻塞、不知香臭、咽腫、肩背痛、痿證(肢體軟弱無力)、癲狂(精神錯亂)。

穴名 👉 **大杼**

取法 第一椎胸突下，督脈旁開1.5寸。

主治 發熱、咳嗽、鼻塞、頭痛、喉痺、肩胛痠痛、頸項肌肉筋脈牽強引痛、癲狂(精神錯亂)。

穴名 👉 **風門**

取法 第二胸椎胸突下，督脈旁開1.5寸。

主治 傷風咳嗽、發熱頭痛、目眩、多涕、鼻塞、胸中熱、頸項肌肉筋脈牽強引痛、肩背痛。

穴名 👉 **肺俞**

取法 第三胸椎棘突下，督脈旁開1.5寸。

主治 咳嗽氣喘、吐血、喉痺、胸滿、骨蒸潮熱、盜汗、腰背痛。

穴名 👉 **厥陰俞**

取法 第四胸椎棘突下旁開1.5寸。

主治 心痛、心悸、胸悶、咳嗽、嘔吐

穴名 👉 **心俞**

取法 第五胸椎棘下，督脈(神道)旁開1.5寸處。

主治 癲狂(精神錯亂)、癇證、驚悸、心悸、健忘、失眠、心煩、咳嗽、吐血、夢遺、心痛、胸引背痛。

穴名 👉 **督俞**

取法 於第六胸椎棘下，督脈(靈台)旁開1.5寸處。

主治 心痛、腹脹、腹痛、腹鳴逆氣。

穴名 👉 **膈俞**

取法 第七胸椎棘突下，督脈(至陽)旁開1.5寸處。

主治 胃脘脹痛、嘔吐、氣逆、氣喘、咳嗽、潮熱盜汗、各種與血有關疾病。

穴名 👉 **肝俞**

取法 第九胸椎棘突下，督脈(筋縮)旁開1.5寸處。

主治 癲狂(精神錯亂)、胸旁肋骨痛滿急、少腹痛、疝氣、轉筋(抽筋)、多怒、黃疸、目疾、唾血、胸滿心腹積聚脾腫疼痛，咳逆口乾。

穴名 👉 **膽俞**

取法 第十胸椎棘突下，督脈(中樞)旁開1.5寸處。

主治 黃疸、口苦、胸旁肋骨痛、飲食不下、咽痛乾、嘔吐、骨蒸勞熱。

穴名 👉 **脾俞**

取法 第十一胸椎棘突下，督脈(脊中)旁開1.5寸處。

主治 胸旁肋骨痛、腹脹、黃疸、嘔吐、水瀉、痢疾、便血、完穀不化、水腫、嗜臥、羸瘦、瘧疾寒熱、不嗜食。

穴名 👉 **胃俞**

取法 第十二胸椎棘突下，督脈兩旁相去1.5寸處。

主治 胃痛、腹脹、翻胃、嘔吐、完穀不化、胸肋痛、霍亂。

穴名 **三焦俞**

取法 第一腰椎棘突下，督脈(懸樞)旁開 1.5 寸處。

主治 腹脹、腸鳴、完穀不化、嘔吐、腹瀉、痢疾、小便不利、水腫、腰脊痛。

穴名 **腎俞**

取法 第二腰椎棘突下，督脈(命門)旁開 1.5 寸處。

主治 遺精、陽痿、遺尿、小便頻數、月經不調、白帶、腰膝痠痛、水腫、喘咳少氣、耳鳴、耳聾、目昏。

穴名 **氣海俞**

取法 第三腰椎棘突下，督脈旁開 1.5 寸處

主治 痛經、痔漏、腰痛、腿膝無力

穴名 **大腸俞**

取法 第四腰椎棘突下，督脈(腰陽關)旁開 1.5 寸處。

主治 腹痛、腹脹、腸鳴、水瀉、便秘、痢疾、腰背疼痛。

穴名 **關元俞**

取法 第五腰椎棘突下，督脈旁開 1.5 寸處

主治 腹脹、水瀉、大小便不利、遺尿、消渴(渴飲多尿)、腰痛。

穴名 **小腸俞**

取法 平第一骶椎棘突後孔，督脈 1.5 寸，當後上棘內緣凹陷中。

主治 遺精、遺尿、尿血、白帶、小腹脹痛、水瀉、痢疾、痔疾、疝氣、消渴(渴飲多尿)、腰腿痛。

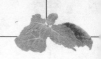

穴名 👉 **膀胱俞**

取法 平第二骶椎棘突後孔，督脈旁開 1.5 寸處。

主治 小便赤澀、遺精、遺尿、淋濁、女子瘕聚(腹部臍下有硬塊)、陰部腫痛、腹痛腹瀉、便秘、腰脊強痛、膝足寒冷無力。

穴名 👉 **中膂俞**

取法 平第三骶椎棘突後孔，督脈旁開 1.5 寸處。

主治 痢疾、疝氣、消渴(渴飲多尿)、腰脊強痛。

穴名 👉 **白環俞**

取法 平第四骶椎棘突後孔，督脈旁開 1.5 寸處。

主治 白帶、疝氣、遺精、月經不調、腰腿痛。

穴名 👉 **上髎**

取法 在骶部，第一骶椎棘突下旁開一寸處。

主治 月經不調、陰挺(子宮脫垂)、帶下(包括一切婦科疾病)、遺精、陽萎、大小便不利、絕嗣。

穴名 👉 **次髎**

取法 在骶部，第二骶椎棘突下旁開二寸處。

主治 腰痛、月經不調、赤白帶下、痛經、疝氣、小便赤淋、腰以下至足不仁

穴名 👉 **中髎**

取法 在骶部，第三骶椎棘突下旁開三寸處。

主治 月經不調、赤白帶下、小便不利、便秘、腰痛。

穴名 👉 **下髎**

取法 在骶部，第四骶椎棘突下旁開四寸處。

主治 小腹痛、腸鳴、水瀉、便秘、小便不利、腰痛。

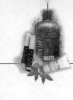

穴名 👉 **會陽**

取法 尾骨下端兩旁，督脈旁0.5寸。

主治 帶下(包括一切婦科疾病)、陽痿、痢疾、水瀉、便血、痔疾。

穴名 👉 **承扶**

取法 大腿後側之中線，當臀大肌下緣。

主治 痔疾、腰、臀及股部疼痛，大便難。

穴名 👉 **殷門**

取法 在承扶與委中的連線上，承扶穴下六寸。

主治 腰脊強痛、無法俯仰、大腿疼痛。

穴名 👉 **浮郄**

取法 微屈膝，在膕窩上方，股二頭肌肌腱內側，委陽上一寸。

主治 臀股麻木，膕筋攣急、不得臥、霍亂轉筋(抽筋)、小便熱，大便堅。

穴名 👉 **委陽**

取法 在膕橫紋外側端，股二頭肌肌腱內緣，屈膝取之。

主治 胸膨滿、腹氣滿、癃閉、遺尿、腿足拘攣疼痛、痿厥不仁、腰痛引腹、不得俯仰、水腫脹。

穴名 👉 **委中**

取法 在膕窩橫紋中央，當股二頭肌腱與半腱肌腱的中央

主治 腹痛、吐瀉、遺尿、小便難、中風昏迷、瘧疾、癲疾反折、衄血(流鼻血)、丹毒、疔瘡、發背、腰痛、髖關節屈伸不利、膕筋攣急、下肢萎痺、發熱無汗。

穴名 👉 **附分**

取法 平第二胸椎脊突下，督脈旁開3寸，於肩胛骨脊柱緣。

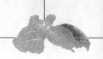

主治 肩背拘急(拘攣難以屈伸)、頸項強痛(頸項肌肉筋脈牽強引痛)、肘臂麻木不仁、風寒。

穴名 ☞ **魄戶**

取法 平第三胸椎脊突下，督脈(身柱)旁開3寸，於肩胛骨脊柱緣。

主治 肺癆、咳嗽、氣喘、肩胛背痛。

穴名 ☞ **膏肓**

取法 平第四胸椎脊突下，督脈旁開3寸，於肩胛骨脊柱緣。

主治 肺癆、咳嗽、氣喘、吐血、盜汗、健忘、遺精、完穀不化、肩胛背痛。

穴名 ☞ **神堂**

取法 平第五胸椎脊突下，督脈(神道)旁開3寸，於肩胛骨脊柱緣。

主治 咳嗽、氣喘、胸腹滿、脊背急強。

穴名 ☞ **譩譆**

取法 平第六胸椎脊突下，督脈(靈台)旁開3寸，於肩胛骨脊柱緣。

主治 咳嗽、氣喘。

穴名 ☞ **膈關**

取法 平第七胸椎脊突下，督脈(至陽)旁開3寸。

主治 胸中瞖悶，噯氣、嘔吐、飲食不下、脊背強痛。

穴名 ☞ **魂門**

取法 平第九胸椎脊突下，督脈(筋縮)旁開3寸陷中。

主治 飲食不下、嘔吐、腸鳴水瀉、胸肋脹痛、背痛、筋攣骨痛。

穴名 ☞ **陽綱**

取法 平第十胸椎脊突下，督脈(中樞)旁開3寸。

6

主治 腸鳴、腹痛、水瀉、黃疸、消渴(渴飲多尿)。

穴名 👉 **意舍**

取法 平第十一胸椎脊突下，督脈(脊中)旁開3寸處取。

主治 腹脹、腸鳴、水瀉、飲食不下、嘔吐。

穴名 👉 **胃倉**

取法 平第十二胸椎脊突下，督脈旁開3寸處。

主治 腹脹、胃脘痛、水腫、小兒食積、脊背痛。

穴名 👉 **肓門**

取法 平第一腰椎脊突下，督脈(懸樞)旁開3寸處。

主治 上腹痛、痞塊(腹腔內的積塊)、便秘、婦人乳疾。

穴名 👉 **志室**

取法 平第二腰椎脊突下，督脈(命門)旁開3寸處。

主治 遺精、陽痿、陰痛下腫、小便淋瀝、水腫、腰脊強痛。

穴名 👉 **胞肓**

取法 平第二腰椎脊突後孔，督脈旁開3寸處。

主治 腸鳴、腹脹、大小便不利、陰腫、腰脊痛。

穴名 👉 **秩邊**

取法 胞肓直下，第4骶椎棘突旁開3寸。

主治 痔疾、陰痛、大小便不利、腰痛、下肢痿痺。

穴名 👉 **合陽**

取法 委中直下2寸，腓腸肌二頭之間，當委中與承山連線上。

主治 疝痛、崩漏、腰脊引腹痛、下肢痠痛、陰暴痛。

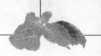

穴名 👉 **承筋**

取法 在合陽與承山連線之中點，腓腸肌肌腹中。

主治 痔疾、霍亂(小腹腓腸肌痙攣，不能伸直)、小腿痛、腰僂拘急(拘攣難以屈伸)。

穴名 👉 **承山**

取法 在腓腸肌兩側肌腹交界下端，伸小腿時，當肌腹下出現交角處。

主治 痔疾、便秘、疝氣、腹痛、癲疾、鼻衄(流鼻血)、腰背痛、腿痛抽筋。

穴名 👉 **飛陽**

取法 在承山穴外下方，當崑崙上7寸。

主治 癲狂(精神錯亂)、頭痛、目眩、鼻塞、鼻衄(流鼻血)、腰背痛、腿軟無力。

穴名 👉 **跗陽**

取法 在足外踝外上方，崑崙穴直上3寸。

主治 頭重、頭痛、腰腿痛、下肢癱瘓、外踝紅腫。

穴名 👉 **崑崙**

取法 在跟腱與外踝高點之間凹陷處。

主治 小兒癇證、難產、瘧疾、頭痛、目眩、頸項肌肉筋脈牽強引痛、肩背拘急(拘攣難以屈伸)、腰痛、腳跟痛。

穴名 👉 **僕參**

取法 外踝後下方，崑崙直下，當跟骨凹陷處，赤白肉際處。

主治 霍亂(小腹腓腸肌痙攣，不能伸直)、癲癇、下肢痿軟、足跟痛、腳氣膝腫。

穴名 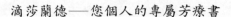 **申脈**

取法 外踝正下方，赤白肉際處。

主治 癇證、癲狂(精神錯亂)、失眠、目赤痛、頸項肌肉筋脈牽強引痛、頭痛、眩暈、腰痛、足脛寒、不能久立。

穴名 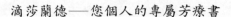 **金門**

取法 外踝前緣下方，當骰骨外側凹陷中。

主治 癲癇、小兒驚風、腰痛、外踝痛、下肢痺痛。

穴名 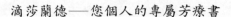 **京骨**

取法 足跗骨外側，第五蹠骨粗隆下，赤白肉際處。

主治 癲癇、頭痛、目翳、鼻衄(流鼻血)、頸項肌肉筋脈牽強引痛、膝痛腳攣、腰腿疼。

穴名 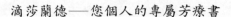 **束骨**

取法 足小指外側，第五蹠趾關節後，赤白肉際處。

主治 癲狂(精神錯亂)、目黃、耳聾、頸項肌肉筋脈牽強引痛、頭痛、目眩、痔瘡、腰背痛、下肢後側痛、癰疽、背生疔瘡。

穴名 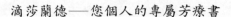 **足通谷**

取法 足指外側，當第五蹠指關節前凹陷處之赤白肉際中。

主治 癲狂(精神錯亂)、頭痛、項疼、目眩、鼻衄(流鼻血)、善驚。

穴名 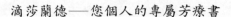 **至陰**

取法 足小趾外側，距爪甲角約分許的爪甲角根處。

主治 頭痛、鼻塞、鼻衄(流鼻血)、目痛、足下熱、胞衣不下、胎位不正、難產、小便不利，轉筋(抽筋)。

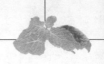

足太陽肪胱經

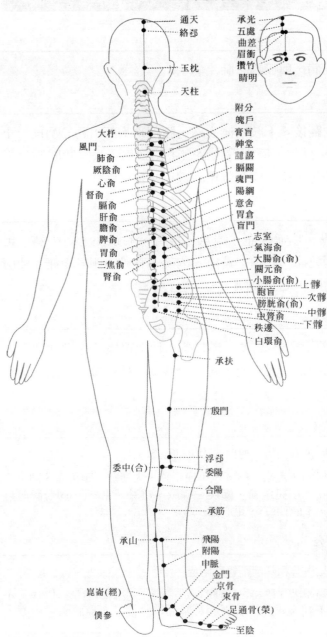

足太陽經六十七
睛明目內紅肉藏
攢竹眉衝與曲差
五處上寸半承光
通天絡郤玉枕昂
天柱後際大筋外
大杼背部第二行
風門肺俞厥陰俞
心俞督俞膈俞強
肝膽脾胃俱挨次
三焦腎氣海大腸
關元小腸到膀胱
中膂白環仔細量
自從大杼至白環
各各節外寸半長
上髎次髎中腹下
一空二空腰髁當
會陽陰尾骨外取
附分俠脊第三行
魄戶膏肓與神堂
言意譆膈關魂門
九陽綱意舍仍胃
倉肓門志室胞肓
續二十椎下秩邊
場承扶臀橫紋中
央殷門浮郤到委
陽委中合陽承筋
是承山飛揚踝附
陽崑崙僕參連申
脈金門京骨束骨
忙通谷至陰小指
旁

八、足少陰腎經

主要反應

生育、小腹、腸病,與喉嚨、肺疾病。

穴位起止

分佈於足心、內踝後、下肢內側後緣、腹部、胸部;起於湧泉,止於俞府,左右各27穴。原穴為太谿穴,絡穴為足太陽膀胱經之飛陽穴。為陰氣初生經絡,與膀胱相表裡,主裡症虛症。

主要症狀

饑不思食、面黑、咳唾帶血、喘息、目昏、心跳快、口中熱、舌乾、咽腫、喉間乾痛、心煩、黃疸、痢疾、脊股內側後緣痛、萎廢不振、厥冷、嗜睡、足心發熱。

適用精油

羅勒(紫蘇)、胡蘿蔔籽、胡荽、洋甘菊、快樂鼠尾草、尤加利樹、乳香、茴香、葡萄柚、天竺葵、薑、牛膝草、杜松莓、沒藥、薰衣草、歐芹(荷蘭芹菜籽)、玫瑰、迷迭香、甘松香。

穴名 ☞ 湧泉

取法 腳底,五指用力彎曲,中央凹陷處。

主治 咽喉痛、舌乾、失音、小便不利、大便難、頭頂痛、頭暈、眼花、小兒驚風、癲疾、昏厥、霍亂、霍亂(小腹腓腸肌痙擊,不能伸直)、足心熱。

穴名 ☞ 然谷

取法 在足舟骨粗隆前下緣凹陷處。

主治 月經不調、陰挺(子宮脫垂)、陰癢、白濁、遺精、陽痿、小便不利、水瀉、胸旁肋骨脹痛、咳血、小兒臍風、口禁不

開、消渴(渴飲多尿)、黃疸、下肢痠痺、足跗痛(足背浮腫)。

穴名 ☞ **太谿**

　　取法 皮齊內踝高點、當內踝後緣與跟腱內側前緣之間凹陷處。

　　主治 頭痛目眩、咽喉腫痛、齒痛、耳聾耳鳴、咳嗽氣喘、胸痛、咯血、消渴(渴飲多尿)、月經不調、失眠、健忘、遺精、陽痿、小便頻數、腰脊痛、下肢厥冷、內踝腫痛、腹脹。

穴名 ☞ **大鐘**

　　取法 太谿穴下0.5寸，當跟腱內側前緣。

　　主治 咳血、氣喘、癡呆、嗜臥、大小便不利、月經不調、腰脊強動、足跟痛。

穴名 ☞ **水泉**

　　取法 太谿穴直下1寸，當跟骨結節內側上緣。

　　主治 月經不調、閉經痛經、陰挺(子宮脫垂)、小便不利、目昏花、腹痛。

穴名 ☞ **照海**

　　取法 在內踝中點下緣下1寸，當跟骨內側下緣。

　　主治 嗜臥、驚恐不寧、月經不調、痛經、赤白帶下、陰挺、陰癢、疝氣、小便頻數、咽喉乾燥、目赤腫痛、腳氣、梅核氣(咽喉中有如梅核大小的異物阻塞)。

穴名 ☞ **復溜**

　　取法 小腿前內側面的下部，內踝上2寸，當跟腱的前緣處。

　　主治 水腫、腹脹、腿腫、盜汗、水瀉、腸鳴、脈細無力、腰脊強痛、發熱無汗、舌乾口燥。

穴名 ☞ **交信**

　　取法 在內踝高點上2寸，當脛骨內側緣與跟腱內側之內緣之間處。

主治 月經不調、崩漏、陰挺(子宮脫垂)、陰癢、五淋(石淋、氣淋、膏淋、勞淋、血淋的合稱)、睪丸腫痛、瀉痢赤白、大便難、內廉痛(腓腸肌內側疼痛)。

穴名 🔖 **築賓**

取法 小腿前內側面的中部,內踝上5寸,當脛骨內側緣與小腿後正中線連線中、後1/3交點處。

主治 癲狂(精神錯亂)、疝痛、小兒胎疝、小腿內側痛、吐舌、嘔吐涎沫。

穴名 🔖 **陰谷**

取法 在脛骨內踝後方,屈膝,膕窩橫紋內側,當半肌腱和半膜肌腱之間。

主治 陽痿、疝氣、月經不調、崩漏、小便難、陰中痛、癲狂(精神錯亂)、膝股內側痛。

穴名 🔖 **橫骨**

取法 臍下5寸,旁開0.5寸,當恥骨聯合上際。

主治 陰部痛、少腹痛、遺精、陽痿、遺尿、小便不通、疝氣、五淋(石淋、氣淋、膏淋、勞淋、血淋的合稱)。

穴名 🔖 **大赫**

取法 橫骨上1寸,任脈(中極)旁開0.5寸。

主治 陰部痛、陽痿、遺精、帶下(包括一切婦科疾病)。

穴名 🔖 **氣穴**

取法 橫骨上2寸,任脈(關元)旁開0.5寸處。

主治 胃腸神經官能症、月經不調、白帶、小便不通、水瀉、痢疾、腰脊痛、目赤。

穴名 👉 **四滿**

取法 橫骨上3寸，任脈(石門)旁開0.5寸處，仰臥取之。

主治 月經不調、崩漏、帶下(包括一切婦科疾病)、不孕、產後惡露不淨、遺精、小腹痛、臍下積聚疝瘕、水腫。

穴名 👉 **中注**

取法 橫骨上4寸，任脈(陰交)旁0.5寸處，仰臥取之。

主治 月經不調、腰腹疼痛、大便燥結、水瀉、痢疾。

穴名 👉 **肓俞**

取法 在臍中平齊，旁開0.5寸處。

主治 腹痛繞臍、腹脹、便秘、月經不調、疝氣。

6

穴名 👉 **商曲**

取法 肓俞上2寸，任脈(下脘)旁開0.5寸處。

主治 腹中積聚、腹切痛、不嗜食。

穴名 👉 **石關**

取法 肓俞上3寸，任脈(建里)旁開0.5寸處。

主治 產後腹痛、腹脹、噦噫嘔逆、小便黃、大便不通、婦人無子、心下堅滿。

穴名 👉 **陰都**

取法 肓俞上4寸，任脈(中脘)旁開0.5寸處。

主治 身寒熱、心煩滿氣逆、瘧病、腸鳴、腹絞痛、大便難。

穴名 👉 **通谷**

取法 肓俞上5寸，任脈(上脘)旁開0.5寸處。

主治 腹脹、嘔吐、心痛、心悸、暴喑(失音)、咳喘、口喎(口角歪斜)。

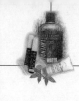

穴名 ☞ **幽門**

取法 肓俞上6寸，任脈(巨闕)旁開0.5寸處。

主治 嘔吐、善噦、飲食不下、嘔沫如涎、胸旁肋骨背相引痛。

穴名 ☞ **步廊**

取法 第五肋間隙中，任脈(中庭)旁開2寸處。

主治 胸痛、咳嗽、氣喘、嘔吐、不嗜食、乳癰(乳腺炎)。

穴名 ☞ **神封**

取法 第四肋間隙中，任脈(膻中)旁開2寸處。

主治 胸旁肋骨支滿、咳嗽、氣喘、嘔吐、乳癰(乳腺炎)、不嗜食。

穴名 ☞ **靈墟**

取法 在第三肋間隙中，任脈旁開2寸處。

主治 咳嗽、氣喘、胸旁肋骨脹痛、嘔吐、乳癰(乳腺炎)。

穴名 ☞ **神藏**

取法 在第二肋間隙中，任脈旁開2寸處。

主治 咳嗽、氣喘、胸痛、嘔吐、煩滿、不嗜食。

穴名 ☞ **彧中**

取法 在第一肋間隙中，任脈旁開2寸處。

主治 咳嗽、氣喘、痰壅、胸旁肋骨脹滿、不嗜食。

穴名 ☞ **俞府**

取法 在鎖骨下緣，任脈旁開2寸處。

主治 咳嗽、氣喘、胸痛、嘔吐、不嗜食。

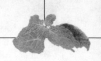

足少陰腎經

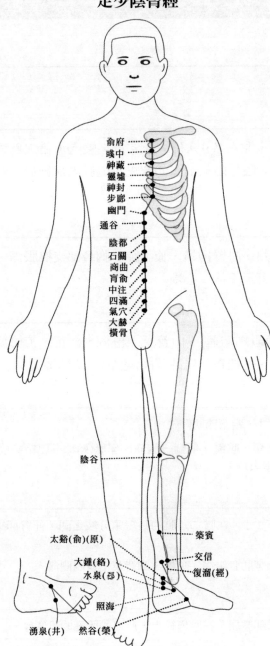

足少陰穴二十七
湧泉然谷太谿溢
大鐘水泉通照海
復溜交信築賓賓
陰谷膝內跗骨後
以上從足走至膝
橫骨大赫聯氣穴
四滿中注肓俞臍
商曲石關陰都密
通谷幽門寸半辟
折量腹上分十一
步廊神封膺靈墟
神藏彧中俞府畢

九、手厥陰心包經

主要反應

胸、心、胃、神志病。

穴位起止

起於天池，止於中衝，左右各9穴位。原穴為大陵穴，絡穴為手少陽三焦經之外關穴。厥陰是陰氣消盡的意思，適應虛症裡症，與手少陽三焦經相表裡。

主要症狀

心悸、失眠、手心發熱、肘臂拘攣、腋下腫、胸脅部支撐脹滿、心大動、面赤、目黃、喜笑不休、心煩。

適用精油

洋甘菊、薰衣草馬鬱蘭(馬喬蓮)、山蒼果、柑橘、橙花、苦橙葉、肉豆蔻、薄荷、玫瑰、迷迭香、岩蘭草(培地草)、紫羅蘭葉。

穴名 ☞ 天池

取法 乳頭外1寸，當第四肋間隙中。

主治 胸悶、心煩、咳嗽、氣喘、胸痛、瘰癧(頸部淋巴結結核)、乳癰(乳腺炎)。

穴名 ☞ 天泉

取法 腋紋頭下2寸，在肱二頭肌的長短頭分岐之間，伸臂仰掌取穴。

主治 心痛、胸旁肋骨脹滿、咳嗽、胸背及上臂內側痛。

穴名 ☞ 曲澤

取法 仰掌，肘部微屈，在肘橫紋上，肱二頭肌腱的尺側緣。

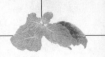

> **主治** 心痛、善驚、心悸、胃痛、嘔吐、咳血、轉筋(抽筋)、熱病、煩躁、肘臂痛。

穴名 ☞ **郄門**

> **取法** 仰掌，於腕橫紋上5寸，當掌長肌腱與橈側腕屈肌腱之間。

> **主治** 心痛、心悸、心煩、衄血(鼻出血)、嘔血、疔瘡。

穴名 ☞ **間使**

> **取法** 仰掌，於腕橫紋中點直上3寸，當掌長肌腱與橈側腕屈肌腱之間。

> **主治** 心痛、心悸、失聲、乾嘔、熱病、煩躁、瘧疾、癲狂(精神錯亂)、痀證。

穴名 ☞ **內關**

> **取法** 仰掌，於腕橫紋上2寸，當掌長肌腱與橈側腕屈肌腱之間。

> **主治** 心痛、心悸、不寐、癲狂(精神錯亂)、痀證、胃痛、嘔吐、熱病、肘臂攣痛。

穴名 ☞ **大陵**

> **取法** 仰掌，腕橫紋正中，掌長肌腱與橈側腕屈肌腱之間。

> **主治** 心痛、善笑、癲狂(精神錯亂)、痀證、口臭，吐清涎、咳喘、咳血。

穴名 ☞ **勞宮**

> **取法** 第二、三掌骨之間，靠近第三掌骨處，掌橫紋上方。

> **主治** 心痛、癲狂(精神錯亂)，痀證，嘔噦，胸旁肋骨痛，吐血衄血，大便血，咳喘，口瘡，舌爛，口臭，鵝掌風。

穴名 ☞ **中沖**

> **取法** 手中指尖端之中央。

> **主治** 中風、中暑、昏厥、急驚風、熱病、吐瀉、耳鳴、心痛。

手厥陰心包經

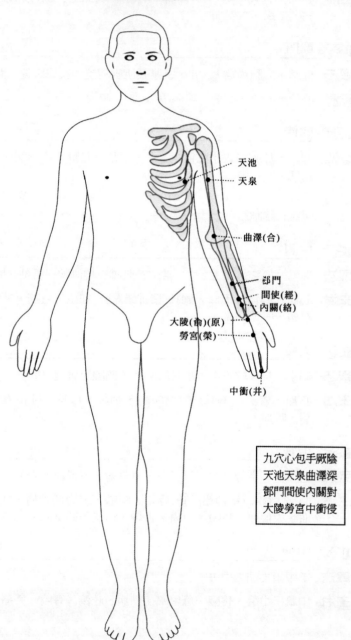

天池
天泉
曲澤(合)
郄門
間使(經)
內關(絡)
大陵(俞)(原)
勞宮(榮)
中衝(井)

九穴心包手厥陰
天池天泉曲澤深
郄門間使內關對
大陵勞宮中衝侵

十、手少陽三焦經

主要反應

頭部、耳、喉、胸脅、發熱病。

穴位起止

起於關衝，止於絲竹空，左右各23穴位。原穴爲陽池穴，絡穴爲手厥陰心包經之內關穴。少陽是陽氣初生的經絡，所以它能治療發熱病，它的性質介於太陽陽明之間，與心包經相表裡。

主要症狀

耳鳴、聽覺減退、咽喉腫痛閉塞、頭痛、自盜汗、眼外角痛、頰痛、耳後痛、肩臑痛、肘臂外緣痛、無名指不能運轉。

適用精油

當歸根、羅勒(紫蘇)、香茅、快樂鼠尾草、丁香、茴香、薑、葡萄柚、檸檬、馬鬱蘭(馬喬蓮)、薄荷、玫瑰、迷迭香、紫羅蘭葉。

穴名 👉 **關衝**

　　取法 在無名指尺側爪甲根部，約去指甲角0.1寸許。

　　主治 頭痛、目赤、耳聾、耳鳴、喉痺、舌強(舌體強硬，渾動不靈)、心煩、熱病。

穴名 👉 **液門**

　　取法 在第四、五掌指關節前凹陷中。

　　主治 頭痛、目赤、耳聾、耳鳴、喉痺、瘧疾、臂痛。

穴名 👉 **中渚**

　　取法 掌指關節後方，第四、五掌骨小頭後緣間陷中。

　　主治 頭痛、目眩、目赤、目生翳膜、目痛、耳聾、耳鳴、喉痺、

熱病、背脊骨痛、肩背肘臂痠痛。

穴名 ☞ **陽池**

取法 在第四指直上，腕部橫紋中，當指總伸肌腱與小指固有肌腱之間凹陷處。

主治 耳聾、瘧疾、消渴(渴飲多尿)、口乾、喉痹、腕痛、肩背痛。

穴名 ☞ **外關**

取法 陽池上2寸，當橈、尺二骨之間。

主治 傷寒、熱病、頭痛、頰痛、耳聾、耳鳴、目赤腫痛、胸旁肋骨痛、肩背痛、肘臂伸屈不利、手指疼痛、手顫。

穴名 ☞ **支溝**

取法 陽池上3寸，當橈、尺兩骨之間。

主治 耳聾、耳鳴、暴喑(失音)、熱病、嘔吐、便秘、胸旁肋骨疼痛、肩背痠痛。

穴名 ☞ **會宗**

取法 陽池上3寸，支溝穴在尺側旁開約5分，當尺骨之橈側緣。
耳聾、癲癇、上肢肌膚痛。

穴名 ☞ **三陽絡**

取法 支溝穴上1寸，尺、橈兩骨之間。

主治 耳聾、暴喑(失音)、齲齒痛、嗜臥、手臂痛。

穴名 ☞ **四瀆**

取法 肘尖下方5寸，尺、橈兩骨之間。

主治 暴聾、暴喑(失音)、齲齒痛、手臂痛。

穴名 ☞ **天井**

取法 在尺骨鷹嘴後上方1寸凹陷中。

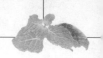

主治 耳聾、癲癇、瘰癧(頸部淋巴結結核)、癭氣(甲狀腺腫大)、偏頭痛、胸旁肋骨疼痛、頸項肩背痛。

穴名 ☞ 清冷淵

取法 天井穴上1寸凹陷處。

主治 頭痛、振寒(發冷時全身振動)、肩背痛不能舉。

穴名 ☞ 消濼

取法 在肩骨髎穴與天井穴的連線上，當臑會與清冷淵中點。

主治 頭痛、癲疾、項背急痛。

穴名 ☞ 臑會

取法 在肩骨髎與天井穴連線上，肩骨髎穴下3寸，當肱骨尺側緣，三角肌後緣。

主治 瘰癧(頸部淋巴結結核)、癭氣(甲狀腺腫大)、肩胛肩背痛。

穴名 ☞ 肩髎

取法 在肩峰後下際，上臂外展平舉，於肩骨禺後約1寸之凹陷中。

主治 臂痛、肩重不能舉。

穴名 ☞ 天髎

取法 在肩井穴與曲垣穴連線的中點，當肩胛骨上角端凹陷處。

主治 胸中煩悶、肩臂痠疼、缺盆穴疼痛，身體熱汗不出，頸項急痛。

穴名 ☞ 天牖

取法 胸鎖乳突肌後緣，平下頜角，即約在天容穴與天柱穴之間。

主治 暴聾、目不明、淚出、鼻衄(流鼻血)、不知香臭、喉痺、頭眩、肩背痛。

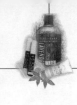

穴名 ☞ **翳風**

取法 耳垂下緣,當胸索乳突肌與下頜骨之間凹陷中。

主治 耳聾、耳鳴、口眼歪斜、牙關緊閉、頰腫、瘰癧(頸部淋巴結結核)。

穴名 ☞ **瘈脈**

取法 耳後,當翳風穴與角孫沿耳翼連線的下1/3折點處。

主治 耳聾、耳鳴、頭痛、小兒驚癇、嘔吐、泄痢。

穴名 ☞ **顱息**

取法 耳後,當翳風穴與角孫穴沿耳翼連線的上1/3折點處。

主治 頭痛、身熱、耳鳴、耳腫、喘息、小兒驚癇、嘔吐涎沫。

穴名 ☞ **角孫**

取法 折耳翼在耳尖端的髮際處。

主治 目翳、齒痛。

穴名 ☞ **耳門**

取法 聽宮穴上方耳屏上切跡相平處,張口取之。即小耳朵(耳珠)前上方的凹窩處。

主治 耳聾、耳鳴、聤耳(耳垢堵塞外耳道而影響聽力)、齒痛、頭頜痛。

穴名 ☞ **和髎**

取法 在耳門前上方,平耳廓根前,鬢髮後際,當顳淺動脈處。

主治 耳鳴、牙關拘急(牙關痙攣)、頭重痛、頜腫、鼻準腫痛。

穴名 ☞ **絲竹空**

取法 眉毛外端凹陷中。

主治 頭痛、眩暈、目赤痛、眼瞼瞤動(眼皮跳動)、齒痛、癲癇。

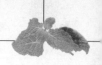

手少陽三焦經

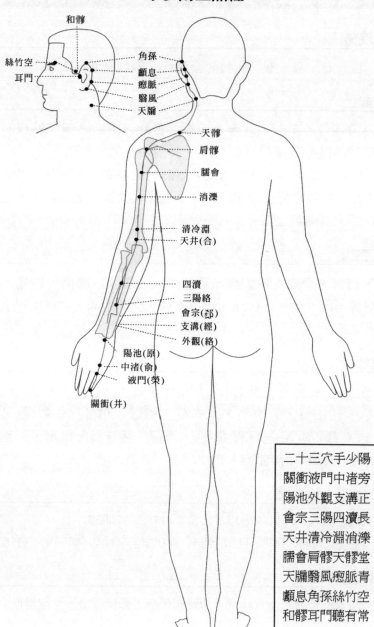

和髎

絲竹空
耳門

角孫
顱息
瘛脈
翳風
天牖

天髎
肩髎
臑會
消濼

清冷淵
天井(合)

四瀆
三陽絡
會宗(郄)
支溝(經)
外觀(絡)

陽池(原)
中渚(俞)
液門(榮)

關衝(井)

二十三穴手少陽
關衝液門中渚旁
陽池外觀支溝正
會宗三陽四瀆長
天井清冷淵消濼
臑會肩髎天髎堂
天牖翳風瘛脈青
顱息角孫絲竹空
和髎耳門聽有常

6

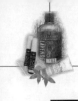

十一、足少陽膽經

主要反應

頭部、目、耳、鼻、喉、胸脅、發熱病、軀體側面疾病。

穴位起止

分布於目外眥，頸顱，耳後、肩部、脅肋、下肢外側、外踝前下方，足部四趾端等部位。起於瞳子骨髎，止於足竅陰，左右各44穴位。原穴為丘虛穴，絡穴為足厥陰肝經之蠡溝穴。少陽是陽氣初生的經絡，所以它能治療發熱病，主要腧穴大致在足部以下，它的性質介於太陽陽明之間。

主要症狀

面癱、口苦、脅痛、偏頭痛、乳汁少、乳腺炎、腰痛、胯痛、帶下、月經不調、坐骨神經痛、膽道疾病、膝關節痛、本經所經之處皆痛。

適用精油

羅勒(紫蘇)，安息香，黑胡椒，胡荽，丁香，洋甘菊，尤加利樹，牛膝草，杜松莓，天竺葵，薰衣草，檸檬，柑橘，馬鬱蘭(馬喬蓮)，肉豆蔻，歐芹(荷蘭芹菜籽)，薄荷，迷迭香，松木，百里香(麝香草)，岩蘭草(培地草)。

穴名 👉 **瞳子髎**

> **取法** 在目外眼窩外0.5寸，當眶骨外側緣凹陷處。

> **主治** 頭痛、目疼、目赤、怕光、迎風流淚、遠視不明、內障、目翳。

穴名 👉 **聽會**

> **取法** 聽宮穴下方耳屏下切跡相平處，張口取之。耳珠微前下方陷中。

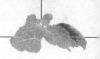

主治 耳鳴、耳聾、聍耳(耳垢堵塞外耳道而影響聽力)流膿、齒疼、頭面痛、下頷脫臼、口眼喎斜。

穴名 👉 **上關**

取法 在耳前，顴骨弓上緣，當下關直上凹陷處。

主治 耳鳴、耳聾、聍耳(耳垢堵塞外耳道而影響聽力)、口眼喎斜、齒痛、面痛、驚癇、青盲。

穴名 👉 **頷厭**

取法 在鬢髮中，當頭維穴與曲鬢穴連線之上1/4與下3/4的交點處。

主治 頭痛、眩暈、眼窩痛、齒痛、耳鳴、驚癇。

穴名 👉 **懸顱**

取法 在頭維與曲鬢穴之間，沿鬢髮弧形連線之中點。

主治 偏頭痛、面腫、眼窩痛、齒痛、鼻流濁涕。

穴名 👉 **懸釐**

取法 在鬢角之上際，當懸釐穴與曲鬢穴之中點。

主治 偏頭痛、面腫、眼窩痛、耳鳴、上齒痛、熱病汗不出。

穴名 👉 **曲鬢**

取法 在耳前上方入鬢內，當角孫穴前1橫指處。

主治 頭痛連齒、頰頷腫、口禁不開。

穴名 👉 **率谷**

取法 在廓尖上方、角孫穴之上，入髮際1.5寸處。

主治 頭痛、眩暈、嘔吐、小兒驚風。

穴名 👉 **天沖**

取法 在耳廓根後上方，入髮際2寸，率谷穴後約0.5寸處。

主治 頭痛、齒齦腫痛、癲癇、驚恐、癭氣(甲狀腺腫大)。

穴名 👉 **浮白**

取法 在耳後乳突後上方,當天衝穴與頭竅陰穴的弧形連線之中點。

主治 頭痛、耳鳴、耳聾、齒痛、瘰癧(頸部淋巴結結核)、癭氣(甲狀腺腫大)、頸項肌肉筋脈牽強引痛。

穴名 👉 **頭竅陰**

取法 在乳突後上緣,當浮白穴與完骨穴的連線上。

主治 頭痛、頭暈、頸項肌肉筋脈牽強引痛、胸旁肋骨痛、口苦、耳鳴、耳聾、耳痛、四肢腿部肌肉痙攣。

穴名 👉 **完骨**

取法 在顳骨乳突後下緣凹陷處。

主治 頭痛、頸項肌肉筋脈牽強引痛、頰腫、喉痺、齲齒、口眼歪斜、癲、癎、瘧疾。

穴名 👉 **本神**

取法 在前髮際上0.5寸,督脈(神庭)旁開3寸。

主治 癲疾、癎證、小兒驚風、頭痛、目眩、半身不遂、頸項肌肉筋脈牽強引痛、胸旁肋骨痛。

穴名 👉 **陽白**

取法 目正視,瞳孔直上,眉上1寸。

主治 頭痛、目眩、目痛、雀目、外眼窩疼痛、眼瞼瞤動(眼皮跳動)。

穴名 👉 **頭臨泣**

取法 陽白穴直上,入髮際0.5寸處。

主治 頭痛、目眩、目赤痛、流淚、目翳、鼻塞、鼻淵(鼻竇炎)、耳聾、小兒驚癇、熱病。

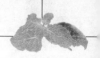

穴名 👉 **目窗**

取法 在臨泣穴後 1 寸，當頭臨泣與風池之連線上。

主治 頭痛、目眩、目赤腫痛、遠視、近視、面浮腫、小兒驚風、上齒齲腫。

穴名 👉 **正營**

取法 在目窗穴後 1 寸，當頭臨泣與風池之連線上。

主治 頭痛、頭暈、目眩、唇吻強急、齒痛。

穴名 👉 **承靈**

取法 在正營穴後 1.5 寸，當頭臨泣與風池穴之連線上。

主治 頭痛、眩暈、目痛、鼻淵(鼻竇炎)、鼻衄(流鼻血)、鼻窒、多涕、喘息。

穴名 👉 **腦空**

取法 在風池穴直上，督脈腦戶穴相平處。

主治 熱病、頭痛、頸項肌肉筋脈牽強引痛、目眩、目赤腫痛、鼻痛、耳聾、癲、驚悸。

穴名 👉 **風池**

取法 在項後與風府穴相平，當胸索乳突肌與斜方肌上端之間的凹陷中。

主治 頭痛、眩暈、頸項肌肉筋脈牽強引痛、目赤痛、目淚出、鼻淵(鼻竇炎)、鼻衄(流鼻血)、耳聾氣閉、中風、口眼歪斜、熱病、感冒、瘦氣(甲狀腺腫大)。

穴名 👉 **肩井**

取法 在肩上，當大椎穴與索骨肩峰及索骨與肩胛岡兩者連線的中點。

主治 中風、乳癰(乳腺炎)、瘰歷(頸部淋巴結結核)、難產、諸虛百損、肩背痺痛、手臂不舉、頸項肌肉筋脈牽強引痛。(孕

婦禁針)

穴名 👉 **淵液**

取法 側臥，當腋中線上，於第四肋間隙，舉臂。

主治 胸滿、胸旁肋骨痛、腋下腫、臂痛。

穴名 👉 **輒筋**

取法 在淵腋前1寸，當第四肋間隙，側臥取穴。

主治 胸旁肋骨痛、喘息、嘔吐、吞酸、腋腫、肩臂痛。

穴名 👉 **日月**

取法 在乳頭下方，當期門下1肋間隙。

主治 胸肋疼痛、脹滿、嘔吐、吞酸、氣逆、黃疸。

穴名 👉 **京門**

取法 側臥，於側腹部，當十二肋骨游離端下際。

主治 腸鳴、水瀉、腹脹、腰肋痛、溢飲、脊強反折、水道不利。

穴名 👉 **帶脈**

取法 側臥，第十一肋骨游離端直下與臍相平處。

主治 月經不調、赤白帶下、疝氣、腰腹無力、腰胸旁肋骨痛。

穴名 👉 **五樞**

取法 腹側髂前上棘之前0.5寸，平臍下3寸處。

主治 陰挺(子宮脫垂)、赤白帶下、月經不調、疝氣、少腹痛、便秘、腰胯痛。

穴名 👉 **維道**

取法 在五樞穴前下0.5寸處。

主治 少腹痛、陰挺(子宮脫垂)、疝氣、帶下、月經不調、水腫、腰胯痛。

穴名 ☞ **居髎**

取法 在髂前上棘與股大轉子最高點連線的中點處，側臥取之。

主治 腰腿痹痛、癱瘓、少腹痛。

穴名 ☞ **環跳**

取法 側臥屈股，在股骨大轉子最高點與骶骨裂孔的連線上的外側 1/3 與內側 2/3 的交界處。

主治 腰胯疼痛、半身不遂、下肢痿痹、遍身風疹、挫閃腰疼、膝踝腫痛不能轉側。

穴名 ☞ **風市**

取法 1. 大腿外側，膕橫紋上 7 寸，大腿外側中點。
2. 直立垂手時，中指端止點處。

主治 中風半身不遂、下肢痿痹、麻木、遍身搔癢、腳氣。

穴名 ☞ **中瀆**

取法 在大腿外側中點，膕橫紋上 5 寸處

主治 下肢麻痹、麻木、半身不遂。

穴名 ☞ **膝陽關**

取法 在陽陵泉直上 3 寸，股骨外上骨禺上方凹陷中。

主治 膝臏腫痛、膕筋攣急，小腿麻木。

穴名 ☞ **陽陵泉**

取法 在腓骨頭之前下方凹陷處，當脛腓關節處。

主治 半身不遂、下肢痿痹、麻木、膝腫痛、腳氣、胸旁肋骨疼痛、口苦、嘔吐、黃疸、小兒驚風、破傷風、月經過多。

穴名 ☞ **陽交**

取法 外踝高點上 7 寸，當腓骨後緣。

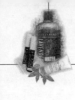

主治 驚狂、癲疾、面腫、胸旁肋骨滿疼痛、膝股痛、下肢痿痹。

穴名 ☞ **外丘**

取法 外踝高點上7寸,當腓骨前緣。

主治 癲疾、胸旁肋骨痛、膚痛痿痹、頸項部位發生疼痛。

穴名 ☞ **光明**

取法 小腿前外側面的下部,當外踝尖上5寸,臨近腓骨前緣。

主治 目痛、夜盲、乳脹痛、下肢痿、脛熱膝痛。

穴名 ☞ **陽輔**

取法 外踝高點上4寸,腓骨前緣處。

主治 偏頭痛、眼窩痛、缺盆穴疼痛、腋下痛、瘰癧(頸部淋巴結結核)、胸、胸旁肋骨、下肢外側痛、瘧疾、半身不遂、喉痹、缺盆腫痛。

穴名 ☞ **懸鐘**

取法 外踝高點上3寸,腓骨後緣處。

主治 半身不遂、頸項肌肉筋脈牽強引痛、胸腹脹滿、胸旁肋骨肋疼痛、腋下腫、膝腿痛、腳氣、中風。

穴名 ☞ **丘墟**

取法 在外踝前下緣與舟骨前上方凹陷處。

主治 目赤腫痛、目生翳膜、中風半身不遂、頸項部位發生疼痛、腋下腫、胸旁肋骨痛、疝氣、瘧疾、下肢痿痹、外踝腫痛。

穴名 ☞ **足臨泣**

取法 在第四、五蹠趾關節後,當小趾伸肌腱的外側處。

主治 中風半身不遂、瘧疾、頭痛、眼窩痛、目眩、乳癰(乳腺炎)、瘰癧(頸部淋巴結結核)、胸旁肋骨疼痛、痹痛、足跗痛

(足背浮腫)。

穴名 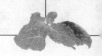 **地五會**

取法 第四、五蹠趾關節後，當小趾伸肌腱的內緣。

主治 頭痛、目赤痛、耳鳴、耳聾、腋腫、胸旁肋骨痛、乳癰(乳腺炎)、足跗痛(足背浮腫)、內傷吐血。

穴名 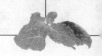 **俠谿**

取法 第四、五蹠趾關節後，當趾蹼緣的縱紋頭處。

主治 頭痛、頭暈、驚悸、耳鳴、耳聾、目外眼窩赤痛、頰腫、胸旁肋骨痛、膝股痛、月行痠、足跗痛(足背浮腫)。

穴名 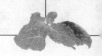 **足竅陰**

取法 第四趾外側，距爪甲角約0.1寸之爪甲根部處。

主治 偏頭痛、目眩、目赤腫痛、耳聾鳴、胸旁肋骨痛、多夢、熱病。

6

足少陽膽經

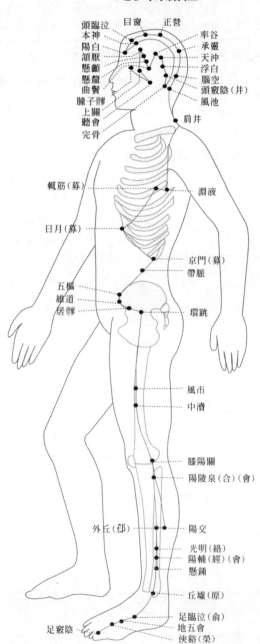

足少陽穴瞳子髎
四十四穴行迢迢
聽會上關頷厭集
懸顱懸釐曲兵翹
率谷天沖浮白次
竅陰完骨本神邀
陽白臨泣目窗關
正營承靈腦空搖
風池肩井淵液部
輒筋日月京門標
帶脈五樞維道繪
居髎環跳風市昭
中瀆陽關陽陵泉
陽交外丘光明宵
陽輔懸鐘丘墟外
足臨泣地五俠谿
第四指端竅陰畢

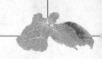

十二、足厥陰肝經

主要反應

生殖器為主，其次是泌尿與腸部疾患，並主胸痛。

穴位起止

分布於足背、內踝前，脛骨內側面，大腿內側，前陰，脅肋部。起於大敦，止於期門，左右各14穴位。原穴為太衝穴，絡穴為足少陽膽經之光明穴。與膽經相表裡，以裡症虛症為主。

主要症狀

腰痛不能俯仰、女小腹腫、喉乾、面塵脫色、胸中滿悶、嘔吐氣逆、水瀉完穀不化、遺尿或小便不通、崩漏、子宮下垂。

適用精油

羅勒(紫蘇)、胡蘿蔔籽、胡荽、洋甘菊、快樂鼠尾草、乳香、茴香、葡萄柚、天竺葵、薑、牛膝草、杜松莓、茉莉、沒藥、薰衣草、歐芹籽(荷蘭芹菜籽)、玫瑰、迷迭香、甘松香。

穴名 👉 **大敦**

取法 在足拇趾外側，當爪甲根部1/4處。

主治 疝氣、縮陰、陰中痛、月經不調、血崩、尿血、癃閉、遺尿、淋疾、癲狂(精神錯亂)、少腹痛、善寐、便閉。

穴名 👉 **行間**

取法 在足背第一、二蹠趾關節前，趾間縫紋端處。

主治 月經過多、閉經、痛經、白帶、陰中痛、遺尿、淋疾、疝氣、胸旁肋骨滿痛、嘔血、呃逆(氣逆上衝)、咳嗽、水瀉、嗜食、腹脹、頭痛、眩暈、目赤痛、青盲、中風、癲症、癇疾、失眠、口喎(口角歪斜)、下肢內側痛、足跗痛(足背浮腫)。

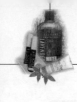

穴名 ☞ **太衝**

取法 在足背第一、二跖骨間凹陷處。

主治 頭痛、眩暈、疝氣、月經不調、月經過多、癃閉、遺尿、小兒驚風、癲狂(精神錯亂)、癇疾、胸旁肋骨痛、腹脹、黃疸、嘔逆、咽痛嗌乾、目赤腫痛、膝股內側痛、下肢痿痹、足跗痛(足背浮腫)。

穴名 ☞ **中封**

取法 內踝高點前方,脛骨前肌腱內側凹陷中。

主治 疝氣、陰莖痛、遺精、小便不利、黃疸、腰痛、足冷、內踝腫痛、少腹痛、嗌乾、面蒼白、畏寒、五淋(石淋、氣淋、膏淋、勞淋、血淋的合稱)。

穴名 ☞ **蠡溝**

取法 內踝高點上5寸,脛骨內側面當中。

主治 月經不調、赤白帶下、陰挺(子宮脫垂)、陰癢、疝氣、小便不利、睪丸腫痛、小腹滿、腰背抽搐、脛部痠痛。

穴名 ☞ **中都**

取法 內踝高點上7寸,脛骨內側面的當中

主治 小腹痛、疝氣、崩漏、惡露不盡。

穴名 ☞ **膝關**

取法 屈膝,在脛骨內踝後下方,當陰陵泉穴後1寸處。

主治 膝臏腫痛、寒濕走注、歷節風痛、下肢痿痹。

穴名 ☞ **曲泉**

取法 屈膝,在膝關節內側橫紋頭上方,當脛骨內骨果之後,半膜肌、半腱肌止端之上方凹陷處。

主治 月經不調、痛經、白帶、陰挺(子宮脫垂)、陰癢、產後腹痛、遺精、陽痿、疝氣、小便不利、癲狂(精神錯亂)、頭

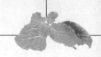

痛、目眩、膝臏腫痛、下肢痿痺、氣喘。

穴名 ☞ **陰包**

取法 在股骨內上骨果上4寸，當股內肌與縫匠肌之間。

主治 月經不調、遺尿、小便不利。

穴名 ☞ **足五里**

取法 在氣衝穴(足陽明經)下3寸，當內收長肌的外緣。

主治 小腹脹痛、小便不利、嗜臥。

穴名 ☞ **陰廉**

取法 曲骨穴旁開2寸，直下2寸。

主治 月經不調、婦人不妊。

6

穴名 ☞ **急脈**

取法 在恥骨聯合下緣中點旁開2.5寸處。

主治 少腹痛、疝氣、睪丸痛。

穴名 ☞ **章門**

取法 在側腹部，第十一浮肋端之下際，側臥取之。

主治 腹痛、腹脹、腸鳴、水瀉、嘔吐、胸旁肋骨痛、黃疸、痞塊(腹腔內的積塊)、小兒疳積、神疲肢倦、身瞤、咳、少氣、腰脊冷痛、溺多白濁。

穴名 ☞ **期門**

取法 在乳頭直下，第六肋間隙處。

主治 胸旁肋骨脹滿疼痛、嘔吐、呃逆(氣逆上衝)、吞酸、腹脹、水瀉、咳喘、傷寒熱入血室。

足厥陰肝經

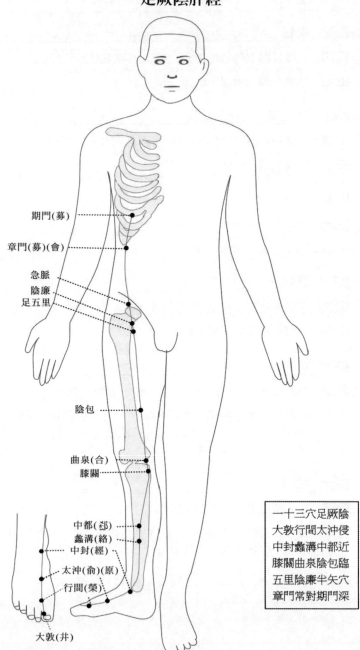

期門(募)

章門(募)(會)

急脈
陰廉
足五里

陰包

曲泉(合)
膝關

中都(郤)
蠡溝(絡)
中封(經)
太沖(俞)(原)
行間(滎)

大敦(井)

一十三穴足厥陰
大敦行間太沖侵
中封蠡溝中都近
膝關曲泉陰包臨
五里陰廉半矢穴
章門常對期門深

6-4 臉部美容十八經穴

　　美麗的方法有多少種誰也數不清，不過，如果有一種可以不必花費大量的精力與財力，同時又可經常且隨時進行的方式，您是不是也想試一試呢？

　　按摩，是從老祖宗時代即流傳下來的傳統養生療法之一，發展至今，已成為當今最流行的美麗法寶。現代醫學發現，若體內有某種病變時，很容易在皮膚某部位發生變化，所以如果能夠透過經穴按摩加以改善並促進血液循環的加快，增加局部的血流量，更有助於營養物質的運送和代謝物的排除。持續按摩還可有效消除黑眼圈，促進皮膚紅潤光潔，同時通過對局部穴位及神經經絡的按摩，還能疏通經絡，調和氣血，增強體質。定期地進行按摩，能使蒼白、鬆弛、乾燥的面部皮膚變得紅潤而富有彈性，使肥胖者增加消耗脂肪以達到減肥的目的。

　　以下，我們將為您介紹臉部美容中最不可或缺的美麗經穴，藉由圖片及文字的解說，如果能夠同時搭配精油按摩，效果必將更顯著及快速。

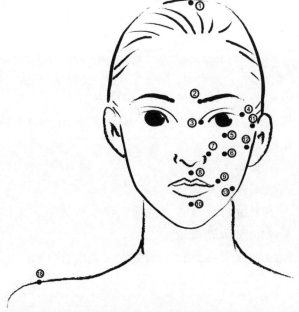

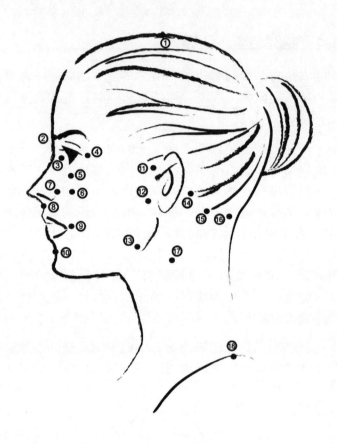

1、百會（督脈）

部　　位：位於頭頂，兩耳連線交會最高點之中央。

取　　穴：從兩耳尖連線與正中線之交叉點，頂上中央陷入。

筋　　肉：帽狀腱膜。

血　　管：淺測頭動，靜脈。

神　　經：大後頭神經。

主　　治：古書上說可治百病，各種病症均有效果，尤以中樞神經系統的疾病最有效。

美容效果：以鎮靜神經爲目的，如失眠、焦慮等。

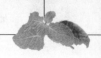

2、攢竹（膀胱經）

部　　位：眉頭內側凹陷處。

取　　穴：在內眼角上方，以手指觸摸到的成縱型眼窩上神經。

筋　　肉：皺尾筋。

血　　管：眼窩上動、靜脈。

神　　經：眼窩上神經內側枝，顏面神經。

主　　治：眼疾、頭痛。

美容效果：治療眼睛疲勞。

3、睛明（膀胱經）

部　　位：閉目，於目內眼窩的外上0.1寸陷中。

取　　穴：於鼻根左右內眼角約一分凹處。

筋　　肉：眼輪筋。

血　　管：眼角動、靜脈。

神　　經：三叉神經第一枝分枝。

主　　治：眼疾、頭痛。

美容效果：治療眼睛充血效果佳。

4、瞳子髎（膽經）

部　　位：在目外眼窩外0.5寸，當眶骨外側緣凹陷處。

取　　穴：取外眼角，骨凹進處。

筋　　肉：眼輪筋。

血　　管：淺測頭動、靜脈。

神　　經：三叉神經第一枝分枝。

主　　治：視力減退。

美容效果：治療眼睛疲勞。

5、四白（胃經）

部　　位：正坐，承泣直下1寸，當眶下孔凹陷處。

取　　穴：瞳孔正下方，骨凹進處。

筋　　肉：眼輪筋。

血　　管：眼窩動脈，顏面靜脈。

神　　經：眼窩神經，顏面神經的頰骨枝。

主　　治：眼疾或顏面神經麻痺。

美容效果：眼睛疲勞，顏面浮腫。

6、巨髎（胃經）

部　　位：目正視，瞳孔直下，與鼻翼下緣平齊處。

取　　穴：瞳孔正下方，鼻孔高處，按壓此處會影響牙齒。

筋　　肉：上唇鼻翼舉筋，上唇舉筋。

血　　管：眼窩動脈，顏面靜脈。

神　　經：眼窩下神經，顏面神經的頰骨枝。

主　　治：上齒痛，蓄膿症，三叉神經痛。

美容效果：顏面浮腫。

7、迎香（大腸經）

部　　位：鼻翼外緣中點旁開，鼻孔旁0.5寸。

取　　穴：取鼻唇溝之上。

筋　　肉：上唇鼻翼舉筋，鼻中隔下制筋。

血　　管：眼窩下動脈，顏面靜脈。

神　　經：三叉神經第二枝的分枝，顏面神經的分枝。

主　　治：顏面神經麻痺，嗅覺異常。

美容效果：鼻塞。

8、水溝（督脈）

部　　位：鼻柱下溝之中央，近鼻孔陷中。

取　　穴：取鼻下人中溝之中央。

筋　　肉：口輪筋。

血　　管：上唇動、靜脈。

　神　　經：上唇神經的上唇枝，顏面神經的分枝。

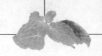

主　　治：歇斯底里或癲癇，在不省人事之際，刺激及生效的經穴。
美容效果：預防口周圍的皺紋。

9、地倉（胃經）

部　　位：口角外側旁開0.4寸。
取　　穴：取開口時口角外部四分之處。
筋　　肉：口輪筋。
血　　管：上顎動脈與下顎動脈的分枝，顏面靜脈。
神　　經：三叉神經第二枝，顏面神經的分枝。
美容效果：預防口周圍之皺紋。

10、承漿（任脈）

部　　位：頤唇溝之中央陷中。
取　　穴：下頜正中線，頦唇中央凹下陷中。
筋　　肉：下唇下制筋。
血　　管：下顎動、靜脈。
神　　經：下顎神經的分枝，顏面神經。
主　　治：語言障礙或口腔之疾。
美容效果：臉部浮腫。

11、客主人（膽經）

部　　位：位於頰骨弓中央的上方。
取　　穴：取頰骨弓上方鬢髮稍入內處。
筋　　肉：側頭筋，側頭筋膜。
血　　管：淺側動、靜脈。
神　　經：三叉神經第三枝的分枝。
主　　治：眼、耳、口等疾病及偏頭痛。
美容效果：歇斯底里或焦慮。

12、下關（胃經）

部　　位：在頰骨弓的下緣。

取　　穴：耳前約兩橫指處，頰骨弓之下稍凹進處。

筋　　肉：咬筋的起點。

血　　管：顏面動脈，淺側動脈、靜脈。

神　　經：三叉神經第三的皮枝。

主　　治：齒痛，耳痛。

美容效果：解除壓力、放鬆。

13、頰車（胃經）

部　　位：位於耳下八分，下顎骨曲頰端近前陷中。

取　　穴：下顎角之上，取張口時凹陷處。

筋　　肉：咬筋，廣頰筋。

血　　管：顎動脈，顏面靜脈。

神　　經：三叉神經第三枝的皮枝及顏面神經頰枝。

主　　治：齒痛，咬筋痙攣。

美容效果：牙關不開，失音。

14、完骨（膽經）

部　　位：耳後，乳嘴突起後緣下際，入髮際四分陷中。

取　　穴：乳突完骨之下際以手循之，有凹陷處。

筋　　肉：胸鎖乳突筋起始部、後頭筋。

血　　管：後頭動、靜脈。

神　　經：小後頭神經、後耳介神經。

主　　治：三叉神經痛、顏面麻痺。

美容效果：失眠症，具有鎮靜作用。

15、風池（膽經）

部　　位：後頭部髮際陷中，天柱外方七~八公分處。

取　　穴：取髮際僧帽筋與胸鎖乳突筋起始腱之間的凹處。

筋　　肉：頸長筋。

血　　管：後頭動、靜脈。

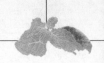

神　　經：小後頭神經、大後頭神經。

主　　治：眼睛疲勞、鼻部疾病、腦充血、感冒。

美容效果：暈眩或臉部發紅。

16、天柱（膀胱經）

部　　位：位於後頭部髮際、僧帽筋膜外側。

取　　穴：在後頭部凹陷地一寸三分處。

筋　　肉：僧帽筋、頭半棘筋。

血　　管：後頭動、靜脈。

神　　經：大後頭神經、副神經。

主　　治：頭痛、半身不遂、高血壓。

美容效果：肩頸酸痛、自律神經緊張症。

17、天窗（小腸經）

部　　位：位在側頸部、下顎骨之後方。

取　　穴：順著胸鎖乳突筋的前緣往下，下顎骨頰車之後。

筋　　肉：胸鎖乳突筋、中斜角筋、後斜角筋。

血　　管：外頸動、靜脈。

神　　經：副神經、迷走神經、大耳介神經、頸橫神經。

主　　治：耳疾、咽喉紅腫。

美容效果：手腕疲勞、傷風、齒痛。

18、肩井（膽經）

部　　位：位於上肩胛棘與鎖骨之間陷中當缺盆之直上。

取　　穴：把左手放在右肩，或右手置於左肩，中指指尖觸及之處。

筋　　肉：僧帽筋疲、胃疾、精神疲勞。

血　　管：肩胛動、靜脈，頸橫動、靜脈。

神　　經：鎖骨上神經、副神經。

主　　治：頸、肩膀筋疲、胃疾、精神疲勞。

美容效果：解除壓力。

6-5 穴點精油快易通

症　狀	穴點	十二經絡	適用精油	注意事項
咳嗽	尺澤	手太陰肺經	安息香、檀香木	搭配精油蒸汽吸入來治療咳嗽，效果更快速
偏頭痛	率谷、臨泣	足少陽膽經	羅勒(紫蘇)、馬喬蓮	發作時先以冷敷來緩和，再刺激穴點解痛
咽喉痛	天窗	手太陽小腸經	綠花白千層、乳香	搭配精油蒸汽吸入來治療咳嗽，效果更快速
月經不順(一)	三陰交	足太陰脾經	白豆蔻、天竺葵	月經來臨前使用精油泡澡，將有助舒緩症狀
月經不順(二)	天樞	足陽明胃經	茴香、玫瑰	
月經不順(三)	曲池	手陽明大腸經	薑、快樂鼠尾草	
食慾不振	承滿	足陽明胃經	黑胡椒、葡萄柚	搭配精油薰蒸及泡早效果更快速
排尿困難	三陰交	足太陰脾經	甘松香、杜松	規律使用精油泡澡及刺激穴點將使症狀消失
大小腸不適	公孫	足太陰脾經	馬喬蓮(馬鬱蘭)、茴香	如果長期不適，需檢視飲食習慣
頭痛	天柱、百會	足太陽膀胱經、督脈	羅勒(紫蘇)、薰衣草	發作時先以冷敷來緩和，再刺激穴點解痛
耳鳴	頭竅陰	足少陽膽經	迷迭香、洋甘菊	長期耳鳴將容易導致「重聽」
心悸	極泉	手少陰心經	香水樹、紫檀木	如果發生次數頻繁或是持續心律改

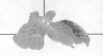

症　狀	穴點	十二經絡	適用精油	注意事項
				變，可能意味著心臟有問題
便秘	大腸俞	足太陽膀胱經	苦杏仁、薑	如果要徹底改善便秘必須針對生活習慣與飲食
失眠	神門	手少陰心經	橙花、乳香	臨睡前用熱水浸腳後再按摩，效果更快
胸悶	厥陰俞	手少陰心經	鬱金、薰衣草	搭配精油蒸汽吸入來治療，效果更快速
腎臟疾病	腎俞	足太陽膀胱經	獨活草、甘松香	注意腰部保溫防濕，以防腎臟局部缺血
鼻塞	迎香	手陽明大腸經	薄荷、茶樹	搭配精油蒸汽吸入來治療，症狀更快解除
瀉肚	天樞	足陽明胃經	馬喬蓮(馬鬱蘭)、培地草	禁食6-8小時，可進食時，應少量多餐
宿醉	足三里	足陽明胃經	白豆蔻、迷迭香	同時可多喝水，加速酒精代謝
濕疹	太白	足太陰脾經	永年草、德國洋甘菊	急性濕疹在穴道周圍刺激。慢性濕疹在穴道中心刺激
蕁麻疹	肩髃	手陽明大腸經	天竺葵、玫瑰	需較長時間的刺激穴點來減緩過敏反應

6

症　狀	穴點	十二經絡	適用精油	注意事項
痔瘡疼痛	百會、大椎	督脈	絲柏、檸檬	配合精油臀浴，效果更快速
狐臭	少衝、行間	手少陰心經 足厥陰肝經	綠花白千層、絲柏	不宜食用辛辣炸煎食物、大蒜、油菜等，飲酒也須戒除
頭暈	中渚	手少陽三焦經	山蒼果、迷迭香	如伴隨有噁心及感染症狀需深入探討發作原因
高血壓	俠谿	足少陽膽經	橙花、薰衣草	每天刺激穴點，持續一年血壓將恢復穩定
肩部發冷	手三里	手陽明大腸經	迷迭香、鬱金	熱敷同時按摩穴點，保持血液循環
腳部發冷	湧泉	足少陰腎經	薑、肉桂葉	熱敷同時按摩穴點，保持血液循環
腰部發冷	氣海俞	足太陽膀胱經	玫瑰、當歸根	通常是腰部以下的血液循環不良及攝取熱量不足所引起
眼瞼痙攣	天柱、四白	足太陽膀胱經、足陽明胃經	橙花、菩提花	通常是在眼睛疲勞的狀況下發生
肩胛骨酸痛	後谿	手太陽小腸經	薰衣草、檸檬草	刺激穴點，同時頸部左右擺動，持續五至六次
肩部酸痛	肩井、膏肓	足少陽膽經、足太陽膀胱經	香蜂草、華澄茄	刺激穴點，同時配合精油熱敷
落枕	天柱、大椎	足太陽膀胱經、督脈	鬱金、檸檬	先熱敷再按摩穴點

症　狀	穴點	十二經絡	適用精油	注意事項
側頸痙攣	偏歷	手太陰肺經	檀香木、葡萄柚	刺激穴點，頸部緩慢地左右擺動
手腕肌肉痛	手三里	手陽明大腸經	肉豆蔻、西洋蓍草	注意工作或運動的姿勢，勿長時間重複使用或過度運動
眼睛疲勞	行間	足厥陰肝經	胡荽、洋甘菊	輕微的疲勞只要按壓眼窩五至六分鐘即可消除
鼻竇炎	通天	足太陽膀胱經	百里香、雪松	搭配精油蒸汽吸入來治療咳嗽，效果更快速
扁桃腺炎	合谷	手陽明大腸經	洋甘菊、薰衣草	反覆刺激穴點三十次，若有發燒症狀，同時加強大椎穴的刺激
中耳炎	然谷	足少陰腎經	尤加利樹、檸檬	保持耳朵乾燥，勿隨便掏耳朵
蛀牙疼痛(上齒)	迎香	手陽明大腸經	丁香、沒藥	避免食用刺激性食物
蛀牙疼痛(下齒)	溫溜	手陽明大腸經	薄荷、西洋蓍草	避免食用刺激性食物
瞼腺炎	二間	手陽明大腸經	綠花白千層、德國洋甘菊	因為黃色葡萄球菌在眉毛根部的脂球上化膿所引起
腳部浮腫	湧泉	足少陰腎經	杜松、絲柏	配合精油足浴，效果更快速
腳部發冷	足三里	足陽明胃經	鬱金、黑胡椒	經常按摩可幫助蠟白的腳底顏色消失

6

症 狀	穴點	十二經絡	適用精油	注意事項
小腿抽筋	足三里	足陽明胃經	馬喬蓮、葡萄柚	經常注意腿部保暖可減少症狀發作
肋間神經痛	臨泣	足少陽膽經	當歸根、橙花	避免睡眠不足，以利於肝陰不足所至疼痛的康復
胃灼熱	中脘、陽陵泉	任脈、足少陽膽經	玫瑰、葡萄柚	胃部症狀判讀請參照註一
胃痙攣	梁丘	足陽明胃經	橙花、薑	於此穴點左右方向用力施壓
胃酸過多	陽陵泉	足少陽膽經	胡蘿蔔籽、白豆蔻	春秋二季迷走神經緊張，胃液分泌旺盛容易導致胃酸過多
膀胱炎	中極	任脈	檀香木、沒藥	如果搭配精油臀浴，效果更快
膝部疼痛	委中	足太陽膀胱經	黑胡椒、刺蕊草（廣藿香）	熱敷並用，且需持續一個禮拜以上，效果才會出現
五十肩	肩髃	手陽明大腸經	薰衣草、胡蘿蔔籽、甘松香	先刺激穴點，而後連帶旋轉手臂五、六次
手腕風濕痛	外關	手少陽三焦經	檸檬草、肉豆蔻	風濕痛的應用方面並非馬上見效，需時一至二年才能改善
肘部風濕痛	曲池	手陽明大腸經	馬喬蓮(馬鬱蘭)、迷迭香	
膝部風濕痛	梁丘、血海	足陽明胃經、足太陰脾經	德國洋甘菊、迷迭香	
腳踝風濕痛	懸鐘	足少陽膽經	纈草、華澄茄	
肩部風濕痛	肩井	足少陽膽經手	獨活草、西洋蓍草	

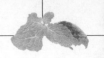

症　狀	穴點	十二經絡	適用精油	注意事項
乳腺炎	天宗、膏肓	太陽小腸經、足太陽膀胱經	香水樹、茉莉	發作時先行冰敷，如果是化膿性乳腺炎需與醫生的治療並行
孕吐	內關	手厥陰心包經	薑、天竺葵	口中可含薑片幫助克服孕吐的感覺
更年期障礙	血海	足太陰脾經	快樂鼠尾草、茉莉	每日一次穴點刺激，一個星期後症狀將減輕

註一

就胃部疾病的診斷來說，用餐的時間有著相當大的關係。時間的拿捏，請參照以下說明。

1. 用餐時發生的疼痛，可能是食道炎，胃之上部發炎、胃潰瘍。
2. 用餐後一小時發生的疼痛，同時產生噁心，嘔吐、症狀持續數小時至半天左右，這種狀況大多是急性胃炎。如果伴隨有沉重的鈍痛、下垂等不舒服的感覺，且打嗝、食慾不振，可把它視爲慢性胃炎。有時如果阿斯匹靈、磺醯胺等藥物服用不當時，也會造成疼痛。
3. 用餐後一至二小時發生疼痛，胸口灼熱，打嗝、口中有酸味，這是屬於酸性胃炎方面的疾病。
4. 用餐後二至三小時發生疼痛，這多是胃潰瘍，有時用餐後，肚子空了，也會疼痛。如果是胃酸過多的症狀，空肚子時只要吃些東西，把酸味中和，可以消除疼痛。
5. 用餐後五至六小時，胃裡沒有東西時所發生的疼痛，特別叫做「夜間痛」，常常在午夜一、二點開始痛，喝水後多能止痛。

6

第 **7** 章

精油挑動您的心

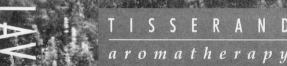

■ 前言——植物與人類

一九六六年，在紐約有一位美國首屈一指的測謊器檢驗者—克萊夫白克斯特研究證明植物確實具有和人類相似的知覺和感覺，在他的實驗報告中甚至指出，一株橡樹會在人類拿著斧頭並緩緩逼近它時顫動，而胡蘿蔔在看見兔子時竟會發抖！

而經過多位科學家的實驗中竟有驚人的發現：「植物的存在的確有一些令人匪夷所思的現象：它能夠和悉心照顧他的人靈犀相通，不管離得多遠；它會記得曾經摧折它同類的人，而且顯示它的恐懼；為了欺騙對它有敵意的人，它會假裝昏迷，好像不能逃過一劫至少也可換來一個較為愉悅的死亡…」

知名的研究學者—費希納說：「語聲自〝內〞而發，香氣也是自內而發。人在黑暗中是憑說話辨認人的。同樣的，每朵花都是憑自己的氣味驗明正身的。每朵花都承載著其祖先的靈魂。」

由此看來，植物與人類有多的共同點，例如：都是以化學物質所組成、細胞內皆含有細胞器、DNA的組成單位相同。這些證明也可解釋為何從植物各部分提煉出來的精油，能夠對我們的生理及心理作用有一定程度上的關聯！

■ 7-1 人體的嗅覺神經路徑

氣味就像威力強大的地雷般，隱藏在歲月和經驗之下，在我們的記憶中安靜地爆炸。只要觸及氣味的引線，回憶就同時爆發，而複雜的幻影也由深處浮顯。

近年來，科學家的研究顯示中指出，植物確實蘊含某種成分與

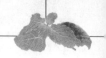

人類腦部傳導電流的物質結構很接近，因此會改變腦部的運作與腦波的狀態。

在進行芳香療法時，香氣之所以能直接作用於大腦，是因為芳香分子與嗅球(大腦的延伸部位)纖毛上的嗅覺感受器結合。而芳香分子經由嗅覺系統啓動一連串的反應最後產生神經衝動輸送到大腦。

天然的芳香分子透過了口鼻路徑，直接影響到腦內嗅覺區及邊緣系統，在極短時間內喚醒人的記憶或知覺，更能加速精油的吸收效果，所以，如果說芳香療法是身、心、靈三者同步進行的抗壓療程，一點也不爲過。在學者的研究中，芳香療法之所以能使病患在治療後感到舒適，其原因可能是在進行療程時，大腦與身體釋放出某些與自律神經系統有關的神經傳道物質，因而產生情緒誘發，而某些精油亦溫柔地觸發了正腎上腺素，讓腦中產生抗壓性。因此，有人說芳香療法可一方面引起興奮，一方面又同時產生鎮痛作用，這雙向作用，就是芳香療法所獨具的特色。

正如莫里斯 (Edwin T. Morris) 在《香味》中所指出的：「氣味幾乎沒有短期的記憶，全都是長期的。」更有甚者，氣味刺激學習和記憶力。「給孩子單字表記誦時，如果外加嗅覺的資料，則要他們回憶單字時，就比不給嗅覺資料容易得多，也較記得住。」莫里斯說。如果我們把香水給某人，就給了他們液體的記憶。而吉卜齡 (Kipling) 說得好：「氣味比起景物和聲音來，更能使你的心絃斷裂。」

嗅覺神經路徑

人體吸入的空氣經過鼻腔的嗅區黏膜時，空氣中的化學物質刺激嗅覺接受細胞。嗅覺的刺激訊息從接受細胞神經通過嗅球及第一對腦神經的嗅路徑到達腦的前葉。嗅覺徑路分成中央及外側二支線，將刺激的訊息傳到大腦嗅覺區而產生嗅覺。

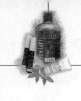
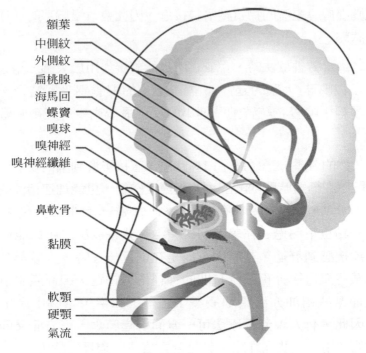

額葉
中側紋
外側紋
扁桃腺
海馬回
蝶竇
嗅球
嗅神經
嗅神經纖維

鼻軟骨

黏膜

軟顎
硬顎
氣流

 7-2 精油的擬人個性

　　對於一位經常使用精油的人來說，幾乎都能很自然地談論他們對於精油的感覺，猶如在討論一位親密的朋友一般。例如：有人說與葡萄柚相處時，就像身處在一位溫和、清新、有活力及朝氣的朋友旁，他是一個頭腦非常清楚的人，也因為如此，他能在潛移默化之間幫助我們建立信心或產生行動力。另有一個人說，乳香彷彿是心靈的振奮劑，因為他能帶來刺激與平靜，使人彷彿與一位心靈教師談話。

　　每個人都有其顯性及隱性的個性，精油也是如此。當我們把精

油一一探討時，每種精油也是具有相同的特質。當您接觸到玫瑰的

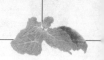

個性時，你可能會覺得『她和我好像，但是她的某些地方又不像我』。其實，沒有一個人是會100%的相符，因爲每個人都有好幾面，當在面對情人時所展現的個性絕對與親人相處時是不盡相同的。精油當然也是有一體多面，當我們混合不同的精油時，她所展現出來的更是不同的風貌。也正因爲如此，精油更能帶領我們跳脫現實及釋放壓力付諸在身上的枷鎖，而達到身、心、靈全面平衡的狀態。

　　以下將挑選出的個性較明顯的精油來討論。

羅勒(紫蘇) (Basil)

性格　振奮、清晰、刺激、澄清

▶可以幫助激發正面性的特質
積極、有主見、有目標、專注、果斷、坦白、信任、正直、熱情、透徹、堅強

▶可以幫助平衡負面性的特質
優柔寡斷、精神疲勞、心力透支、消極、漫無目標、恐懼、錯亂、心智疲勞、冷漠、悲痛、怨恨、上癮、矛盾、恐懼親密、羞恥、懷疑、憂鬱、憂傷

佛手柑 (Bergamot)

性格　喜悅、清新、振奮、激勵

▶可以幫助激發正面性的特質
專注、信心、平衡、堅強、喜悅、驅動力、快活、和諧、徹底

▶可以幫助平衡負面性的特質
沮喪、焦慮、無助、冷漠、悲痛、身心俱疲、空虛、意志消沈、筋疲力竭、悲傷、絕望、憂傷、寂寞、緊張、壓力、情緒失調

黑胡椒 (Black pepper)

性格　安慰、指引、耐力、安心

▶ 可以幫助激發正面性的特質
精力充沛、耐力、驅動力、彈性、慰問

▶ 可以幫助平衡負面性的特質
優柔寡斷、情感淤積、錯亂、衝動、無頭緒、疲勞、怨恨、妒嫉、冷漠、無情、精神透支

白豆蔻 (Cardamon)

性格　刺激、鼓舞、熱忱、清晰

▶ 可以幫助激發正面性的特質
透析、專注、有目標、驅動力、坦誠、熱忱、信心、勇氣、進取、堅忍不拔

▶ 可以幫助平衡負面性的特質
壓力、冷漠、錯亂感、無彈性、不可理喻、無包容性、好批評、身心俱疲、不信任感

雪松 (Cedarwood)

性格　踏實、強化、高雅、權威

▶ 可以幫助激發正面性的特質
注意力集中、專注、堅強、信心、平衡、穩定、安慰、堅忍、高貴的心靈

▶ 可以幫助平衡負面性的特質
注意力不集中、衝動、固執、焦慮感、太過執著、緊張、欠缺理性、情感敏感、暴躁、憂鬱、無安全感、恐懼、神經質、自私

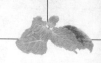

德國洋甘菊 (Chamomile German)

性格　強大、平靜、舒服、鎮靜

▶ 可以幫助激發正面性的特質
善於溝通、身心放鬆、體貼、有條不紊、緩和、同理心、耐心、冷靜

▶ 可以幫助平衡負面性的特質
緊張、易怒、急躁、挫折感、情緒不穩定、焦慮、過度敏感、厭惡、冷漠、情感包袱沈重

羅馬洋甘菊 (Chamomile Roman)

性格　平緩、平和、和諧、沈穩

▶ 可以幫助激發正面性的特質
平靜、穩定、溫和、放鬆、澄清、情緒穩定、平靜、善解人意、互助

▶ 可以幫助平衡負面性的特質
緊張、焦慮、易怒、暴躁、抑鬱、歇斯底里、恐懼、愁眉苦臉、孤僻、情緒失調、過度敏感、沒耐心、不滿足、傷心、脾氣失控

肉桂葉 (Cinnamon leaf)

性格　溫和、溫暖、公平、迎合世俗

▶ 可以幫助激發正面性的特質
鼓舞、振奮、堅毅、仁慈、堅強、踏實、有活力、實際、坦率

▶ 可以幫助平衡負面性的特質
不穩定、過於嚴厲、陰暗、懷恨、冷酷、恐懼、神經衰弱、內向、虛弱、膚淺

快樂鼠尾草 (Clary sage)

性格　歡愉、和諧、溫暖、復甦

▶ 可以幫助激發正面性的特質
鎮靜、平和、信心、堅定、激發、平靜、活力復甦、振奮、平衡、堅毅、放鬆

▶ 可以幫助平衡負面性的特質
神經緊繃、壓力、焦慮、擔心、幽閉恐懼症、迫害、抑鬱、好動、懶散、執迷、驚慌、緊張、恐懼、神經質、身心俱疲、困惑、感情脆弱、注意力不集中、多愁善感、罪惡感

胡荽 (Coriander)

性格　活潑、有活力、振奮、鼓舞

▶ 可以幫助激發正面性的特質
富有創造力、想像力、記憶力佳、信心、驅動力、樂觀、真誠、情感流露、熱忱

▶ 可以幫助平衡負面性的特質
情感倦怠、疲憊、焦慮、神經緊張、神經脆弱、不信任、恐懼、脆弱、慍怒、不合群

絲柏 (Cypress)

性格　保護、正直、智慧、坦率

▶ 可以幫助激發正面性的特質
堅忍、安慰、坦率、主見、掌握、善解人意、敏銳、心胸寬大、知足、沈穩、信心、平靜、智慧、心靈純潔、平穩、耐心、信任、上進心、有條理、意志力、坦誠

▶ 可以幫助平衡負面性的特質

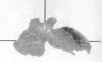

悲傷、難過、壓力、自我嫌惡、偏見、忌妒、懶散、意志力薄弱、恐懼、膽小、失調、孤僻、絕望、挫折、倦怠、情緒不穩、迷失、懊惱、注意力不集中、太熱情

尤加利樹 (Eucalyptus)

性格　精力充沛、刺激活力、平衡

▶ 可以幫助激發正面性的特質

情感平衡、專心、有邏輯性、理性

▶ 可以幫助平衡負面性的特質

筋疲力竭、情緒澎湃、搖擺不定、不專心、脾氣暴躁、不理智、易怒、衝動、好辯

茴香 (Fennel)

性格　澄清、意志堅決、啓發性

▶ 可以幫助激發正面性的特質

活力、衝勁、堅忍、澄清、毅力、勇氣、可靠、信心、有主見

▶ 可以幫助平衡負面性的特質

思緒阻塞、乏味沈悶、無法調適、失敗感、具敵意、創造力不足

乳香 (Frankincense)

性格　提升、沈思、具智慧、偏重精神

▶ 可以幫助激發正面性的特質

舒適、癒合、情緒平穩、開明、反省、勇氣、決心、堅毅、富靈感

▶ 可以幫助平衡負面性的特質

恐懼、悲傷、身心俱疲、精神耗弱、無誠意、慌張、焦慮、抑鬱、抗拒、自虐、擔心、絕望

天竺葵 (Geranium)

性格　和諧、安慰、舒緩、平和

▶ 可以幫助激發正面性的特質
安慰、具彈性、提升、幽默感、友善、平衡、安心、舒緩、照顧、穩定

▶ 可以幫助平衡負面性的特質
焦慮、僵硬、抑鬱、情緒兩極化、強大的恐懼感、心靈受傷、虐待、錯亂僵硬、不穩定、擔心、情緒不穩、自尊心受損、安全感缺乏、過度敏感、緊張、受傷、危機感、擔心、具侵略性、不理性、不滿足、傷心

薑 (Ginger)

性格　溫暖、堅強、鼓舞

▶ 可以幫助激發正面性的特質
信心、溫暖、堅毅、同理心、勇氣

▶ 可以幫助平衡負面性的特質
性焦慮、無方向、無目標、散漫、注意力不集中、冷漠、筋疲力竭、困惑、寂寞、哀傷

葡萄柚 (Grapefruit)

性格　熱力四射、活力、歡愉、熱情奔放、提振

▶ 可以幫助激發正面性的特質
活力、積極、自信、澄清、疲憊、警覺心、和諧、啓發性、大方、提振、合群、自發性

▶ 可以幫助平衡負面性的特質
抑鬱、意志消沈、悲傷、冷漠、精神壓力、精神衰竭、情感暴力、自我懷疑、自責、挫折、憤慨

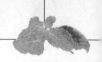

永年草 (永久花) (Immortelle)

性格　溫和、和諧、溫暖、沈思、呵護

▶ 可以幫助激發正面性的特質

平靜、緩和、有夢想、適應力、活力、耐心、具理想、體貼、堅毅、意志力、自覺、心靈健康

▶ 可以幫助平衡負面性的特質

虐待、緊張、壓力、情感危機、抑鬱、散漫、精神透支、情感透支、倦怠感、無方向、寂寞、過度敏感、悲傷、上癮、消極

茉莉 (Jasmine)

性格　歡樂、好客、感官刺激、直覺、緩和

▶ 可以幫助激發正面性的特質

提升、信心、興趣、有主見、放鬆、樂觀、開朗、敏銳、和諧、自覺、啓發、愉悅

▶ 可以幫助平衡負面性的特質

抑鬱、焦慮、消極、緊張、冷漠、壓抑、痛苦、嫉妒、罪惡感、情感自虐、情感暴力、冷感

杜松 (Juniper)

性格　清潔、純淨、聖潔、夢幻

▶ 可以幫助激發正面性的特質

自我肯定、精神支持、平靜、反省、提升、強大、活力、清潔、沈思、有信念、眞誠、智慧、謙卑

▶ 可以幫助平衡負面性的特質

神經衰弱、情感透支、罪惡感、無法肯定自我、不滿足、焦慮、受虐、無活力、衰弱、衝突、防禦性強、反覆無常

7

薰衣草 (Lavender)

性格　和諧、穩定、舒緩、安慰、同情、溫暖

▶ 可以幫助激發正面性的特質

安全感、溫和、同情心、平衡、紓解、活力、澄清、慰問、寧靜、放鬆、自覺心、情感調和、心靈成長、回春、沈思

▶ 可以幫助平衡負面性的特質

焦躁、不安、緊張、壓力、精神疲累、恐慌、歇斯底里、驚嚇過度、憂慮、無安全感、無目標、心靈迷失方向、矛盾、不專心、情緒反覆不定、慌亂、激動、神經緊張、興奮過度、身心俱疲

檸檬 (Lemon)

性格　純淨、刺激、導引、多才多藝

▶ 可以幫助激發正面性的特質

歡愉、清澈、坦率、平靜、專注、活潑、有力量、思緒清明、記憶力強、情緒活絡

▶ 可以幫助平衡負面性的特質

怨恨、沮喪、痛苦、易怒、冷漠、散漫、無幽默感、優柔寡斷、不信任、心理疲憊、思緒不集中、缺乏理性、恐懼

菩提花 (Linden blossom)

性格　安慰、平靜、安全感、耐心

▶ 可以幫助激發正面性的特質

放鬆、平和、紓解、自信心、安心、平和、穩定

▶ 可以幫助平衡負面性的特質

神經緊張、焦慮、情感脆弱、歇斯底里、興奮過度、缺乏安全感、情緒無法發洩、嫉妒、佔有慾強、憤怒、壓力、焦躁、不穩

定、罪惡感、過度敏感、優柔寡斷、心靈受傷

桔子 (Mandarin)

性格　溫和、平靜、活力充沛、同情心

▶ 可以幫助激發正面性的特質
平靜、提振、清新、紓解、活力、正直、鎮靜、啓發性

▶ 可以幫助平衡負面性的特質
焦慮、抑鬱、悲傷、虐待、意志消沈、空虛感、沈迷往事、興奮
過度、情感受傷、孤寂

馬喬蓮(馬鬱蘭) (Marjoram)

性格　安慰、舒緩、溫暖、強化

▶ 可以幫助激發正面性的特質
冷靜、平衡、率直、正直、勇氣、信心、專注、恆心、復甦、眞摯

▶ 可以幫助平衡負面性的特質
焦躁、歇斯底里、敵意、畏縮、壓力、脾氣易怒、憤怒、焦慮、
過度活潑、意志力薄弱

香蜂草 (Melissa)

性格　冷靜、敏感、激勵、支持

▶ 可以幫助激發正面性的特質
精力旺盛、活力、快樂、溫和、成長、身心舒緩、平和、積極、
上進、歡愉

▶ 可以幫助平衡負面性的特質
緊繃、焦慮、興奮過度、慌亂、不安、憂慮、焦躁、悲傷、心靈
危機、抑鬱寡歡、心靈疲憊、散漫、消極

橙花 (Neroli)

性格　純潔、可愛、平和、崇尚精神生活

▶可以幫助激發正面性的特質
啓發性、創意、沈穩、沈思、反省、求知慾、信賴

▶可以幫助平衡負面性的特質
歇斯底里、神經緊繃、焦躁、緊張、悲傷、上癮、退縮、寂寞、幻想、渴盼、絕望、執迷不悟、心靈創傷、情感不順、苦悶、情感麻痺

柑橘 (Orange)

性格　溫暖、快樂、意志堅定、精力充沛

▶可以幫助激發正面性的特質
愉悅、振奮、開朗、平衡、輕快、活力、堅定、創造性、積極、自信、富同情心、勇氣

▶可以幫助平衡負面性的特質
沮喪、絕望、傷心、無力、畏縮、忸怩不自在、害羞、焦躁、情緒激烈、嚴苛對人或自己、操煩、自私、執迷不悟、身心俱疲

刺蕊草(廣藿香) (Patchouli)

性格　立場堅定、舒緩、確定、不慌亂、沈著

▶可以幫助激發正面性的特質
活力充沛、甦醒、理性、明理、機靈、振奮、堅持

▶可以幫助平衡負面性的特質
沮喪、焦躁、優柔寡斷、散漫、遲緩、自私、緊張、壓力、情緒搖擺不定、易怒

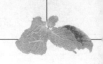

薄荷 (Peppermint)

性格　澄清、清醒、鼓舞、具洞悉力

▶ 可以幫助激發正面性的特質
輕鬆愉快、再生、肯定自我、專注、活力充沛、朝氣蓬勃

▶ 可以幫助平衡負面性的特質
心靈疲憊、驚嚇、無助、工作狂、行動遲緩、散漫、無精打采、
冷漠

苦橙葉 (Petitgrain)

性格　活力再現、平衡、復甦、澄清

▶ 可以幫助激發正面性的特質
和諧、振奮、愉悅、放鬆、洞察力、力量、自信、穩定、樂觀、
展現自我

▶ 可以幫助平衡負面性的特質
不和諧、混淆、困難、沮喪、心靈疲憊、神經耗弱、失眠、哀
傷、失望、拘謹、背叛、憤怒、不理性、內向、悲觀

松木 (Pine)

性格　接納、善體人意、耐心、諒解

▶ 可以幫助激發正面性的特質
謙卑、單純、確信、諒解、寬恕、毅力、分享、細心、信任、率
真、接受關愛、信心、快樂、朝氣蓬勃

▶ 可以幫助平衡負面性的特質
罪惡感、自責、不滿、挑惕、擔心、使命感過重、無法面對事
實、喪失自我價值、筋疲力竭、受虐狂、羞愧、拒絕感、沒有同
情心、悲慘、力不從心

7

迷迭香 (Rosemary)

性格　強化、復甦、集中、活力

▶ 可以幫助激發正面性的特質

精力充沛、提振、信心、富創造力、澄清、有條理、專注、穩定、堅固、眞誠、純潔、自醒

▶ 可以幫助平衡負面性的特質

記憶喪失、學習障礙、散漫、無方向、疲累、優柔寡斷、神經衰竭、負擔過大、工作狂、緊張、壓力、情感透支、行動遲緩

玫瑰 (Rose)

性格　關愛、和諧、安慰、歡愉、溫和

▶ 可以幫助激發正面性的特質

安慰、滿足、奉獻、自發、反省、穩定、樂觀、充分表現自我

▶ 可以幫助平衡負面性的特質

沮喪、悲傷、痛苦、憤怒、空虛、恐懼愛情、無安全感、心碎感、罪惡感、害羞、嫉妒、暴躁、情感出現危機、認命、不善表達、絕望、情緒激動、心靈受傷

檀香木 (Sandalwood)

性格　啓發性、沈思、平衡、互通性

▶ 可以幫助激發正面性的特質

溫暖、安慰、敏銳、平靜、信任、和諧、有智慧、情趣、情感流露、自尊高尚、開放、具洞察力、融會貫通

▶ 可以幫助平衡負面性的特質

焦慮、神經緊張、佔有慾強、操控、無寬容心、執迷不悟、寂寞、憤世嫉俗、無安全感、噩夢不止、自私、哀傷、不自在、倉

促行事、個性急躁、具侵略性、焦躁不安、沈緬往事

麝香草(百里香) (Thyme)

性格　活力充沛、幫助

▶ 可以幫助激發正面性的特質
強化、平衡、耐性、勇氣十足、支持、果斷、警覺、專注、溫暖

▶ 可以幫助平衡負面性的特質
無目標、心智或體力虛弱、反應過大、精神脆弱、遲鈍

培地草(岩蘭草)(Vetiver)

性格　立場堅定、具號召力、聰慧

▶ 可以幫助激發正面性的特質
安定、自我成長、性格一致、明理、強有力、清高、腳踏實地

▶ 可以幫助平衡負面性的特質
憂慮、憤怒、執迷不悟、焦躁不安、恐懼感、心智疲憊、思緒紊
亂、憤怒、感負擔過大、受傷害、成癮、幻想、神經質、不穩
定、無頭緒

香水樹 (Ylang-Ylang)

性格　陶醉感、激勵、統一性

▶ 可以幫助激發正面性的特質
自信心、溫暖、振奮、覺悟、平靜、愉快、熱心、思考、美感、
安撫

▶ 可以幫助平衡負面性的特質
焦慮、沮喪、緊張、壓力、挫敗、暴躁、罪惡感、厭惡、妒嫉、
自私、無耐心、無理性、僵硬、頑固、害羞

7-3 心靈捕手—精油對心理的影響

　　精油就像一個取之不盡的聚寶盆，在任何時候您都可以向它們予取予求。需要冥想時，不妨點上檀香木，穩定自己的思緒後再進行一場心靈的洗禮；面試前，不妨將佛手柑點在手帕或是面紙上，用力吸聞，增加個人的自信心；當您情緒不佳或受到傷害卻無法盡情發洩時，請聞聞玫瑰來安撫情緒；當您希望有個愉悅的好心情時，請於早晨時使用葡萄柚來沐浴。不論何時何地，各式各樣的精油都能替您的情緒找到一個最佳的出口，幫助您重建生活樂趣，在自然的過程中，引導出所有的正面特質。

情緒、心理問題與精油的處方籤

(一)、虐待 (Abuse)

1. 情感受虐：施虐者對受虐者施以身體毆打、性暴力、破壞東西、寵物虐待精神虐待等，不僅會影響到受虐者的自尊和生存的自我價值，同時也會使兩人關係中原本單純的情感逐漸消失。

精油處方籤：
　　安息香、羅馬洋甘菊、香蜂草、玫瑰、橙花、桔子

2. 精神受虐：施虐者雖無直接地攻擊受虐者的身體，但其造成的傷害更遠勝於身體上的毆打。常見的精神虐待手段包括：

　(1) 以自殺、武力或抱走孩子來威脅；
　(2) 控制行動，如：作息習慣的干擾、社會關係的破壞、不給予任何金錢等；
　(3) 用言語傷害受虐者的自尊或否認其感覺和想法；
　(4) 以隔離的方式，控制受虐者與外界的關係。

精油處方籤：
　　天竺葵、薰衣草、桔子、香蜂草、橙花

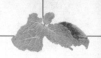

（二）、上癮 (Addiction)

　　根據醫學上的解釋，沈迷也叫成癮症(Addiction)，是指對某種物質或活動有一種病態的需要，可能包含以下五種型態：1. 物質濫用，諸如酒精、尼古丁、或古柯鹼的依賴。2. 涉及過度攝取高卡路里的食物，而導致過度肥胖。3. 病態賭博的行為。4. 現代文明病之一，網路上癮症；尤其是網路性愛成癮症逐漸流行。5. 購物、工作、或愛情上癮症。

1. 藥物上癮：濫用藥物有時也稱為誤用藥物，或藥物用作非醫療用途，總之，這是很難界定的辭語，藥物濫用到極端就是對於某一種特別的物質上癮：身體變得越來越倚賴所用的藥物，必須經常地補充該種藥物，才能「正常」的工作；上了毒癮的人自己不能停止使用該藥物，如果想要解除毒癮，就必須接受專業人士協助。

精油處方籤：

　　羅勒、佛手柑、快樂鼠尾草、天竺葵、永年草(永久花)、杜松、肉豆蔻、纈草、培地草(岩蘭草)、玫瑰

2. 酒精上癮：當一個長期酗酒的病人，突然中止飲酒，一般在停酒的24小時內，會有雙手顫抖、視幻覺出現(較常見以小動物蜘蛛、螞蟻……等表現)及走路不穩。如何協助戒酒者持續不再喝酒，重建生活秩序，就必須要朝心靈層面的方向著手才是長久之計。

精油處方籤：

　　佛手柑、快樂鼠尾草、杜松、永年草(永久花)、檸檬、馬喬蓮(馬鬱蘭)、玫瑰

（三）、攻擊性 (Aggression)

　　加害者將攻擊及暴力結合。他們虐待、折磨受害者，並從其中得到快感。

精油處方籤：

安息香、羅馬洋甘菊、快樂鼠尾草、薰衣草、山蒼果、馬喬蓮(馬鬱蘭)、橙花

(四)、孤單感 (Aloneness)

精油處方籤

羅馬洋甘菊、乳香、茉莉、香蜂草、橙花、玫瑰

(五)、記憶力減退 (Amnesia)

記憶減退在醫學上被稱為輕度認知功能障礙。傳統觀念認為年齡是記憶的"殺手"，只有老年人才會記不住事情，其實記憶減退並不是老年人的"專利"。近些年，很多年輕人都發現自己越來越記不住事情。

分析起來原因主要有以下幾個方面：一是社會的發展造成信息量的增加，要記住的東西實在太多、太繁雜，大腦的記憶容量長期處於爆滿狀態，出現記憶疲勞，將重要資訊丟失。二是人的記憶力跟某些疾病也有著重要聯系，如腦部腫瘤、糖尿病、酒精中毒、甲狀腺機能抗進等疾病會造成記憶力減退，如有必要應該要針對身體做一些檢查。三是有些上班族工作緊張，心理壓力較大，長久累積容易引起大腦皮層功能的弱化並誘發記憶力減退。

精油處方籤：

羅勒、黑胡椒、佛手柑、雪松、天竺葵、薑、檸檬、薄荷、檀香木

(六)、憤怒 (Anger)

「憤怒」大概是現代人最不擅處理的一種情緒，偏偏我們的生活中，每天都可能遇到挫折、受傷、不如意、失望、困擾、威脅等各種情況，使我們不知不覺就心煩氣躁，肚子裡一把無名火，直直要往上冒。

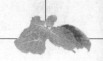

　　面對憤怒，處理方式可分兩個層次，一是以情緒為焦點，這包括把怒氣發洩出來、壓抑下來或乾脆逃避；另一類則是以問題為焦點，也就是，分辨引發憤怒情緒的根源為何，再針對癥結，設法解決。

精油處方籤：

　　佛手柑、洋甘菊、丁香、薰衣草、菩提樹花、刺蕊草(廣藿香)、玫瑰、培地草(岩蘭草)

(七)、焦慮 (Anxiety-General)

　　一般焦慮症涵蓋以下範圍：1.廣泛性焦慮症：指的是過度且持續不斷的擔心莫名的事物，且沒有一定的對象，沒有理由。2.畏懼症：不是很實際的害怕某些特定東西的地方。例如：一般性的畏懼、怕蛇、小動物…。社交畏懼症：害怕與陌生人交談、曠懼症、不敢獨自外出。3.恐慌症：獨特且不可預期的生活反應，造成瀕死的害怕。4.強迫症：重複不願意的想法或被迫的行為。例如：不斷反覆的洗手或檢查東西。

精油處方籤：

　　佛手柑、洋甘菊、雪松、薰衣草、柑橘、橙花、玫瑰、檀香木、培地草(岩蘭草)、天竺葵

(八)、躁鬱症 (Bipolar Disorder)

　　躁鬱症是一種週期性情緒過度高昂或低落的疾病。這種情緒波動因起伏較正常人大，持續時間亦長，且會影響一個人的社會生活與生理功能。病者情緒突發性波動，部份患者不單只有狂躁表現，而是同時伴隨著憂鬱及狂躁的症狀出現。這些情緒變化與周圍環境未必有直接的關連，常令身邊人無所適從。

精油處方籤：

　　洋甘菊、乳香、天竺葵、葡萄柚、桔子、玫瑰、檀香木、橙花、佛手柑

(九)、貪食症 (Bulimia)

貪食症是一種精神上的異常，患者在生理上並不需要進食，但心理上卻有長期飢餓的感覺。還有他們對自我的評價過度取決於體重及身材，因此非常害怕肥胖，但卻又有食物成癮的現象。大部份的病者是中上階層的少女及年青女性，且多為長期反覆在減重的人。大部份的病患有感情問題及情緒上不穩，並藉著強迫進食來逃避痛苦的問題。有些研究指出，這種用咀嚼食物以減緩心理壓力的習慣，可能是在幼小時和母親不正常的育兒方式有關。

精油處方籤：

羅勒、快樂鼠尾草、菩提樹花、肉豆蔻、玫瑰、培地草(岩蘭草)

(十)、抑鬱症 (Depressive Disorder)

情緒消沉雖然可以算是一種心理上的毛病，但很多患者卻仍舊可以勉強工作，應付日常生活。然而主要抑鬱症(major depressive disorder)患者就無法如常度日了。症狀和情緒消沉的差不多，只是比較嚴重些。並且幾乎每天都會經歷以下的一些症狀：1. 睡眠和胃口失調。2. 情緒抑鬱、對事物失去興趣。3. 動作緩慢、經常感到疲倦。4. 有罪惡及失敗感、工作效率降低、精神不能集中，不容易對事物作出決定。5. 可能會有自殺念頭，甚至曾經企圖自殺。

精油處方籤：

雪松、茉莉、松木、刺蕊草(廣藿香)、香水樹

(十一)、畏懼 (Fear)

畏懼症是對不真實的危險發生強烈的恐懼， 較常見的對象有密閉空間、高度、電梯、隧道、高速公路上開車、水、飛行、狗、和流血。這些不僅是極度的恐懼，還會對某項特別的事產生害怕。您也許能在世界最高的山上滑雪，但卻不能上五樓的辦公室，當成人知道其恐懼不合理時，他們總是不想去面對這些事物或情況。

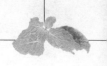

精油處方籤：

　　羅勒、羅馬洋甘菊、快樂鼠尾草、絲柏、乳香、檸檬、玫瑰、檀香木、培地草(岩蘭草)、橙花

(十二)、強迫症 (Obsessive-Compulsive disorder)

　　強迫症，或稱OCD，包括無法控制的焦慮思想或儀式行為，如果患有強迫症，就會為了這種不斷的、討厭的想法或想像，或是急迫去做某項儀式行為所苦。患者可能因為在意細菌或灰塵，所以就會一遍又一遍的洗手，或是充滿不確定感而需要一次又一次的檢查，或是常常會有暴力的想法，因而害怕可能會去傷害親近的人。或者是患者會花很長的時間去觸摸或數算事件，還有即使患者本身對性行為感到厭惡，也有可能會不斷有進行性行為的想法。也有可能不斷被一些違反宗教信仰的思想所困擾。

精油處方籤：

　　快樂鼠尾草、雪松、桔子、檸檬、檀香木

(十三)、恐懼症 (Phobias)

　　恐懼症是常見而令人苦惱的疾病，患者會對某事或某物有強烈恐懼。常見的恐懼症包括對動物、雀鳥、高度、人群和社交場合的恐懼。患者雖然知道真實的危險和威脅並不如想像般嚴重，卻無法控制或解釋恐懼。

　　大部分人在面對懼怕的環境或事物時，病徵才會出現。當患者遇到令他們恐懼的事物時，他們會極度焦慮。由於這種感覺極為難受，他們甚至會設法避開該事物。

　　焦慮的病徵包括：呼吸加快(換氣過度)、心跳加速(心悸)、感到窒息發紅、流汗和感到昏眩。

精油處方籤：

　　快樂鼠尾草、薰衣草、菩提樹花、馬喬蓮(馬鬱蘭)、橙花、香

水樹、紫檀木、甘松香

(十四)、產後憂鬱症 (Posnatal Depression)

大部分女性都會於分娩後不久感到情緒低落,有時我們會稱之為產後情緒化,但這情況通常不會持續超過一星期。產後憂鬱症比產後情緒化更嚴重,而且是一種病。典型的病徵包括情緒持久低落及體力下降,部分患者甚至有傷害嬰兒的念頭,令她們十分困擾。在嚴重的病例裏,病人更可能會感到生無可戀。

尤其是以前曾懷孕並在懷孕前後患過抑鬱症的人有較大機會患上產後憂鬱症。分娩時的不快經驗,如生產困難,亦會增加患病機會。其他家庭困擾,如健康欠佳、經濟拮据或夫婦之間的問題也是促成患病的因素之一。很多女性分娩後社交圈子狹窄,感到孤獨,在缺乏家庭或朋友的支持而患上憂鬱症。

精油處方籤:

佛手柑、洋甘菊、乳香、葡萄柚、茉莉、檸檬、薰衣草、桔子、玫瑰、香水樹、檀香木、天竺葵、橙花

(十五)、創傷後壓力症候群 (Posttraumatic Stress Disorder)

通常有創傷後壓力症候群的人對其不幸的遭遇會有揮之不去的恐怖思想和記憶,感覺情緒麻木,特別是與其親近的人同在時。重度壓力事件後,出現之嚴重、持續、及有時延遲發生之壓力疾患,一般可分為三大類症狀:過度警覺、逃避麻木及似再度體驗。並非每一位受創的人都會得到完整的創傷後壓力症候群,或者經驗創傷後壓力症候群。只有其症狀持續超過1個月時,才會被診為創傷後壓力症候群。發生創傷後壓力症候群的人,其症狀通常會在創傷後3個月內發生。

精油處方籤:

安息香、茴香、乳香、橙花、玫瑰、岩蘭草、香水樹

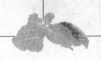

 7-4 情緒配方快易通

情緒心理	適用精油	建議配方
發揮主見	羅勒(紫蘇)、佛手柑、黑胡椒、白豆蔻、雪松、胡荽、絲柏、茴香、薑、乳香、茉莉、萊姆、山蒼果、刺蕊草(廣藿香)、香水樹	1. 刺蕊草(廣藿香)＋乳香＋佛手柑 2. 雪松＋絲柏＋萊姆
助於專心	羅勒(紫蘇)、羅馬洋甘菊、白豆蔻、絲柏、乳香、檸檬、山蒼果、橙花、薄荷、玫瑰、迷迭香	1. 檸檬＋羅勒(紫蘇)＋迷迭香 2. 山蒼果＋白豆蔻＋檸檬
增強信心	佛手柑、雪松、白豆蔻、胡荽、絲柏、茴香、薑、葡萄柚、茉莉、柑橘、松木、迷迭香、檀香木	1. 柑橘＋雪松＋薑＋茉莉 2. 葡萄柚＋柑橘＋佛手柑 3. 雪松＋絲柏＋松木
快樂	安息香、佛手柑、羅馬洋甘菊、肉桂葉、丁香、胡荽、乳香、天竺葵、薑、葡萄柚、茉莉、檸檬、菩提花、苦橙葉、橙花、柑橘、玫瑰、香水樹	1. 柑橘＋茉莉＋丁香 2. 天竺葵＋肉桂葉＋薑
增強記憶力	羅勒(紫蘇)、黑胡椒、白豆蔻、胡荽、薑、葡萄柚、檸檬、迷迭香、麝香草(百里香)	1. 薑＋檸檬＋白豆蔻 2. 迷迭香＋羅勒(紫蘇)＋葡萄柚
平靜、休息	當歸根、羅馬洋甘菊、快樂鼠尾草、乳香、天竺葵、茉莉、杜松莓、薰衣草、菩提花、馬喬蓮(馬鬱蘭)、香蜂草、橙花、苦橙葉、玫瑰、紫檀木、檀香木、西洋蓍草	1. 橙花＋苦橙葉 2. 天竺葵＋薰衣草＋快樂鼠尾草
藥物上癮	羅勒(紫蘇)、佛手柑、快樂鼠尾草、天竺葵、葡萄柚、永年草(永久花)、杜松莓、肉豆蔻、玫瑰、纈草、培地草(岩蘭草)	1. 培地草(岩蘭草)＋羅勒(紫蘇)＋佛手柑＋快樂鼠尾草 2. 肉豆蔻＋佛手柑＋杜松莓

7

情緒心理	適用精油	建議配方
酒精上癮	佛手柑、快樂鼠尾草、葡萄柚、永年草(永久花)、杜松莓、檸檬、馬喬蓮(馬鬱蘭)、玫瑰	1. 永年草(永久花)＋檸檬＋杜松莓 2. 馬喬蓮(馬鬱蘭)＋佛手柑＋快樂鼠尾草
憤怒	安息香、佛手柑、黑胡椒、羅馬洋甘菊、丁香、菩提花、培地草(岩蘭草)、纈草、香水樹	1. 羅馬洋甘菊＋佛手柑 2. 刺蕊草(廣藿香)＋丁香＋佛手柑
焦慮	羅馬洋甘菊、佛手柑、雪松、快樂鼠尾草、乳香、天竺葵、杜松莓、薰衣草、桔子、香蜂草、橙花、刺蕊草(廣藿香)、玫瑰、檀香木、培地草(岩蘭草)	1. 快樂鼠尾草＋薰衣草＋羅馬洋甘菊 2. 培地草(岩蘭草)＋杜松莓＋雪松 3. 橙花＋玫瑰＋佛手柑
生離死別	安息香、羅馬洋甘菊、絲柏、菩提花、薰衣草、桔子、香蜂草、橙花、刺蕊草(廣藿香)、玫瑰、培地草(岩蘭草)	1. 安息香＋玫瑰＋羅馬洋甘菊＋桔子 2. 橙花＋菩提花＋香蜂草
抑鬱	佛手柑、羅馬洋甘菊、快樂鼠尾草、乳香、天竺葵、葡萄柚、永年草(永久花)、茉莉、薰衣草、檸檬、馬喬蓮(馬鬱蘭)、桔子、柑橘、橙花、苦橙葉、玫瑰、檀香木、香水樹	1. 安息香＋黑胡椒＋天竺葵 2. 快樂鼠尾草＋佛手柑＋薰衣草 3. 玫瑰＋檸檬＋檀香木
躁鬱症	羅馬洋甘菊、德國洋甘菊、乳香、天竺葵、葡萄柚、桔子、玫瑰、薰衣草、檸檬、橙花、刺蕊草(廣藿香)、檀香木	1. 桔子＋天竺葵＋薰衣草 2. 羅馬洋甘菊＋薰衣草＋乳香＋天竺葵
疲勞、筋疲力竭	羅勒(紫蘇)、佛手柑、黑胡椒、羅馬洋甘菊、白豆蔻、快樂鼠尾草、絲柏、尤加利樹、乳香、薑	1. 檸檬＋乳香＋松木 2. 馬喬蓮(馬鬱蘭)＋山蒼果＋薄荷

情緒心理	適用精油	建議配方
	、葡萄柚、薰衣草、檸檬、馬喬蓮(馬鬱蘭)、柑橘、山蒼果、橙花、薄荷、苦橙葉、松木、迷迭香	3. 薑＋黑胡椒＋羅勒(紫蘇) 4. 迷迭香＋薰衣草＋杜松莓 5. 苦橙葉＋橙花＋肉桂葉
歇斯底里	佛手柑、羅馬洋甘菊、菩提花、薰衣草、馬喬蓮(馬鬱蘭)、橙花、柑橘、薄荷、迷迭香、培地草(岩蘭草)、纈草	1. 馬喬蓮(馬鬱蘭)＋薰衣草＋纈草 2. 薄荷＋迷迭香＋薰衣草
失眠	羅馬洋甘菊、快樂鼠尾草、薰衣草、檸檬、菩提花、桔子、馬喬蓮(馬鬱蘭)、檀香木、纈草、培地草(岩蘭草)	1. 薰衣草＋羅馬洋甘菊＋桔子 2. 馬喬蓮(馬鬱蘭)＋薰衣草＋檸檬 3. 薰衣草＋檸檬＋培地草(岩蘭草)
情緒不穩、低落	當歸根、佛手柑、白豆蔻、雪松、胡荽、絲柏、天竺葵、永年草(永久花)、薰衣草、檸檬、菩提花、橙花、刺蕊草(廣藿香)、香水樹	1. 雪松＋永久花(永年草)＋絲柏
焦慮	安息香、佛手柑、羅馬洋甘菊、快樂鼠尾草、乳香、天竺葵、葡萄柚、茉莉、薰衣草、檸檬、菩提花、桔子、馬喬蓮(馬鬱蘭)、山蒼果、香蜂草、橙花、肉豆蔻、苦橙葉、玫瑰、檀香木、培地草(岩蘭草)、纈草、西洋蓍草、香水樹	1. 桔子＋香水樹＋苦橙葉 2. 快樂鼠尾草＋羅馬洋甘菊＋薰衣草＋天竺葵 3. 香水樹＋苦橙葉＋檀香木
恐懼	羅勒(紫蘇)、安息香、佛手柑、羅馬洋甘菊、雪松、快樂鼠尾草、絲柏、茴香、乳香、薰衣草、檸檬、柑橘、橙花、刺蕊草(廣藿香)、玫瑰、檀香木、培地草(岩蘭草)、香水樹	1. 橙花＋安息香＋香水樹 2. 薰衣草＋香水樹＋乳香 3. 檀香木＋茴香＋乳香

7

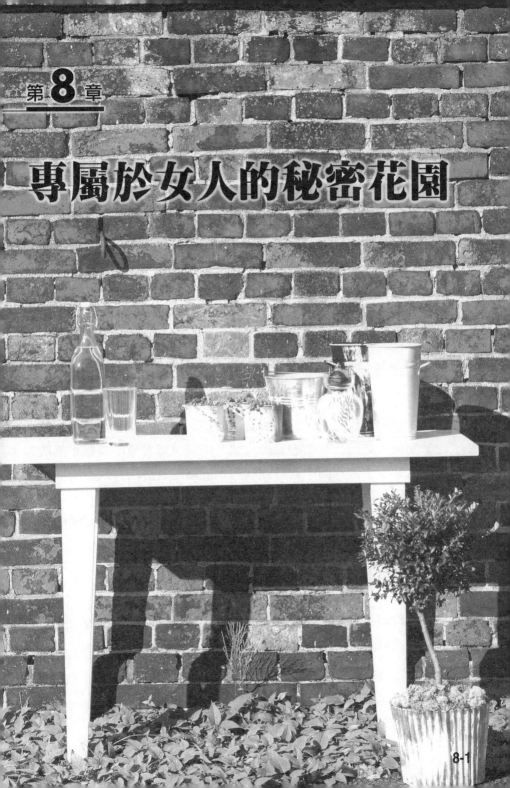

第 8 章

專屬於女人的秘密花園

■ 前言

一輩子鑽研女人心事的心理權威—佛洛伊德先生，在八十歲生日那天，黯然寫下這段日記：「女人們心理真正想要的東西到底是什麼啊？我真是不曉得！」這個誠實的奧地利人，總算鼓足勇氣，表達了自己高山仰止的恐懼。

但是身為女性的人是否曾經想過，女人真正需要的是什麼？是健康、愛情或是…？」其實，不管追求的是物質或是心靈的提升，最重要的應該是健康吧！

女性的生理構造真是造物者所設計的奇蹟，而女性朋友每月的荷爾蒙分泌、懷孕、分娩而產生的改變，更是凸顯出女性身體的精巧設計。

本章節將幫助所有人了解身體出現某些警訊時，應該做哪些處理？如何才是最有幫助的舒緩方式？不過，芳香療法畢竟是傳統醫學的輔助療法，**章節中對於症狀的相關描述及舒緩方式並不能取代專業醫療人員的診療意見**，當您對身體的警訊無法掌握時，建議您詢問專業人士的意見，以獲得最專業的方式來解決您面臨的問題。

■ 8-1 女性生殖系統

女性到達生殖年紀後，兩個卵巢每個月可產生並釋放出一個卵母細胞並可分泌動情激素及助孕素。

1. 輸卵管或與卵巢相鄰但卻不相接，它可將卵母細胞送至子宮。
2. 子宮為妊娠期間胚胎發育之場所。它是一個中空之器官，形狀像是一個倒置之梨，位於腹腔之底部，膀胱的上方。

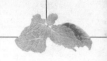

3. 子宮之主體是很厚之平滑肌構成為子宮肌層。

4. 子宮內層稱子宮內膜，包含結締組織、腺體及血管。

5. 子宮之下部稱為子宮頸。

6. 陰道為一肌肉性管道，可將子宮與體外連通。

7. 在體表的外生殖器。最外層之構造為一對皮膚皺褶，內含脂肪組織。

8. 小陰唇是一對較小之皮膚皺褶，內含豐富之血管但沒有脂肪組織，在會陰體之前端，小陰唇包圍部份之陰蒂。

一、卵是如何生成？

1. 在每位女性出生前，每一個卵母細胞早就已末成熟之型式存在於身體內。

2. 每個初級卵母細胞皆外包有單層之顆粒細胞。

3. 一個初級母細胞及包圍它之細胞層合稱初級濾泡。

4. 在女性出生前，其初級濾泡早已開始了第一階段之減數分裂。

5. 卵巢內週而復始地進行基始濾泡之生長與成熟排卵以及黃體之形成與維持。

6. 在出生時，卵巢內可能有二百萬個初級卵母細胞，而能保留到青春期時，則剩下不到三十萬個，其中又約有四百個可成熟並排出體外。

7. 當初級卵母細胞成熟時，顆粒細胞會圍著它堆積一層物質。在排卵前不到三十六小時內，它可完成第一階段減數分裂及二種細胞形式，一個單倍體及一個小的第一極體。

8. 當排卵時，次級卵母細胞自卵巢釋放並進入第二階段之減數分裂。

9. 當減數分裂之第二階段完成，再一次地由一個細胞獲得大部分之細胞質；該細跑即是成熟之卵母細胞，或稱卵子。

二、月經的週期

1. 大部分之哺乳類雌性之生殖型式稱為動性週期。
2. 在動情期間，激素會刺激卵母細胞之成熟及釋放，並使子宮內膜適合著床。
3. 人類及靈長類雌性之生殖週期稱為月經週期。
4. 人類之月經週期開始於於十三歲而一直延續至停經期。
5. 月經週期約28天，通常之範圍是22至36天。在這段時間內，卵巢與子宮內膜發生變化。包含有下視丘、腦垂體前葉及卵巢之迴饋環路控制著這些變化。
6. 女性之腦垂體釋放之激素，可引起卵巢內之細胞分泌動情激素及黃體素。
7. 動情激素在排卵前是由濾泡之細胞所分泌，而排卵後則由殘餘之濾泡變成黃體之顆粒所分泌。

三、卵巢功能之控制

1. 濾泡期，每一個月週期之濾泡期約持續十三天。
2. 當濾泡在發育時，由顆粒細胞分泌含有動情激素之分泌物開始在濾泡內累積並形成一個充滿液體之空間(腔室)。
3. 當排卵時，濾泡腔室破裂，而其內之液體則攜帶著次級卵母細胞流出。
4. 在每一個月經週期之起點，激素量較低。
5. 黃體會分泌大量之前列腺素來影響黃體之功能而造成自我毀滅。
6. 卵巢中其他之濾泡因為被刺激而發育－週期又重新開始。

8-2 女性專屬症狀與處方籤

一、懷孕(Pregnancy)

正常女性每28天月經來潮一次，每個月通常在月經第13至16天排卵，所以在排卵期進行性活動，是最容易懷孕的時機。在排卵期間，女性陰道會分泌透明黏密的分泌物，能幫助精蟲快速的游動到達輸卵管膨部，而達到受精的目的。

芳香療法的建議

懷孕期間，隨著身體及荷爾蒙的巨大變化，除了生理問題會出現不舒服，心理情緒的起伏比平時還大，孕婦心情的好壞直接影響了胎兒出生之後的性格發展；這也是為什麼胎教的重要性，胎教的目標，其實都是為了讓孕婦感覺舒服愉快。對期待新生命降臨的孕婦而言，芳香而放鬆的精油，的確可以在懷孕生產的過程中，對身心產生相當的舒緩效果；不過，在懷孕期間使用精油，也需要特別小心謹慎，注意種類與份量的調配。

適用精油：

羅馬洋甘菊、葡萄柚、柑橘、香水樹、桔子、橙花

建議配方：

－提神按摩(背部)：羅馬洋甘菊＋葡萄柚＋桔子＋荷荷芭基礎油

－預防妊娠紋(按摩)：橙花＋桔子＋荷荷芭油＋夜櫻草油

二、懷孕時期的痔瘡與靜脈瘤

在懷孕的後期很容易得到痔瘡。主要是因為懷孕以後，子宮的不斷膨脹，子宮壓迫了下腔靜脈，使靜脈回流受阻，因此，出現下肢凹陷性浮腫。在人體的肛門和直腸的末端有許多靜脈形成的靜脈叢。由於靜脈回流受阻，使靜脈叢充血、曲張，會向粘膜外甚至肛

門外突出,形成像葡萄乾樣的腫物,這就是妊娠痔瘡。

根據研究統計,約有1/3的孕婦會產生嚴重程度不等的下肢靜脈曲張或微血管擴張。而且在懷孕時期,曲張的靜脈不只出現在雙腿,在身體其他部位,例如頸部及會陰部也可能會出現;其實肛門痔瘡也是另一種型態的靜脈曲張。

芳香療法的建議

靜脈瘤以及痔瘡都屬於靜脈曲張,其實照顧的方法很相似,每天需要保持抬腳的習慣,至少維持10-15分鐘,並且請於足踝到大腿抹上妊期專屬配方以舒緩壓力,同時也能夠達到平衡焦躁及減輕疑慮的功效。

適用精油:

佛手柑、絲柏、天竺葵、薰衣草、檸檬、橙花、玫瑰

建議配方:

－腿部按摩:檸檬＋絲柏＋荷荷芭基礎油

－局部塗抹:天竺葵＋絲柏＋薰衣草膠

三、懷孕時期的腸胃脹氣

懷孕時期由於腹腔及橫隔膜的上升,腸胃脹氣的問題會比平常的人更嚴重。而腸胃脹氣容易對腸子造成壓力,容易使得呼吸急促、心悸等。嚴重時,這種症狀容易被誤認為是心臟病發作。而孕婦脹氣的原因大多是吃的太快或是吞下大量的空氣所造成。因此建議孕婦想要打嗝時請不要忍耐,以免把太多的壓力都留在體內,造成身體的不舒服。

芳香療法的建議

一般來說,薄荷精油對於腸胃脹氣是最有效的精油,不過突然

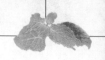

間聞到清涼的氣味可能會覺得濃烈嗆人。所以在使用薄荷精油的時候，不管你是不是皮膚易過敏，特別是孕婦及小嬰兒，切記控制薄荷精油的劑量，如果要用薄荷精油來按摩，最好也請以其他精油劑量的一半，甚至於更少的量，以免過分刺激按摩部位。

適用精油：

　　佛手柑、洋甘菊、檸檬、柑橘、薄荷、薑、馬喬蓮

建議配方：

－腹部按摩：檸檬＋薄荷＋荷荷芭基礎油

四、懷孕時期的反胃

　　在懷孕初期的反胃大部分是因為害喜所引起，害喜的感覺可能很糟，但是有些研究指出，害喜實際上是健康懷孕的症狀。高濃度的荷爾蒙讓懷孕的婦女感覺反胃，顯示胚胎的著床情況良好。如果孕婦到了懷孕後期還有反胃現象，表示膨脹的子宮壓迫到胃，使得食物消化變慢，而產生反胃的感覺，建議儘量少量多餐，並吃容易消化的食物。

芳香療法的建議

　　一般觀念認為具有通經效果的精油，可能導致流產，孕婦一定不能使用。事實上，依據「精油安全專業指南」一書中研究數據顯示，除非是刻意大量使用或是服用具有通經效果的精油，否則只要遵守安全用量是不會產生問題，但建議您還是小心謹慎為優先。

適用精油：

　　佛手柑、洋甘菊、茴香(用量為其他精油的一半)、葡萄柚、薰衣草、檸檬、柑橘、薄荷、薑

建議配方：

－腹部按摩：檸檬＋薄荷＋荷荷芭基礎油

－薰香或吸入法：薑、鬱金

五、懷孕時期的抽筋

半夜腿部抽筋中斷了睡眠，是許多孕婦的痛苦經驗。原因可能與局部血液局部循環、酸鹼度或電解質有關。突然抽筋的因應方法是：將腳伸直，腳趾與腳掌緩緩彎向頭部方向，抽筋現象就會緩解，或由他人幫忙局部熱敷與按摩都有效果。

依照傳統都會建議從食物中加強鈣質的攝取，加牛奶、起司或小魚乾等等。但有人認為牛奶中也富含磷的成份，大大的干擾到鈣質吸收，而建議補充不含磷的鈣片。注意下肢保暖與儘量左側睡來避免循環不佳的因素，白天把握機會多休息，以減少肌肉有過多的乳酸堆積。

芳香療法的建議

常抽筋時，用手握住足趾，用力伸直雙腿，劇痛會立刻控制，然後可在小腿肚上按摩或使用精油浸泡雙腿，症狀會比較快得到舒緩。

適用精油：

絲柏、天竺葵、薑、薰衣草、柑橘、苦橙

建議配方：

－泡腳：天竺葵＋薰衣草＋絲柏

六、懷孕時期的水腫

懷孕時的水腫，一般都是身體靜脈組織迴流較差所致。子宮增大後，壓到下腔動脈，引起迴流較差而引起水腫。這種浮腫一般較輕，並只會發生在下肢，休息後就會消失或減輕。如果孕婦同時有

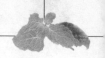

高血壓、蛋白尿、水腫三種狀況的話，則需小心可能患了「妊娠毒血症」，不要忽視，應及早就醫。水腫事實上並非喝太多水所引起！營養不足，特別是缺乏維生素C時，也會引起浮腫；此外，腳氣、心臟病也會引起浮腫。

芳香療法的建議

建議孕婦腳下墊枕頭，讓雙腳高於心臟，每日至少持續10分鐘以上。另為如果能夠配合按摩油及泡腳的幫助，消除水腫的速度將會更快！

適用精油：

羅馬洋甘菊、絲柏、葡萄柚、薑、薰衣草

建議配方：

－泡腳：葡萄柚＋絲柏

－按摩：薑＋絲柏＋薰衣草＋荷荷芭基礎油

七、分娩生產

自然分娩是生命中最美好的悸動，聽從身體所發出的訊息，讓子宮和寶寶自然的互動，寶寶慢慢的穿過產道娩出⋯。近來大多數的醫學報導都提倡利用按摩來減輕產婦的痛苦，如果能夠營造愉悅的氣氛，將有助於產婦生產過程的順利。

芳香療法的建議

分娩本身就是一個任務，它是女人一生中最困難也無法中途停止的工作。在分娩時如何幫助產婦放鬆心情及減輕痛苦，並且讓胎兒在舒服的香氣中誕生，唯有藉助芳香精油的神奇能量，才能盡情享受生命中彌足珍貴的時刻。

適用精油：

快樂鼠尾草、天竺葵、薰衣草、橙花、肉豆蔻、玫瑰、茉莉

建議配方：

－薰香：茉莉＋橙花＋薰衣草

－按摩(腹部及背部)：玫瑰＋天竺葵

八、產後的傷口照顧

無論是會陰切開傷口或剖腹傷口，其照顧原則是相同的，但因部位的不同，在促進傷口復原時就必須運用不同的技巧。

首先，必須注意的是感染問題，皮膚的完整是保護身體的第一道防線，因此傷口局部的紅、腫、熱、痛絕對不可輕忽，只要不適感持續未改善或者出現膿性分泌物時，記得回到醫院檢查；除此之外，陰道大量出血或者排出多量血塊也是不正常的情形，應儘速就醫。

芳香療法的建議

如果一開始陰部腫脹得很厲害，可以先局部用冰敷或是冷水坐浴，有不少學者認為冷水比溫水更能減輕症狀，因為泡冷水可以讓疼痛馬上舒解，也可以刺激血管收縮，所以水腫也會消得比較快，不會再產生血腫，也可以減少肌肉痙攣。不過千位要記得的是產後身體較虛弱，泡的時候要注意身體其它部位的保暖。另外，千萬不可使用未經稀釋過的精油，這樣可能造成傷口的敏感及刺激，反而更糟糕。

適用精油：

佛手柑、洋甘菊、薰衣草、西洋蓍草、茶樹

建議配方：

－臀浴：薰衣草＋洋甘菊各一滴＋冷水或溫水，每次持續五分鐘，每天三次

－提升免疫力：薰衣草＋西洋蓍草＋洋甘菊＋荷荷芭基礎油

九、乳房護理

　　產後乳房護理主要是爲了清潔產婦的乳頭及乳房，另一方面也可預防嬰兒腹瀉與鵝口瘡。還能增加乳頭皮膚之韌性，以免新生兒吸吮破裂，造成乳腺炎。

芳香療法的建議

　　產婦在乳頭塗沫任何的藥物或是乳液，在餵奶之前都需要清潔乾淨。

適用精油：

　　洋甘菊、尤加利樹、薰衣草

建議配方：

－塗抹：洋甘菊＋甜杏仁油＋小麥胚芽油

十、生殖道感染發炎

　　正常陰道的分泌物是由陰道壁的滲出液、子宮頸黏液、子宮內膜及輸卵管分泌液、外陰的油脂腺、汗腺、巴氏腺、史氏腺分泌、以及微生物及其產物等等組合而成。　正常陰道可不是無菌的，常見到的細菌至少有六種以上，最多的是乳酸桿菌，它是好的細菌。陰道的酸鹼度多半小於 PH 值 4.5，也就是較酸，所以如果常用肥皂洗陰道，可是會讓乳酸桿菌死亡，造成不好的細菌及黴菌成長的！

　　什麼人比較容易感染黴菌呢？使用抗生素、糖尿病陰道糖份增加、懷孕、服用高劑量避孕藥、免疫機能不良、愛滋病、服用抗排斥藥、婦女黃體期、衛生習慣不良、陰道潮濕、溫暖、衣物潮濕、

或褲子太緊都是可能的原因，所以有這些情形的人要好好注意囉！在治療上可以使用口服或陰道藥片、局部止癢藥膏等等，如果復發，就必須加長治療期、或使用較強藥物，但是平常的衛生習慣也要注意、儘量不使陰部潮濕，並且注意上面提到的原因都是防止再發的方法。

芳香療法的建議

在為陰道做治療的時候，請記得千萬不能使用未稀釋的精油，因為可能會將脆弱的黏膜組織燒壞。不過，如果陰道受到感染，並且流出大量的分泌物，首先並不是做自我治療，應該先請醫生診斷，因為可能意味著身體發生了嚴重的問題。

適用精油：

佛手柑、洋甘菊、永年草(永久花)、薰衣草、檸檬、綠花白千層、棕櫚玫瑰、刺蕊草(廣藿香)、茶樹、西洋蓍草

建議配方：

－臀浴：佛手柑＋薰衣草＋綠花白千層
－灌洗：薰衣草＋洋甘菊＋茶樹(共6滴)＋100ml礦泉水

十一、骨盆腔炎

骨盆腔炎是女性上生殖器官受到細菌感染，包括子宮、卵巢和輸卵管。當下生殖道(子宮頸、陰道)有引起骨盆腔炎的細菌繁殖時，它們會經由子宮頸進入上生殖道。通常是因為性伴侶帶有性傳染病，常見的例如披衣菌或淋病，若是沒有適當的治療，大約40%會罹患骨盆腔炎。它的發生經常是在嚴重陰道、子宮頸感染、流產之後，或任何經過子宮頸部或腹部會讓致病菌進入生殖道的手術操作。

雖然每個婦女都可能得到，但一般超過25歲較為常見。一般

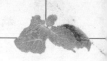

有較多的性伴侶，機會較高，即使你僅有一位性伴侶，但你的他有較多的性伴侶也是一樣。使用子宮內避孕器，特別是在置入的前幾個月最容易發生。陰道灌洗也被認為可能會將細菌推進子宮頸口內。一旦有了一次骨盆腔炎發作，便很可能有另一次，後來的感染不見得是新的病菌造成的，多半是因先前的治療不完全。

芳香療法的建議

　　我們建議芳香療法的使用能夠和醫生開立的抗生素一起併用，如此一來將會使效果更快速。

適用精油：

　　佛手柑、洋甘菊、薰衣草、綠花白千層、薄荷、茶樹

建議配方：

－按摩(腹部及骨盆的部位)：洋甘菊＋薰衣草＋薄荷＋荷荷芭基礎油，每天兩次

十二、經前症候群

　　經前症候群(Premenstrual syndrome; PMS)指的是月經來之前10－14天出現憂鬱、情緒不穩、腹痛、乳房脹痛、顫抖等生理上及行為上的症狀，有些婦女更持續到月經後幾天。經前症候群常見的身體症狀包括：頭痛、關節和肌肉疼痛腫脹、背痛、性慾改變、便祕、拉肚子、肚子發脹、體重增加、胸部疼痛腫脹、粉刺、過敏、膀胱炎、頻尿…等。而心理症狀包括：脾氣暴躁、焦慮、健忘、注意力不集中、沮喪、心情不穩定、有敵意、易怒、缺乏自信心…等。

（一）、較容易罹患經前不適症者

1.30歲以上（最嚴重的症狀發生於婦女30到40歲之間）。

2. 生活中有重大情緒壓力。

3. 不良的飲食習慣。

4. 避孕藥（無法忍受該藥的婦女比較容易得經前不適症）。

5. 很難維持穩定的體重。

6. 缺乏運動。

7. 已婚。

8. 曾罹患妊娠毒血症。

9. 有小孩（小孩越多症狀越嚴重）。

（二）、如何自我診斷與克服

　　同一個婦人身上很可能出現好幾種症狀，每個人的症狀也不盡相同，若要找出自己是否罹患經前症候群，應每天對自己的心情、身體狀況做詳細記錄，每月細心自我評估，一年下來即可清楚了解自己情緒與身體狀況。但是，忍受經前症候群的肆虐並不是女性的宿命，大部份的症狀都能改善，進而根除。越來越多的醫學研究內容，正在多方面探討經前不適症與新陳代謝的可能因果關係，這項研究建議：新陳代謝的失衡可藉由改變日常飲食習慣、注意營養的攝取與適當運動來改善。

（三）、營養的攝取與均衡

　　維他命與礦物質對克服經前不適症都極為重要，經前不適症婦女可藉每日飲食中多攝取以下食物：

1. 維他命A改善油性皮膚：維他命A能增進皮膚的健康，有效地抑制經前的粉刺與油性皮膚。富含維他命A的食物，依序為：胡蘿蔔、魚、地瓜、大頭葉菜、甘藍、芥菜、甜菜根葉、白菜、綠花椰菜等。

2. 維他命B群強化腦力：維他命B群中的膽素、肌醇，有鎮定中樞

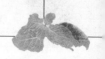

神經系統作用，因此能安撫經前的焦慮與易怒。維他命B群通常存在下列食物中：全穀類（黃豆、小麥胚芽、麥麩、玉米）、酒釀、肝、豆類食物。

3. 維他命B6是女性良伴：適量的維他命B6可幫助調節許多經前症狀，如情緒不穩、腹痛、乳房脹痛、易怒、嗜糖與疲勞。富含的食物依序為 魚、雞肉、鮪魚、黃豆、米麩、芥菜、扁豆、蝦、蘆筍等。

4. 維他命C可改善過敏症：維他命C是重要抗氧化劑與抑制憂鬱的維他命，它同時也是腎上腺皮質素合成與免疫功能的必要因素。

5. 維他命D別吃太多（脂溶性）：維他命D是掌管吸收鈣質的重要因素。它能減少使經前粉刺惡化的皮膚油脂，通常曝晒於陽光下或自保健食品中，可以得到足夠維他命D，乳製品是主要來源。

6. 維他命E是極重要抗氧化劑：富含維他命E的食物，依序為小麥胚芽油、胡桃油、葵花子油、大頭菜、小麥胚芽、蘋果、小麥等。

7. 鈣質可緩解腹痛：鈣能幫助保持肌肉的正常健康，並預防腹部抽搐與疼痛。下面為一些富含鈣的食物，如甘藍、 魚、芝麻、白菜、芥菜、豆腐、黃豆、麵粉等。

8. 鎂元素可穩定情緒：鎂可用來減輕經痛與控制經前嗜糖症，幫助調節葡萄糖的新陳代謝，穩定自我的情緒。富含鎂的食物有黃豆、蝦、白豆、紅豆、燕麥、栗子、雞肉、扁豆、青椒等。

9. 鋅元素是粉刺剋星：鋅和維他命A與C一起，對修復傷口與控制粉刺非常重要。富含鋅的食物，如豆粥、麥麩、小麥胚芽、雞肉、米麩、青豆、豆粉、糙米、桃子、大麥等。

（四）、經前不適應避免的食品

1. 含咖啡因的飲料：會使乳房脹痛，引起焦慮、易怒與情緒不穩，同時會消耗體內儲存的維他命B，因此破壞了碳水化合物的新陳

代謝。

2. 乳酪類是經痛的禍源：如牛奶、起司、奶油、酵母乳、蛋，這些食物會破壞鎂的吸收。

3. 巧克力使情緒失控：巧克力會造成情緒更加不穩與嗜糖，除了會發胖之外，也會增加對維他命 B 的需求。

4. 糖會消耗維他命 B 群：糖會消耗身體內維他命 B 與礦物質，並使妳更愛吃糖類食物。

5. 酒會毒害肝臟：酒會消耗身體內維他命 B 與礦物質，過多的酒會破壞碳水化合物的新陳代謝及產生過多的動情激素。

6. 牛、豬與羊肉是高脂食品：過多會提高對礦物質需求。

7. 高鈉食物使乳房脹痛：造成水腫與乳房脹痛。

8. 自我照顧方法：適度運動是治療經前不適症的積極方法，每天花一點時間運動，不但能改善生理狀況，同時也可以獲得愉悅的心情，一般人只知吃止痛藥、熱敷下腹部、喝熱飲或休息等，其實這只是一種治標的方法，當經痛一旦開始時，大家所能做的只是綣縮在床上，默默承受痛苦，只祈求不要持續太久，其實維持狀況良好的身體才是治本之道。因此，在月經快來時多運動，如游泳、瑜珈、健走、慢跑、打網球、選擇一項自己適合的運動，必能有所改善，如果症狀太過嚴重，也可請教醫師來緩和自己的症狀，直到自己學會與熟悉對經前不適的控制技巧。

對於經前症候群的治療是一步一步進展的，不可能一蹴即成。如果一天沒作運動，不必太愧疚，假日或度假時，或者食慾太難壓抑時無法照飲食計畫時，也不要太沮喪，每個人總會失控一下。成功的人能在挫折後拉自己一把，然後繼續前進，持之以恆，相信必會慢慢改善的。

芳香療法的建議

學習放鬆心情，尋求紓解壓力的方法，是對付經前症候群最好

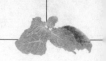

的辦法。因為人體的荷爾蒙中樞在大腦的下視丘，很容易因為情緒而改變荷爾蒙的分泌。實驗的證明顯示，精油確實具有放鬆特性，能夠讓女性朋友重見曙光，不再讓擾人的問題困擾生活品質，幫助您解決每月的不適症狀。

適用精油：

佛手柑、雪松、羅馬洋甘菊、快樂鼠尾草、茴香、葡萄柚、天竺葵、茉莉、山蒼果、肉豆蔻、棕櫚玫瑰、玫瑰、西洋蓍草、香水樹

建議配方：

－舒緩焦慮的泡澡：佛手柑＋玫瑰＋紫檀木

－舒緩壓力的泡澡：山蒼果＋肉豆蔻＋香水樹

－舒緩易怒的泡澡：天竺葵＋羅馬洋甘菊＋葡萄柚

－舒緩水腫的泡澡：雪松＋西洋蓍草＋葡萄柚

十三、失眠

您是否經常在床上翻來覆去，就是睡不著，或是夜半醒來後，就再也睡不著了呢？如果有的話，那您可能跟許多人一樣，都是失眠的受害者。

對於許多失眠的患者來說，他們最關心的問題大概有下列幾個，1.一天要睡多久才足夠呢？2.為什麼會失眠？3.如何解決失眠的困擾呢？其實一個人一天需要睡多久是因人而異的，一般而言，一個健康的成人每天需要七到九小時的睡眠，但是也有一些人只需要睡五、六個小時，在白天仍然可以勝任他的工作，也有些人非要睡足十小時白天才能好好工作。

引起失眠的原因很多，主要的原因有下列幾項：

1. 心理因素：大部分的睡眠專家都認為，壓力是導致短期失眠的頭號凶手；壓力可能來自於工作、學校，或是來自家庭及婚姻，另外像身患重疾或親人亡故也有可能。通常短期失眠的情況會隨著事情的淡化或消失而得到改善，但如果短期的失眠沒有處理好，也有可能在壓力消失後仍然為失眠所苦。另外，憂鬱症的患者也較易失眠。

2. 生活習慣：某些習慣會在不知不覺中影響您的睡眠。例如喝了含咖啡因的飲料，睡前運動或是從事一些用腦力的工作等，另外，如果在睡前喝大量的酒，也會容易造成斷眠的現象。

3. 環境因素：房間太冷或太熱，太吵或太亮，都可能影響睡眠。而枕邊人鼾聲太大，也可能成為您的問題。

4. 時差：生理時鐘受到攪亂，也是失眠原因之一。

5. 身體狀況：例如有疼痛、氣喘、呼吸困難、停經症候群等。

6. 藥物：某些治療高血壓、氣喘或是憂鬱症的藥，可能有失眠的副作用。

　　如果失眠的問題已超過一星期，建議透過專業人士幫您找出失眠的癥結所在，必要時再輔以藥物治療。以下簡單的原則是失眠的患者應該注意的：

1. 不要在晚上喝咖啡或大量的酒。

2. 避免在上床前三小時運動。

3. 不要在白天睡太多覺。

4. 營造規律而放鬆的睡眠氣氛。

5. 床是用來睡覺的，不要在床上工作。

6. 躺下超過半小時還睡不著，不妨起來聽聽音樂或看看閒書，直到真的想睡再回床上，但是不要用這段時間來解決白天的問題。

女人幫手快易通

症　狀	使用精油	用法	備　　　註
肌肉酸痛	杜松莓＋薰衣草＋迷迭香	按摩	
宿醉	杜松莓＋迷迭香	泡澡	
經痛	快樂鼠尾草	按摩	下腹、下背及鼠蹊
搔癢	玫瑰＋薄荷	臀浴	以適溫為主
鵝口瘡/白帶	玫瑰＋薰衣草＋佛手柑	灌洗	加入1公升的適溫水中
鵝口瘡	茶樹	灌洗	加入1公升的適溫水中
大腿減肥	1. 絲柏＋杜松莓＋薰衣草 2. 絲柏＋杜松莓＋薰衣草	按摩	基礎油以荷荷芭油為主或至少1/2，效果更佳
健胸	天竺葵＋香水樹＋快樂鼠尾草	按摩	**勿使用荷荷芭油**
催情	1. 茉莉＋玫瑰＋檀香木＋佛手柑 2. 香水樹＋檀香木＋玫瑰 3. 快樂鼠尾草＋檀香木＋茉莉	按摩	
茉莉香水	茉莉＋紫檀木＋香水樹	香水	
玫瑰香水	玫瑰＋檀香＋天竺葵＋紫檀木	香水	
淡香水	苦橙(或綠花白千層)＋佛手柑＋檸檬＋柑橘＋薰衣草＋迷迭香，共200滴	香水	味濃加入100ml蒸餾水 味淡加入200ml蒸餾水 使用前須事先搖晃
提振精神	1. 紫檀木＋柑橘＋天竺葵 2. 迷迭香＋快樂鼠尾草＋薄荷	按摩	

8

症　狀	使用精油	用法	備　　註
帶狀皰疹/水痘	薄荷(或天竺葵、薰衣草)	擦拭	將1滴的精油加入蒸餾水中，搖晃後，倒掉一半並注入新水，重複二次
抗憂鬱	快樂鼠尾草＋佛手柑＋香水樹	泡澡	
腺狀滋補	1. 茶樹＋薰衣草 2. 檀香木＋佛手柑	按摩	配方二使用後，勿照射到紫外線
減肥油	絲柏＋杜松莓	按摩	
流行性感冒	1. 薰衣草 2. 茶樹	按摩	搓揉鎖骨、上肢及所需要的地方
清洗口腔	1. 薄荷＋檸檬＋快樂鼠尾草 2. 玫瑰＋佛手柑 3. 茶樹＋薰衣草 4. 柑橘＋檸檬	漱口	
皮膚黑色素形成	薰衣草＋綠花白千層＋玫瑰＋檀香木＋茶樹	按摩	
環境清新淨化	佛手柑＋檸檬＋天竺葵＋快樂鼠尾草＋羅勒(紫蘇)或迷迭香	薰蒸	
刺激免疫系統	茶樹＋薰衣草＋佛手柑＋檀香木	按摩	
口腔清洗及漱口	茶樹＋綠花白千層＋檸檬	漱口	
念珠球菌治療	綠花白千層＋佛手柑＋檸檬	臀浴	需使用加熱後再冷卻的水

症　狀	使用精油	用法	備　　註
晚霜 (正常/乾性)	1. 天竺葵＋薰衣草＋香水樹＋檀香木 2. 天竺葵＋薰衣草＋紫檀木	按摩	
晚霜 (油性/粉刺)	1. 絲柏＋檸檬 2. 絲柏＋檸檬＋薰衣草 3. 佛手柑＋絲柏＋杜松莓	按摩	
乾性皮膚	檀香＋天竺葵＋紫檀木＋香水樹	按摩	
成熟皮膚	乳香＋薰衣草＋橙花	按摩	
正常/乾性皮膚	天竺葵＋薰衣草	化妝水	
油性皮膚	佛手柑＋薰衣草	化妝水	
臉部面膜	高嶺土適量＋2匙蒸餾水＋蜂蜜＋薰衣草＋天竺葵	面膜	
油性髮質	1. 佛手柑＋薰衣草 2. 檸檬＋香水樹＋柑橘	按摩 清洗	
頭皮屑	尤加利樹＋迷迭香茶樹＋10 ml 荷荷芭油	按摩 清洗	
因漂染所造成的受損髮質	1. 紫檀木＋天竺葵＋檀香木＋薰衣草 2. 薰衣草＋迷迭香＋天竺葵	按摩	護髮油
潤絲(黑髮)	迷迭香＋紫檀木＋天竺葵	最後清洗	
潤絲(金髮)	洋甘菊＋檸檬	最後清洗	

8

症　狀	使用精油	用法	備　　註
背部放鬆	佛手柑＋天竺葵＋檀香木或馬鬱蘭(馬喬蓮)＋香水樹＋薰衣草	按摩油	
分娩	快樂鼠尾草＋玫瑰＋茉莉	按摩油	夜櫻草油效果最佳
妊娠紋	薰衣草＋橙花	按摩	
便秘	馬鬱蘭(馬喬蓮)＋玫瑰	按摩	
會陰復原	絲柏＋薰衣草	臀浴	
產後按摩	佛手柑＋紫檀＋柑橘或檸檬草＋柑橘＋天竺葵	按摩	
雙腳酸疼	薰衣草＋迷迭香	按摩	
胸腔按摩(小兒感冒)	薰衣草＋茶樹＋綠花白千層＋檀香木	按摩胸腔	小朋友感冒或支氣管炎感染
泡澡(小朋友)	1. 天竺葵＋柑橘 2. 薰衣草＋快樂鼠尾草	泡澡	
胃痛	洋甘菊1滴	熱敷	

第9章

星座與芳香療法的奇緣

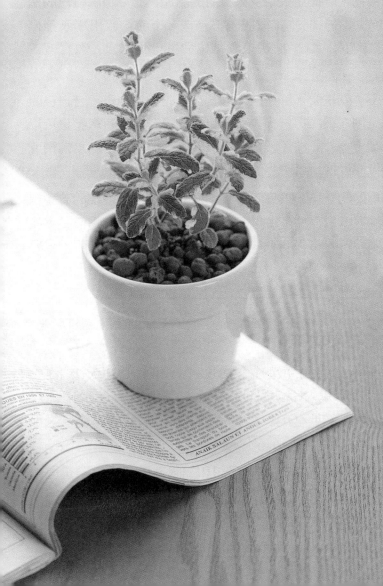

隨著地球的誕生，當人們仰望天空時，星星就一直是讓人們著迷的泉源。你只需抬頭觀看夜空，就會理解，在古代文明看來，那樣璀璨的群星該是多麼神聖又深邃的神秘世界。隨著時代的流傳，一個個的星座故事伴隨著人類直到今日。

星座的神秘，一直是大家喜歡探討的話題，想要瞭解自己的個性可從星座先開始，但並非每個人都一樣，不能夠套用那幾種模式來評斷，因為人的性格面相還受到生活環境、家人、教育方式等影響。

了解星座，就是要了解自己，了解自己就能找到更適合自己的方向。從星座個性踏出第一步，想想自己的優缺點與特徵，也可以從所屬的星座中，認識與了解自己潛藏的性格與特質，加以彌補或改正，一定更能發揮自己的專才及與別人和諧相處。

透過本章節的介紹，讓您了解到不同星座該用什麼樣的芳香精油來改善情緒與激發潛能？遵循我們為您選擇的配方，相信必定能夠讓您創造屬於個人完美的魅力、恢復自信。戀愛不順利時，只要利用星座與芳香療法的完美結合，你將開啟人生的另一扇窗。

9-1 星座概論

我們一般所談論的「星座」(SIGN)，指的是「太陽星座」(SUN SIGN)；亦即以人(當然是地球上的人)為中心，同時間在太陽運行的軌道(希臘文即ZODIAC：意即─動物繞成的圈圈，又稱"黃道")上所運行到相對的星座位置。

行星代表驅使你身體、感情思想和知覺系統的力量。這些力量會因應行星在黃道帶上十二星座的位置而有不同的表現，不同的星座會引導這些力量產生不同的行為模式，也就是不同的性格

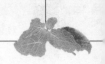

特徵。

　　古代的占星學家們，將他們所發現的—在地球360度界面延伸出太陽系外，恰好約各三十度等份各有一個，總計爲十二個星群。這套命理演進、流傳至今已有五千年的歷史了，它們以這十二個星座爲代表。但這些星座並非是某一個"星星"的意思，只能視爲「名稱相同的一種代表標記而已」。

　　由春分點(春分日)，即黃道零度起算，十二個星座依次排列的順序是牡羊座、金牛座、雙子座、巨蟹座、獅子座、處女座、天秤座、天蠍座、射手座、摩羯座、水瓶座、雙魚座。

　　瞭解星座的特性，就是瞭解自己的第一步。什麼是自己的性格特徵？什麼對自己最重要？自己的優缺點在哪？造成精神壓力的原因又是什麼？當瞭解自我，想要放鬆、恢復自信或戀愛不順利時，透過星座與芳香精油的完美結合，提供您另一個令人驚訝的選擇。

一、四分星類法的排列：

火象星座 (Fire) ☞　牡羊座、獅子座、射手座

　　溫暖、狂熱都算是火象的基本特色，而他們最擅長的拿手絕活是「煽風點火」、「鼓動人心」，他們的脾氣有點火爆，是想到說到就要做到的行動派。

土象星座 (Earth) ☞　金牛座、處女座、魔羯座

　　穩定、現實主義是土象的基本特色，他們重視物質條件及感官享受。因爲跟隨在火象星座之後，因此肩負著達成任務的使命。他們是黃道十二宮的建築大師。

風象星座 (Air) ☞　雙子座、天秤座、水瓶座

　　有智慧、善交際是風象特色，他們尤其擅長演講及說服的差

9

事，憑藉巧言令色的絕活，爲接續土象星座打下的基礎而發揚光大。

水象星座 (Water) ☞ 巨蟹座、天蠍座、雙魚座

情緒、感覺、想像力是水象星座的特色，他們也許不如風象星座的能言善道，藉由情感的表達來傳遞他們對這世界的感受卻是無人可及。

二、上昇星座 Ascendant

關於上昇星座的正確說法，是指出生當時由出生地延伸到東方地平線，再向外延伸到黃道上所指的星座，所以，要得知自己的上昇星座，就得要先知道自己詳細的出生日期、時間而且要精準到「時」和「分」，還得要知道自己出生地的經緯度。

上昇星座可說是人格外在展現的第二因素(太陽是第一主因)，在占星學中會影響到人格的星曜只有二個：一是太陽星座，另一就是上昇星座。上昇星座是一種不需思考即反應出的人格展現，有趣的是這種人格變化，是不會在面對陌生人及很多人的時候展現出來。

上昇星座是占星學中出生圖上"定宮"的主要起始點，因此地位也相對的格外重要。上昇星座是第一宮的起始，而第一宮的主要影響就是與人格有關；另外，第一宮所影響的有天性、性情、健康、體格、外貌，以及個人的喜好。其實上昇星座所表現的特質與太陽星座所表現出來的形態相同，只是表現環境不同，所以當得知自己的上昇星座時，也可參考該星座在太陽星座的解說爲何。

三、月亮星座

月亮星座的位置，亦是根據個人的出生日及時間，根據星曆表

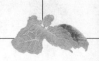

查照得知。太陽影響了人格的表裡，就像是在太陽光之下，除了我們看到的實體，同時也有一個影子；而太陽星座就是一個給他人看到的實體，上昇星座便是那個影子。但這個實體的形成，卻是因為月亮星座。

月亮星座不會影響外在人格的表現，卻會影響人格的形成；如果說太陽代表真正的自我，而月亮所象徵的就是圍繞著自我的感情與意識。相對於太陽的火熱，月亮較屬陰柔面，它強烈影響到一個人的潛在特質，在內心深處一直忽略，卻時時左右著所有的行為，及一些無法言喻、又確實存在的特性。

月亮星座雖存在於潛意識，但它有一段時期會表現在外，那就是幼年及小學階段。有點像是觸角的作用，這種人生的觸角，在幼年及少年階段伸出來感覺生命，並且毫不隱藏；當對生命有所回應之後，便收藏起來不再為他人目睹。若是在感知的過程中遭遇到傷害，那人格將會受到影響，而傷害則可以從太陽與月亮的角度，以及上昇星座與月亮的角度中探知。當然其它各星曜也有其對月亮的影響力，但是最主要的還是只有太陽及上昇星座。

月亮亦主宰個人與母親的關係。母親是最初照顧我們的人，嬰兒與母親間的關係，會直接影響到日後個人與情人交往的模式。對女性而言，月亮是當她成為妻子時，所將扮演的角色，會看到母親對她的影響。月亮星座對男性而言，尤其重要。月亮代表母親的特質、心目中理想太太的模樣；也會影響所接觸的女性關係，決定她們的性格傾向和對個人一生的影響。

月亮位置的富於變化，影響個人對環境的適應能力，或者對新奇事物的接受程度。人際關係的好壞，是否受人歡迎、受人讚賞，對外在事物的直覺力；再加上男性一生中和周遭女性相處的情況，全部都是受月亮星座所支配的。

從月亮星座，可以瞭解一個人的家庭生活方式與感情模式，瞭解月亮星座，也就掌握了個人的感情世界。

■ 9-2 當星座遇上芳香療法

古代的人類比現代人更懂得該如何將占星學與芳香的世界加以結合。他們運用靈感和直覺，並從實際生活中累積經驗，了解哪顆星支配著哪些植物，對哪些成分產生影響。因此，善基利用十二星座理論並搭配芳香療法，肯定使您的心靈更加踏實並能將您提升到更不平凡的境界。

一、八大行星

每一個星座，都和一個星有守護關係，這對我們了解星座的特質有一定的幫助。以下，我們將先介紹八大行星的意義與影響，這會讓大家更快速的進入十二星座的領域中。

金星 Venus ☞ 守護星座：金牛座、天秤座

金星是最靠近地球的星球，在黃道上運轉比地球要快。金星是顆女性的、陰性的星，代表我們的愛情觀、愛情運。要知道男性愛慕哪種女性、追求哪種女性，即可從金星的星座來推算。

金星除了主宰愛與美之外，還影響了我們有關情感(指情愛及婚姻的表達)、異性的吸引力、如何表達情緒的方法(情緒的形成是由月亮影響)、藝術的感官、美感、女性的緣份、喜歡的女性典型(並不單指向男性的角度，同時也可以看出女性對於其他女性的喜歡程度)、女性的影響力、和諧感、和平、幸福、完美、感覺(指物質方面的感官)、夥伴關係(合作關係，注意，夫妻或情侶也是一種夥伴關係)、人際關係、金錢、資產、價值觀(指物質面)、以何種方

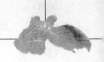

式追求舒適的生活享受(單指物質方面)、流行、衣服、裝飾、社交生活。

　　金星與人的身體有關的部位是後腰、喉嚨、腎臟、副甲狀腺。

木星 Jupiter ☞　守護星座：射手座

　　木星有著穩定和明亮的光芒，因此被視爲象徵幸運的吉星。大約十二年繞行黃道宮一周，每一年行一宮；因此，同年齡的人在同星座中，幾乎都有木星。它總是和〝擴展〞這個觀念有關，也是太陽系中最大的行星。

　　木星自古以來就被稱之爲幸運之星，常與好運聯想在一起，同時也影響旅行(木星所影響的是長距離及長時間的旅行)、與外國相關的事務(與國際相關之事務)、大學以上的學問、深造、留學、高深教育(專業教育)、知識、深入研究、哲學、法律、宗教及相關事物、冥想、擴展、語言、出版、本職能能、道德、發展。

　　在人身體方面，木星所影響的部位是肝臟、膽、腦下垂體。

水星 Mercury ☞　守護星座：雙子座、處女座

　　水星是顆智慧之星，掌管著人類的心智、說話的速度、交流(心智、言語、精神、思想、資訊)、語言的表達能力、心思、思考模式、思考的方向、學習、大學以下的學問、記憶力(記憶的方式)、創意、靈敏度、知識來源、敏感度、判斷力、旅行、(水星所掌管的是短程及短期的旅行)、每日及短程交通工具與路程。

　　水星會影響人體的神經系統、呼吸系統、腦部、手臂、手指、甲狀腺、知覺。在社會上活動所需要的能力或在社會上所受的評價、職業上的適應性，亦可在水星的星座位置上得到瞭解。

火星 Mars ☞　守護星座：白羊座

　　火星是最靠近地球外圍的行星，繞行所有的星座，需時約兩年　**9-7**

半，在每個星座停留兩個多月。火星具有熱與乾燥的特質，包含能源、熱情、激烈等意義；代表個人行為表達方式、體格與體能，表示出個人活動和熱情的力量。

火星影響了一個人<u>精力</u>、行動力、<u>機動力</u>、活動力、努力的焦點、工作的態度、執行的能力、男性的影響(男性所給予的影響)、喜歡的男性典型(並不單指向由女性的角度來看男性，同時也看出男性對待其他男性的喜歡程度)、侵略性、勇氣及表現、冒險、鬥志、熱情及展現方法、積極或消極、脾氣、暴力的程度。

在人身體方面，火星所影響的是頭部、臉部、<u>肌肉</u>、泌尿生殖系統(指外生殖系統，也就是泌尿與生殖共用的部份)、<u>性腺</u>、副腎上腺、紅血球、腎臟，同時也影響了意外傷害的發生、刀傷、燙傷，另外，急性疾病也可以透過火星得知相關的訊息，例如：何處容易罹患或是以何種形式罹患。

土星 Saturn ☞ 守護星座：摩羯座

土星大約三十年繞行黃道一周，停留在每個星座的時間約二年半，其運轉改變位置的速度是比較慢的。

土星除了代表限制、禁錮、紀律、責任之外，也影響了此人面對秩序的方式、是否辛勤工作、尋求自我肯定、定位、培養意志力、耐力、教訓、經驗、面對傳統的看法、堅忍的態度、毅力、壓抑自我、規限、排除異己、謹慎、磨練、試煉、實際的態度、沮喪及悲觀的性情、惡運、社會上的價值觀、面對現實的態度。

土星在人體方面所影響的是老化現象、皮膚、牙齒、骨骼、膽、胰、迷走神經、關節組織。土星同時可以看出一個人與<u>自身慢性疾病</u>之間的關係。

天王星 Uranus ☞ 守護星座：水瓶座

天王星繞行黃道一周約八十四年，停留在各星座的時間約七

年，於1781年時被發現。天王星在星座中的位置明顯指出了世代的差異，也就是同一時期的人類共同命運；不同的時代，均對個人產生一定的影響。它的星座位置，有歷史性的時代意義，大於對個人性格與思想的影響。天王星象徵迎接新時代的革命意識，其關鍵字彙是「改變」，即表示對抗陳舊意識的新希望。

天王星的影響除了與革命、革新、變化有關外，同時也影響了科技、反傳統、特立獨行(天王星的自轉軸及逆時鐘自轉和軌道的獨特行逕)、現代科學、航空學、電子、無線電(未來的時代，就是電波的時代)、太空旅行、創新、發明、獨創、革新的思想、分裂、個人主義、自由、人道主義、怪癖、離經判道。

天王星對人體方面所影響的是循環系統、松果腺、癱瘓、肉體的變化(整形、變性)、性慾倒錯或偏離、突發性神經崩潰。

海王星 Neptune ☞ 守護星座：雙魚座

海王星於1846年時被發現，繞行黃道一周約需時一百六十四年，在每個星座約停留十四年左右，爲天王星的兩倍。海王星象徵憧憬或幻想，是影響世代的三顆行星中，力量最強大的一顆。因此，海王星落在各星座時，會對某一時代、某一群人造成特殊的影響，對個人的影響並不顯著。

海王星影響了與藝術有關的事物，像是想像力、心智歷程、詩歌、舞蹈、靈感(尤其是藝術及宗教方面的靈感)、理想主義(過度夢想式)、一般智慧、夢想、敏感、直覺、精神層面、藝術創造。而由於麻醉劑的應用不當，以及召靈術和催眠術的盛行，海王星也影響了藥物、迷幻、憂慮、猶豫、毒品、毒藥、麻醉劑。當然由於麻醉技術的應用，而使得醫學有了更大的改革，因此海王星也影響醫院。

海王星影響人體的部位是脊椎神經系統、一般神經系統、視丘。

冥王星 Pluto 守護星座：天蠍座

　　冥王星發現於1930年，是所有星體中移動最緩慢的一個，大約需要二百四十八年才能在黃道上繞行一周。由於其軌道較異常，停留在每個星座的時間從十二年到三十年不等。冥王星象徵人類將受到壓抑的潛意識予以實體化的力量，一般認為那是與太陽相反的力量。

　　冥王星所影響的事物有冥界、天災人禍、火山、地震、大企業、政權(比較屬於極權專政)、金錢(由於冥王星所掌管的是地下的事物，所以地下的寶藏也與其有關，這裡的金錢是一種暴發的形式，不像土星那樣是以耕耘收成有關)、巨富(與主星成良好相位，或是進入與資產有關的宮位)、犯罪傾向(這裡不單指向個人的犯罪可能，也可以看出在該世代所出生的人們的犯罪方式)、殘酷(與世代的關聯性較大)、獸性(自我的控制能力)、虐待(何種方式)、重大潛力(很未知的一種心靈力量)、潛在力量(由意志所暴發出來的肉體力量)、生命各階段的轉振點(重大的變化，尤其是冥王星進入到另一星座的那段時期所受到的影響)、作大事業的天賦、破壞與建設(這裡的建設是屬重建)、結束與開始(不是開始與結束。開始與結束是一種循環，而結束與開始是一種轉變，同時也暗示極端的變化)、權力與變化(易權)、強迫性的改變(不是自願的，卻又無法抗拒)、消滅。

　　個人身體與冥王星相關的部位是性腺、潛意識。

■ 9-3 星座與專屬的芳香療法

牡羊座 Aries ☞ 3/21-4/20

來源

　　提撒利亞王國的國王阿塔馬斯和妮飛雷王妃有兩個小孩，可是

阿塔馬斯國王喜歡上鄰國替貝的伊若女王之後，竟然將妮飛雷王妃趕了出去，伊若女王因此成了王妃。剛開始伊若還滿關心那兩個小孩的，可是當她生了自己的小孩後，便擔心那兩個孩子會影響到她自己孩子的將來，所以計畫要殺死他們。

就在春天播種的前一天，伊若將所有的種子都以火烘乾，使得所有麥芽一顆也沒長出來。於是國王問占星師這究竟是怎麼一回事，早就被伊若收買的占星師告訴國王，神們非常生氣，必須把前一個王妃的孩子當作是犧牲品獻給宙斯。妮飛雷知道她的小孩將要被獻上時，她請求宙斯救救她的小孩們；宙斯因為可憐妮飛雷，所以傾聽了她的請求。當兄妹倆被帶上祭壇，祭司正要殺王子波里庫斯塞斯的一剎那，一隻金黃色的羊從天空中飛了下來，載著兄妹倆飛往天空的彼方。 那隻羊如風一樣在空中穿梭，因為速度實在太快了，妹妹黑蕾在途中頭昏眼花的摔下去，掉進海裡死掉了。

波里庫斯塞斯則毫髮無傷的抵達庫里基絲國，並與國王的女兒結了婚，過著幸福的一生。波里庫斯塞斯為了要感謝宙斯，所以將那隻羊獻給宙斯，那隻羊也因此加入星座的行列，變成了牡羊座。

童心未泯的大小孩

9

牡羊座的人就像一個獵人，一旦瞄準獵物便會毫不猶豫的衝上去，而且他可是胸有成竹！牡羊座的人極為熱情、愛挑戰、愛刺激，可惜耐性不足，更不能對他做出任何的考驗，他只接受明戰，可受不了暗鬥！

戰神瑪爾斯(火星)是牡羊座的守護星，注重正義感、志氣和名譽。他們強烈的意識到自我存在的重要性，富積極心、領導力和鬥爭心，往往憑直覺行事。

衝動是牡羊座給人的印象，在新的環境下，能發揮拓荒者的精神，帶頭領軍，頗有領導者的風範！可以協調荷爾蒙分泌的香水

樹、讓人可以從較正面的角度去看待事情的快樂鼠尾草及可以緩和憤怒和挫折感的佛手柑都是讓牡羊內心恢復平靜的芳香療法。做事具有瞬間爆發力但不持久的個性，需要靠具有木質純樸香味和溫暖感的乳香，來讓全身放鬆，平靜情緒，仔細思考處事的態度及方向。喜歡靠直覺行事的牡羊座，最需要的是清晰透徹的頭腦來讓自己明確的了解什麼是最重要的，因此能夠讓頭腦清楚的檸檬及具穿透力可以淨化空氣，讓心情振奮的尤加利樹香味，也是幫助牡羊思考的最佳工具。

動作快速的牡羊常讓人覺得缺乏柔性之美，玫瑰的芳醇會讓人增添優雅，杜松及馬喬蓮也可減緩快速奔放的思考，讓牡羊沉靜理性一些。

牡羊座的名人

德國宰相俾斯麥 (Bismarck)

馬龍・白蘭度 (Marlon Brando)

梵谷 (Vincent Van Gogh)

默劇大師查爾斯・卓別林 (Charles Chaaplin)

金牛座 Taurus ☞ 4/21-5/20

來源

腓尼基亞的歐羅巴公主是位很漂亮的小姐，宙斯王對他一見鍾情，便化身成雪白的牛接近她。歐羅巴發現這隻漂亮溫馴的牛，情不自禁地騎上了牛背，在草原上散步。當牛載著歐羅巴到海邊的時候，突然瘋狂地衝向海裡，公主嚇得大叫，想要趕快從牛背上跳下來，可是他們早已到了大海中央了。

歐羅巴一邊哭泣一邊緊緊的抓住那隻牛，不知道過了多久，他們身旁出現了許多跳著舞的水仙子，海豚和其他各式各樣的海洋生物也紛紛從海裡出現向她打招呼。歐羅巴問那隻牛說：「你到

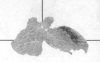

底是誰？」那隻牛非常溫柔地回答她：「我是萬神之王宙斯，妳不用害怕，我是因為愛妳才以這樣的姿態來迎接妳。」宙斯就這樣將歐羅巴帶到了克里特島，也就是宙斯出生的地方，他們在這裡結了婚。

宙斯將這片大地以妻子歐羅巴之名為名，也就是後世所稱的歐洲，然後他自己變身成牛的樣子就成了金牛座。

堅定不移，眼見為憑

大多數金牛座都會有一雙炯炯有神、發亮的圓眼睛，和一付有時候會有點扭的牛脾氣，有點固執、有點小氣，但他絕對是善於積蓄財富的。他會喜歡音樂、藝術以及任何美的事物，在他的世界中，最美的境界是默默傳情，以無聲勝有聲。

金牛座的守護星是愛和美的女神維納斯(金星)，這便表現在金牛座愛好美好的事物和優雅的品味上。

對事物雖然猶豫不決，但是一旦決定下來，就能以堅忍不拔的精神，執著向前是金牛座最大特性，只有在自己親眼看到、親手摸到、親自體會後才會產生認同。如果能夠用茉莉及橙花來加強隨機應變的直覺能力及處事的敏捷度，能夠加速成功的路途，更快達到理想。

雖然金牛座的人忍耐力強，行事慎重，但是頑固、無法變通也是他們最大的缺點，因此藉由明快、清晰芳香的山蒼果及佛手柑來調整身心狀態，讓思想更具彈性空間。另外藉著可促進精神集中的檸檬及促進腦筋靈活的迷迭香來增加速度並加快行動效率，如此即可讓稍微緩慢的金牛以較經濟的速度達向目標。

追求美好事務的金牛座最怕因喜歡美食、好東西而成為好逸惡勞的快樂主義者，杜松的木質芳香可以排除身心的邪念，葡萄柚可以為心靈打氣加油，讓過多的物質慾望減緩。

對於感情，金牛座也是處於慢半拍的狀態，因為謹慎讓金牛座猶豫不決，常常錯失了愛的機會，因此充滿異國情調的香水樹與平靜不安心靈的天竺葵可以增添金牛對戀愛的決斷力。

對於勞碌命的金牛而言，舒緩肌肉僵硬或是提振精神增加注意力的檸檬草及迷迭香也是必須的。

金牛座的名人

芭芭拉史翠珊 (Barbra Streisand)

畫家達利 (Salvador Dali)

希特勒 (Hitler)

奧黛莉‧赫本 (Audrey Hepburn)

莎士比亞 (William Shapespierr)

雙子座 Gemini ☞ 5/21-6/20

來源

雙子座在希臘神話中代表卡斯特和波樂克斯這對雙胞兄弟，他們都是皇后所生的蛋而孵出來的。哥哥卡斯特的父親是斯巴達國的國王，弟弟則是宙斯之子，故有不死身，二人從小一起長大，感情十分好。卡斯特擅長戰術，波樂克斯則善於格鬥。二人也喜歡冒險，而最出名的為以下「阿哥號」的故事。

希臘的伊奧柯斯王子傑生長大成人後要求叔父歸還王位，怎料他要求傑生到科爾奇斯取回金羊毛才願意退出。於是傑生決定出征，更從各地招募五十名勇士。除了卡斯特和波樂克斯外，還有海格力斯、大音樂家奧菲斯、醫師亞斯克雷皮歐斯等著名勇士同行。奧菲斯站在船邊彈奏豎琴，向神祈求，而在這對孿生子頭上各有一顆大星亮了起來，賦予他們平定暴風的力量。因此他們被奉為航海的守護神。

一行人從希臘出發，經歷了各種的危險，最後「阿哥號」平安到達，取回金羊毛予傑生。　其後二人仍向不同的冒險進發，但不料皆遭同伴出賣，卡斯特因而死去，只留下不死身波樂克斯。於是波樂克斯向宙斯請求與卡斯特共赴黃泉，之後兩兄弟半年在天上生活，半年在黃泉生活。這個故事可能是因為雙子座從冬天到春天都出現在傍晚的天空，但其餘半年就看不見其影蹤而來的原因。

看我七十二變

　　個性敏銳又快捷。有強烈的好奇心和求知慾，對於新觀念和新流行的感觸十分敏銳。聰明機智，有辯才，是一個謀略家和演說家。遇事都能妥善對座，冷靜觀察，果敢而有擔當。而且常會有一些突發奇想的點子，有大膽假設，小心求證的個性。

　　個性敏銳又快捷。有強烈的好奇心和求知慾，對於新觀念和新流行的感觸十分敏銳，有點難纏，有點善變，有點「八卦」，又有點博學多聞。在人群中總是活靈活現，一雙眼睛轉個不停的人，就是雙子座的最佳寫照。

　　雙子座的守護星商神(水星)掌握著情報、流行、商業和溝通。因此在面臨困難時，雙子的頭腦會非常靈活，能夠花費最少的努力獲得最大的效果。但也因為小聰明常常讓他們忘了腳踏實地的努力才是成功的最主要因素。

　　雙子座雖然遇事都能妥善應付，冷靜觀察，果敢而有擔當，但有時候卻帶點神經質，因此能夠消除精神壓力的精油，對他們特別的重要，如最具放鬆效果的玫瑰及檀香木，或是充滿陽光感覺的葡萄柚及桔子，甚至是可以恢復疲勞的薄荷及迷迭香，都適合雙子座的薰香。

　　思想及動作都很敏捷的雙子，常常忘了去傾聽別人的聲音，稍微控制一下自己的思考速度，讓自己有時間去思考對方的立場，絲

9

柏的木質、辛辣香味能夠使人了解傾聽他人聲音的重要性。

多才多藝的雙子常常為了有興趣的東西徹夜不休，因此可能會影響到生理機能，具有安定神經的薰衣草及香蜂草，是外放積極的他們安定下來的最好選擇。

雙子座的名人

約翰・甘迺迪 (John Kennedy)

美國詩人惠特曼 (Walt Whitman)

英國小說家湯瑪斯・哈代 (Thomas Hardy)

法國畫家高更 (Paul Gauguin)

巨蟹座 Cancer ☞ 6/21-7/20

來源

風流的宙斯愛上了希臘將軍的妻子愛克美娜，便趁著將軍出征的時候冒充愛克美娜的丈夫去親近她。後來愛克美娜為宙斯生下一個兒子，取名海格利斯，擁有天生神力。而天后赫拉則因為氣憤丈夫宙斯他的背叛，無時無刻的想對海格利斯報復和詛咒。

最後赫拉終於使用魔力讓海格利斯喪失心智，並親手將自己的妻子及三個孩子殺死。海格利斯清醒之後，接受了好友凱撒的勸告而未自盡，但是他決定以苦行的方式來洗清自己的罪過。海格利斯謙卑的請求馬西尼國王尤里斯收他為奴，而國王交給他十二項幾乎不可能完成的苦行任務要他完成。其中第二項任務是殺死在勒拿湖的一隻九頭怪獸黑德拉。當海格利斯在與九頭怪獸爭鬥時，天后赫拉卻偷偷地派遣了一隻大螃蟹來幫助九頭怪獸；巨蟹用鉗子緊緊的夾住海格利斯的腳，想使他不能動彈；但海格利斯在最後還是用棒子將巨蟹打死，完成了不可能完成的任務。而天后赫拉後來為了感念巨蟹，就把牠的殼懸掛於群星之中。這就是巨蟹座

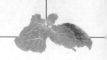

的由來。

滿腔熱血的好心腸

熱心參加愛家、愛鄉、愛民的團體，自我意識很強，尊敬能夠保護自己立場的人，帶有懷舊的心情，巨蟹座的人實質上是一個十分傳統的人。

巨蟹座的守護星是支配母性愛的狄安娜(月亮)，對外親和謙恭，頗有公眾意識，但是對內則有強烈的防衛本能。具有優秀的創造力是巨蟹座的特徵，能夠創造出令人感受生命喜悅的東西，清新充滿活力的檸檬草可以活化創造力，讓巨蟹座的能量倍增。但也因此常常讓巨蟹座為了創造出更新穎的事物而過度的操勞，產生過度的精神壓力，洋甘菊、薰衣草、馬喬蓮可讓緊繃的巨蟹座放鬆心情好好的養精蓄銳，為明天儲存充沛的活力。

但巨蟹座的溫暖並不是照亮在每個人身上，他們只會對自己喜歡的人施予關照，因此常會讓他們喜歡的人承受過多的照顧，而不讓他們備感冷漠。明亮的快樂鼠尾草和略帶有木質香味的乳香可以調適巨蟹座的強烈佔有慾及獨占性，也可讓他們保持充滿開朗的笑容去更坦然的接受週遭的每一個人。容易在情感上受傷的巨蟹座，受波動的情緒可靠具有平衡舒緩的薰衣草和橙花來做為輔助。

巨蟹座的名人

亞歷山大帝 (Alexanderthe Great)

皮爾‧卡登 (Pierre Cardin)

溫莎公爵 (Dukeof Windsor)

海倫‧凱勒 (Helen Keller)

海明威 (Ernest Hemingway)

獅子座 Leo ☞ /21-8/20

來源

米亞巨獅是一頭極其凶狠殘暴的野獸，牠的身體是銅皮鐵骨，人的武器是傷牠不了的。有人說牠是巨人與巨蛇所生的怪物，亦有人說牠是從月亮掉下來的。只要一說到牠，人們便不寒而慄，十分害怕，於是海格力斯便照天后赫拉的命令殺牠。海格力斯面對著它也毫無懼色，背著箭袋，一手拿著弓，一手拿著一棵連根拔起來的大樹，走進尼媚亞大森林，尋找巨獅。

黃昏時，他看到巨獅從森林處走出來。這頭獅子才飽餐過一頓，舌頭舔著從嘴裡滴出的血，大搖大擺地走著，小獸們都慌張地向四外奔逃。赫克力斯躲在樹叢背後，向牠射出一箭，碰在獅子身上，但就像碰在堅硬的石頭上返彈回來，掉在地上。

獅子發現了他，昂起浴血的頭，露出可怕的牙齒，對著他猛衝過去。海格力斯趕忙射出第二箭，可是連牠的皮也沒擦破。這時巨獅將尾巴夾在兩腿中間，脖頸因憤怒而膨脹，鬃毛豎立起來，弓著背，大吼著向海格力斯撲來。他急忙閃身躲過，從獅子背後緊緊勒住牠的頸，活活勒死了這頭巨獅，並剝下牠的皮，做一面盾牌，還利用牠的上下顎做了一個新的威武的戰盔。後來宙斯為了紀念這頭巨獅的驍勇善戰，便依牠的樣子變成了獅子座。

鋒芒萬丈的陽光之子

為人正直，頗具威嚴。喜歡以自己的魅力和才能開創出一片天地，並熱衷於權力地位。處事物時採用光明磊落全力以赴的做法，厭惡卑劣的小人行徑。有演戲的才華，對自己充滿自信，近乎自戀。另一方面，由於心胸寬大，自能吸引群眾。不過，容易被自己的情緒左右，經常覺得孤獨。

他有捲捲的毛髮，長長的爪子，看起來溫和善良而且光芒萬

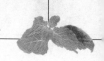

丈，所以，他想，應該尊敬他一點…。獅子座的人總是在不經意之間流露出王者風範的氣質，並且希望所有的目光都集中到他身上，然而事實也是如此，有誰不喜歡陽光的溫暖呢？

獅子座的守護星是光芒萬丈能夠帶領人們進入美好境界的阿波羅(太陽)。獅子座的人喜歡以自己的魅力和才能開創出一片天地，並熱衷於權力地位，必須讓周圍的人認同自己，一定要讓自己成為中心人物，因此無論作任何事都會積極進取，也會扛下所有的責任；獅子座的人本性是很開朗、無憂無慮的，總是讓人有陽光的感覺。

正因為獅子座內心有王者的意識，所以在態度和言語也會不知不覺的表現出高傲自大！處事時採用光明磊落全力以赴的做法，厭惡卑劣的小人行徑！因此建議應該保持謙虛並且顧慮他人的自尊心。沉靜木質味的檀香木以及能夠讓人內心平靜的乳香是能夠讓獅子座有更深層的領悟，進入自身的體認。充滿自信和靈感的獅子座容易造成緊繃的精神壓力，因此需要能夠舒緩壓力的葡萄柚或是培地草來放鬆自己的身心。充滿智慧的獅子座無論於工作或是生活上都是充滿活力和靈感的，配合香蜂草怡人的芳香更可以活化全身的細胞，增添本身的魅力，更可以激盪腦力，增加工作的效率。

但獅子座的高傲也反映在情感上，讓人有難以接近的感覺，並且容易被自己的情緒左右，經常覺得孤獨。軟化態度還有增添魅力的茉莉和玫瑰是最佳選擇，或是可以放鬆心情的快樂鼠尾草、杜松都是不錯的選擇，透過些芳香來平和情緒，令內心徹底放鬆，激發溫柔的情感。

獅子座的名人

拿破崙 (Napoleon Bonaparte)

古巴強人卡斯楚 (Fidel Castro)

賈桂琳・甘乃迪 (Jacqueline Kennedy)

獨裁者墨索里尼 (Mussolini)

浪漫詩人雪萊 (Perey Shelley)

處女座 Virgo ☞ 8/21-9/20

來源

　　農業女神迪米特和萬神之王宙斯有一個女兒叫做貝斯芬尼。有一天貝斯芬尼和幾個感情很好的少女們去摘花時，被冥界之王黑地斯搶走，他要貝斯芬尼作他的妻子。

　　農業女神迪米特在悲傷中封閉她的心，世界的花草都枯萎了，樹木也無法結果。於是萬神之王宙斯說動了冥王黑地斯，將貝斯芬尼還給她母親。冥王心有不甘，便使了個詭計，拿了一些石榴果實給貝斯芬尼，因為神界有一個規定：如果吃了冥界的食物，就不能從冥界出去。不知情的貝斯芬尼吃了四顆石榴果實中的兩顆就回到了地上了。

　　看到貝斯芬尼回來，農業女神終於將她的心打開，花草們發芽，大地也終於重生了。可是當她知道貝斯芬尼吃了冥界的果實時，她的心又凍住了。於是萬神之王宙斯當和事佬，決定吃了兩顆果實的貝斯芬尼，每年要在冥界生活二個季節。因為農業女神必須和女兒分開兩季，所以在那期間，所有的植物都枯萎了，世界有了秋冬兩季；當貝斯芬尼回到了地上，農業女神迪米特非常高興，因而草木們也長出了芽，大地歡喜地迎接春天的到來。而處女座就是貝斯芬尼。

認真執著，嚴以律己

　　處女座的人都有一雙很認真執著的眼睛，還有一副批評，研究的表情，不太愛笑，也不太熱情。雖然如此，但是他們對人體貼入微，喜歡接觸社會，嚴以律己，做起事來也有大將之風！不過有時

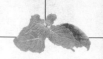

可能過於小心，因此反而無法掌握大綱，而他的煩惱也有一籮筐，挑剔的工夫更是一流！

處女座的守護星是代表「勞動、工作」的商神(水星)。處女座的人在個性上具有優秀的分析能力，思慮較多，富於批判精神，容易成為鋒利的評論家。他們能夠發現別人沒注意到的小徵兆，並於適當的時機向他人傳達，成為眾人的依靠。但這種敏銳的觀察力有時會讓人覺得難搞、囉唆，檀香木的平靜芳香能夠讓人學習如何認識事情的真相，並坦然的接受事實。處女座時常處於精神壓力的狀況下，是需要靠培地草來舒緩壓力以避免造成生理、心理的不健康狀態。此外，處女座的人還時常對他人顧慮太多，造成無法明確的表達出內心的想法，茴香及迷迭香能夠增添勇氣和力量，讓悶在心中的壓力減少。

無法坦率的表達內心情感，表現在處女座的感情上，遇到越喜歡的對象越不敢表達自己的愛慕，利用具有誘惑芳香的茉莉及吸引力的玫瑰，能夠增添自信及吸引異性的注意力，同時也需要香水樹的甜蜜、大膽芳香來使處女座的心胸開闊，在情感中隱藏那敏銳的觀察力和愛批評的個性。

因精神造成生理肌肉緊繃的處女座，可利用薄荷、馬喬蓮或是茶樹來舒緩，亦可使用薰衣草來安撫處女座的不安情緒及神經質。

處女座的名人

詩人哥德 (Goethe)

蘇菲亞‧羅蘭 (SophiaLoren)

伊麗莎白女王一世 (QueenElizabeth I)

英格麗‧褒曼 (IngridBergman)

天秤座 Libra ☞ 9/21-10/20

來源

　　在很久很久以前，正義女神阿斯特莉雅是一個公正的判官，她幫人們排解糾紛，區別善惡。因此，由於她的清廉正直，所以深受人們的尊重，凡是不能解決的事情都由她來判別。當時，人類靠著狩獵、採集野果的方式過活，所過的生活極為單純，很少發生糾紛的事情。若有糾紛，阿斯特莉雅就用天秤來公正處理，並把事情的始末解釋清楚，讓人們了解真相，使糾紛的雙方化敵為友。

　　當普羅米修斯盜取了天上的火種到人間，宙斯為了懲罰人類，便令眾工之神用泥土塑造了一個據說是地球的第一個女性－潘朵拉，讓她來到普羅米修斯之兄厄庇墨特斯處。潘朵拉由於受到了諸神的祝福，使她成為最完美的女人；而潘朵拉也不願聽從普魯米修斯的勸告，而跟米修斯的兄弟厄庇墨特斯成了婚。潘朵拉有個所謂「潘朵拉的盒子」，傳說盒子裡有世間最嚴苛的詛咒。潘朵拉由於太幸福了，總覺得生活中好像缺少了些什麼；使得好奇心重的她終於有一天忍不住地打開了那個盒子，於是所有的病痛、戰禍災難…都化做恐怖的幻象，飛向世界每個角落，人類燦爛輝煌的黃金時代也就此宣告結束。

　　雖然阿斯特莉雅努力地為人們化解糾紛和仇恨，但仍無法消除人類的貪婪與衝突，於是阿斯特莉雅傷心地說道：「自私、仇恨和貪婪會毀掉我們的世界。親愛的人們，放下你們的慾望吧！讓愛與祥和充滿這個人間吧！」然而，人們並沒有聽她的勸告，反而變本加厲的，使得世界充滿了罪惡，仇恨在每個人的心中滋生。後來甚至聚眾組成小集團，各自為政。當慾望不斷的膨脹，衝突不斷的擴大之後，終於引起了戰爭。正義女神阿斯特莉雅，再也沒有能力化解人類的紛爭。因此，她只好勸人們說：「用暴力獲得的東西，將被暴力奪走，唯有靠自己努力得來的東西，才是真正屬於自己的。

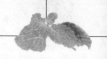

親愛的人們啊！和平才是世界上最有價值的東西，捨棄慾望吧！共同來維持和平。」可是，這些語重心長的話已無法打動人們充滿欲望的心，正義已失去它的力量。阿斯特莉雅在心灰意冷之下，只好帶著天秤回天上去。這就是我們所看到的天秤座。

只要平衡就好了

　　他不見得天生麗質，美艷絕倫或風流瀟灑，但他必然有著迷人的笑靨，八面玲瓏，而且頗有社交才華，容易博得在上位者的眷顧和禮遇。他們通常具有與眾不同的品味與特質，日常生活注重打扮，所以他們往往不顯老，總是以品味與氣質掩飾漸漸流逝的時光。

　　天秤座的守護星是金星，由代表能夠明確區分自我和他人、愛和美的女神維納斯來協助天秤座完成這種使命。天秤座凡事講求邏輯和策略，絕對不以暴力解決事情，而是以巧妙的手腕，在對等的權利和利害中找出平衡點。它是知性的星座，具有溫柔、優雅的舉止，公平的對待每一個人，懂得如何與他人達成協調。

　　天秤座是一個公平的天秤，但如果運用不當反讓人有猶豫不決的負面印象，刺蕊草及薄荷的香味可以令人產生明確的判斷力，迷迭香可以整理凌亂的思緒，讓天秤座增加果斷的決策力。對天秤座而言，在各方面的協調是人生的關鍵所在，但這樣的協調有時也會讓他們出現不安的情緒，清新甘甜的天竺葵可以促進心靈的協調，讓天秤獲得心靈的支柱。

　　天秤座在面臨感情失衡時會有極大的驚慌失措感，而急於想要平息這種緊急狀況，驚慌常讓天秤精神緊繃到無法入眠，薰衣草和橙花的芳香可以使內心更加堅強，也可以治療內心的創傷，令人安然入眠。棕櫚玫瑰浪漫而甜蜜的芳香可以平靜激動的情緒，讓人傾聽內心的聲音，藉此仔細的思索自己內在的需求。

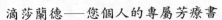

天秤座頗注意自己的生活品質，偏愛精緻的食物加上又很少做運動，常常不知不覺讓身材走了樣，可以杜松配合基礎油，輕柔、仔細的以順時鐘的按摩身體，有助於瘦身，對塑造完美的曲線也很有助益。

天秤座的名人

> 甘地 (Nahatwa Gandhi)
>
> 碧姬‧芭杜 (Brigitte Bardot)
>
> 哲學家尼采 (Nietzsche)
>
> 約翰‧藍儂 (John Lennon)

天蠍座 Scorpio ☞ 10/21-11/20

來源

海神波塞頓 (Poseidon) 有一個名叫歐利安的兒子，歐利安是一個體格魁梧、臂力驚人的小伙子。可是歐利安卻不喜歡生活在水中，而熱愛在山林原野上馳騁及捕獵。

雖然歐利安不喜歡在水中生活，但海神波塞頓十分喜歡這個兒子，所以波塞頓賦與歐利安一種神奇本領，使歐利安不但可以在山林間奔跑如飛，更可以在海面上行走而如履平地，所以歐利安並不是一個普通的獵人。

但歐利安過於傲慢，他誇說世上沒有一種動物是他的敵手，神母赫拉見他如此囂張，便派遣毒蠍子偷襲他，咬傷他的腳，使他中毒而死。赫拉見毒蠍子完成使命，便把它提升到天界，成為天蠍座。

看透你的心

深邃的眼眸、潛伏著火熱熱的熱情，性感的姿態，以一股難以抵抗的磁性魅力緊緊將你箝住。在蠍子的心裡，那股蠢蠢欲動的岩漿，儘管他們不住的按捺、壓抑，但憑著與生俱來的本能，仍能強

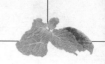

烈的感覺到那隨時可能爆發的時刻。

天蠍座的守護星是代表「起始和結束」的普路托冥王星。天蠍座有足夠的精力和膽識，不懼艱難。觀察力敏銳，經常能夠洞悉事情的真相，對事物也有獨到的見解，常讓人有不知道他內心在想什麼，這也是他魅力所在之處。但在面臨突發狀況時卻缺乏敏感對應的資質，也因此，努力活在當下成為開拓天蠍座人生的關鍵。

無法將自己的想法妥善的表達出來，導致天蠍覺得世上沒人能夠了解他，檸檬清新的香味加上沉穩的檀香木，可以幫助天蠍消除內心的鬱悶，使人能夠更確實的表達自己。精力旺盛不輕言放棄的天蠍座，常常不自覺的讓自己缺乏適當的休息及睡眠，橙花的優雅芳香及馬喬蓮可以放鬆緊張的身心、消除疲勞的情緒，使人進入愉快的夢鄉。

對精神和物質的要求很高，同時也付出相當的努力，奮戰不懈，對愛恨反應十分強烈的個性同樣表現在天蠍座的情感上，安息香的香味能夠讓他們多些包容的心，而羅馬洋甘菊及橙花則可讓蠍子們增加一些寬恕的感覺，使天蠍能更加自在的表現自己的感情。有時天蠍過度的熱情反而會讓對方承受不起，迷迭香的氣味可以令你更客觀的反省自己，保持體恤對方的心情，進一步開放自己了解如何恰到好處。

對於天蠍座來說，需要多多注意個人衛生問題，具有殺菌功能的佛手柑及茶樹，是不錯的選擇。

天蠍座的名人

居里夫人 (Madame Carie)

費雯麗 (Vivien Leigh)

畢卡索 (Pablo Picasso)

理察‧波頓 (Richard Burtow)

9

射手座 Sagittarius ☞ 11/21-12/20

來源

很久以前，有一群腰部以下是馬的怪人，他們被稱爲凱吐魯斯族，是非常兇暴而且野蠻的種族，他們當中只有凱隆有一點點不一樣，他是時間之神庫魯諾斯和一位仙女妮芙麗拉所生的孩子。有一次當庫魯諾斯要去見麗拉的時候，爲了要騙過他的王妃蕾雅，就把自己變成馬的樣子來見麗拉，因此凱隆出生時上半身是人類，下半身是馬。

凱隆非常聰明，受到阿波羅和阿特米斯兄妹所敬愛，阿波羅將他的音樂、醫術和預言能力交給了凱隆，而阿特米斯也將她狩獵的能力、技巧交給了凱隆。不久後凱隆住到黑力翁山的洞穴裡面，教育出好幾個英雄，例如教授天生神力的赫克力斯戰鬥的技巧，還教了阿波羅的兒子阿斯克利弟歐斯變成了名醫。某一天，喝醉酒的海格力斯和敵人戰鬥時不小心用那把塗著怪物希卓拉毒血的箭，意外地射中了凱隆，不管甚麼樣的怪物蹓到這支箭上的毒都活不了，可是凱隆是時間之神的兒子，因爲它擁有不死之身，所以他也就一直被痛苦煎熬著。

看到凱隆這麼痛苦，海格力斯也無法忍受，於是朝著萬神之王宙斯祈禱，請求宙斯解除凱隆的不死之身。最後凱隆終於從痛苦中解脫，安詳的上了天堂。宙斯對凱隆的死非常難過，因此將凱隆放到天上變成了星座，成爲射手座。

愛好自由的吉普賽人

射手座的人，大都很崇拜三毛，那種撒哈拉沙漠的日子，射手座熱愛活動，老往人群多的地方鑽，還是一個幽默風趣的調情聖手！他最愛把旅遊新鮮事掛在嘴邊，因爲他最喜歡把歡樂傳受給每個人了！有他在場，絕不冷場！

射手座的守護星是「擴大的行星」邱比特木星。射手座是個理想和現實可以共存的星座。個性上不受拘束、活潑，但爲人處世不急躁，對名譽的慾望也很淡薄，按自己的方式完成自己想要做的事情，是射手座特有的生活方式。他們大膽而富冒險精神，熱愛自由，任何環境下都能保持精神與行動的獨立，不斷的追求新的人生課題，不斷的開拓自己的世界，但如果能夠學會使自己愉快的持續不感興趣的事情，一定能夠獲得更多的成功和樂趣。

　　由於不喜歡受到束縛，所以如果遇到無法如願完成的事情時，便容易變得焦躁、沒耐性，缺乏應有的協調性。因此當內心產生負面情緒時不妨用雪松、薰衣草或是佛手柑寧靜一下自己，讓自己了解配合不同步調的態度。香蜂草的清新及柑橘的明亮氣氛，可以讓擁有自由心的射手座更加活潑亮麗，令內心充分放鬆、奔放的思考。個性開朗的射手座偶爾也會讓人覺得缺乏優雅的魅力，因此可藉由溫柔的玫瑰、甘甜的橙花讓射手的言行舉止變得柔美端莊，讓射手學會體恤周圍的人。行動和思考快速的射手座，需要絲柏、杜松和檀香木等木質類的芳香來讓自己充分享受冥想的時間，學習停下腳步，仔細思考所面臨的問題，在這種森林的芳香，意識和思考會自然的轉向內在境界。

　　活動力強盛的射手座常常會忘了身體及心理需要休息，不妨以香蜂草、香水樹來放鬆緊繃的身心，或是以薄荷來提振疲勞的精神。

射手座的名人

　　貝多芬 (Beethoven)

　　邱吉爾 (Winston Churchill)

　　馬克・吐溫 (Mark Twain)

　　華德・狄斯耐 (Walt Disney)

魔羯座 Capricorn ☞ 12/21-01/20

來源

天空上有一個形狀非常奇異的星座，它上身像羊，下半身像條魚，這就是魔羯座，是由希臘的山林之神潘恩化身而成的。

潘恩的樣子很奇特，他的父親是神國的使者哈姆斯，母親是仙女珀涅羅珀。珀涅羅珀生下潘恩的時候，差點被潘恩嚇死，因為他的相貌體態奇特，魔羯頭上長了兩隻山羊角，滿臉山羊毛，連耳朵都被絨毛覆蓋，上半身雖然是個人形，但下半身卻生了一雙長了小蹄子的山羊腿，是一個半人半羊的怪物。雖然如此，但潘恩的母親還是很疼愛他，而他的父親更把這個小寶寶用野兔皮包好，帶到奧林匹克山上，眾神一見此子，都十分喜歡，眾神之父宙斯(Zeus)更冊封潘恩為山林的守護神。

潘恩長大後，忠於他的職守，居於山林的洞穴中，終日在山谷中巡視和玩耍。但由於潘恩的樣貌怪異，森林中的仙子都遠遠地避開潘恩，所以潘恩十分寂寞。他很討厭噪吵，一旦被東西嚇到就會茫然不知所惜，據說「恐慌」便由此而來。

有一次，潘恩和下山的寧芙仙子席琳克絲相遇，對她一見鍾情，但席琳克絲見到他的長相，竟嚇得拔腿就跑。兩個人追到河邊時，席琳克絲走頭無路，只好向父親河神求救。潘恩以為抓到她的胳臂，怎料手上握的是河邊的蘆葦，而不見席琳克絲的影蹤。於是他割下數根蘆葦，造成笛子，他更將笛子取名為席琳克絲，虔心地吹奏。潘恩一直隨身攜帶這根笛子，吹奏出優美的曲子。

當眾神在尼羅河邊聚會時，潘恩也如常吹奏。怎料百頭鑽動的怪物泰風竟出現，眾神被牠所嚇，化身成各種不同的動物逃命。潘恩在情急之下，以未化身的模樣浸入水中，但浸入水的部分變成魚尾，但露出水的部分則保持原狀。後來，宙斯利用雅典娜 (Athena)

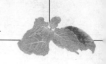

發明的雷錘把這個百頭巨怪降伏了。

一天，宙斯想起了那次可怕的宴會和潘恩逃跑時的狼狽相，便將潘恩那時變身的模樣留在天空中，升爲星座，這就是魔羯座的由來。

堅定不移，不願妥協

魔羯座的人就像角落裡安靜的蜘蛛，永遠在角落靜靜的埋伏，有高度的耐力，在嚴苛的現實環境下仍然能夠耐心等待。它不用追捕那些飛蛾昆蟲，而那麼昆蟲卻會自投羅網，在任何能夠進步開展的地方，你都可以找到他。他就像蜜蜂，最關心工作，除了工作，還是工作。

魔羯座的守護星是「土星」，守護神是「牧神」。魔羯座的人，具有很強的耐力，爲了使計畫周全，可以熬過漫長艱辛的準備時期，絕不鬆懈。這種忠厚老實的態度，大多數人都會很欽佩。魔羯座的人，由於個性嚴謹踏實，過於潔癖或不願意妥協，以及道德觀過強的結果，常使得人際關係並不太理想，因而常覺得是個很孤獨的人，此時可用一些比較柔性的精油來緩和情緒，例如橙花、香蜂草等都是不錯的選擇。魔羯座的人通常骨架較大，因此容易有關節方面的毛病，此時馬喬蓮、培地草等都可派上用場。而魔羯座的人喜歡身體上的撫觸，因此用精油按摩最適合他們，只要試過一次，就可能從此愛上芳香療法。

對於任何事都不輕易改變的魔羯座，其實不善於與他人相處，因此佛手柑的香味再加上搭配自己喜歡的音樂等環境下，可使他們感到內心愉悅、精神百倍。而薄荷與檸檬的香氣亦可幫助魔羯座的人清醒頭腦、使得心情平靜與放鬆。

摩羯座的名人

牛頓 (IsaacNewton)

9

小說家愛倫坡 (EdgarAllenPoe)
美國總統尼克森 (RichardNixon)
美國黑人運動領袖 (MartinLutherKing)

水瓶座 Aquarius ☞ 01/21-02/20

來源

　　古希臘有一種風俗，不論是人是神，凡是待字閨中的女兒，必需在宴會時擔任侍者的工作。每當父母飲宴或款待客人時，家中女兒必定要在席間拿著水壺酒瓶，在飯桌旁為父母及客人斟酒倒水，以示尊重父母，敬禮賓客。

　　在奧林匹克山上，眾神經常在宙斯那座雄偉、莊嚴、富麗的宮殿裏飲宴。此時，作為宙斯的女兒，青春女神赫柏就以主人家的少女身份提著玉瓶，在宴桌上不斷為眾神加添瓊漿玉液，或倒出澄清明潔淨的仙水給眾神洗手。

　　但赫柏在嫁給赫刺克勒斯，宙斯的眾神之宴便欠缺了宴會的侍者，所以宙斯便決定到人間找尋適當的人選來替代女兒的工作。於是，宙斯便化身成一隻大鷹，飛往人間找尋適當的人選，可是找了很久都沒有找到滿意的。突然，他發現有個美少年與一群伙伴在山上玩耍，他一眼就看上了美少年，便在他的上空盤旋，美少年名叫甘尼美提斯，是老國王的愛子。宙斯從天空中慢慢地飛下來，停在他的面前，甘尼美提斯忽然看到一隻雄鷹飛到面前，開始時實在嚇了一跳，但大鷹羽毛光澤艷麗，樣子十分可愛、溫馴，因此大膽地伸出手，在鷹背上輕撫一下，他見大鷹毫不抗拒，便高興地與宙斯化身的大鷹玩起來。

　　其他人見到大鷹並不可怕，也都過來與大鷹玩耍，甘尼美提斯更騎在鷹背上，而大鷹見他在背上坐穩之後，便展翅高飛，直衝雲霄，一去不返。老國王知道後，傷心欲絕，急忙派人四出尋找，但足足找

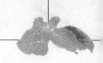

了三天，都毫無消息，老國王不禁仰天長嘆。不料他在仰望繁星閃耀的夜空時，卻看見他的兒子甘尼美提斯正提著水瓶在傾倒清水，才曉得兒子已登天界，出任眾神之宴的侍者之職，成為了水瓶星座。

敏銳的開拓冒險家

無論服裝打扮或是言行舉止，他都和大家不太一樣，好像有點怪怪的，但偏偏又和大家相處得極為融洽，有豐富的同胞愛和民主意識，能夠打破社會階級和人種的差異，培育真正的友情。不過他們也會為了忠於自己的信念，激動地試圖抵抗。這種類型的人，常常會為了達成共同目的而結朋組黨，並且發起運動。

水瓶座的守護星為「天王星」，守護神為「天神」。水瓶座的人頗富知性，經常有一些激進、革新式的見地，且具有銳利的觀察力、推測能力以及富有冒險的開拓精神。求知慾逐漸加強後，會對任何事物都深入去思考，對於社會種種的不平等以及矛盾現象，總產生懷疑的態度或不平之心，而逐漸傾向反體制的思想。因而，有時甚至會變成孤獨的異端者，或表現出較激進的行動。如夢似幻的橙花最適合水瓶座的人使用，它不僅具有洗滌心靈的作用，還有清新典雅的香味。水瓶座常有不按牌理出牌、做事過於理想化，給人不夠腳踏實地的感覺，如果想平衡一下，可以選擇培地草或絲柏，都能讓水瓶座的人從過多靈性回歸到現實。

水瓶座的人能透過理智的分析去開拓未來，但缺乏勇往直前的氣魄，如果使用檸檬與迷迭香可以培養適度的理性，茴香則可以讓其釋放感情，使自己坦誠地感受到幸福的存在。檀香木可以幫助水瓶座增加戀愛的心，而香水樹更可以幫助戰勝情敵。葡萄柚則可幫助增加心靈感性的契合。

水瓶座的名人

達爾文 (Charles Darwin)

發明家愛迪生 (Thomas Edison)

天文學家伽利略 (Galileo)

林肯 (Abraham Lincoln)

保爾紐曼 (Paul Newman)

雙魚座 Pisces ☞ 02/21-03/20

來源

雙魚座是愛神維納斯及其子小愛神丘比特的化身演變出來的。維納斯是愛神，亦是美神，也是象徵豐饒多產的女神。

傳說她是由宙斯與大河之神俄刻阿諾斯的女兒狄俄涅所生；但亦有傳說她是宙斯的父親克洛諾斯將天神烏拉諾斯的肢體投入大海時，從大海的泡沫中生出來的。當她第一次來到奧林匹克山時，眾神立即被她的美貌迷住，宙斯更多次向她表達愛慕，但被她拒絕，而讓宙斯心生不滿，於是命維納斯嫁給火神瓦兒肯。但是由於瓦兒肯太過於忙碌，維納斯因不堪寂寞而動了凡心，和戰神瑪爾斯相戀，並生下了丘比特，也就是大家所熟知的小愛神。

有一天，眾神在奧林匹斯仙境飲宴，牧神潘恩正在尼羅河畔賣力的為奧林匹斯眾神吹奏美妙仙樂時，途中怪物秦風出現，眾神皆變身逃走。美神維納斯和小兒子丘比特立刻變成魚，跳入河裏逃走。

維納斯因擔心丘比特有所閃失，便扯下身上一片衣服做為絲帶繫住丘比特的腳，另一端則綁在自己的身上，變成兩條繫在一起的魚。而兩條魚的身形日後被高掛在夜空中，成為雙魚座。雙魚座，一條代表精神，一條則代表軀體。

天生的多情種子

雙魚座的人，不論男女都擁有一雙深邃如水的眼睛，眼中不

時流露出憂鬱的眼神，讓你不由自主的迷失而無法自救，浪漫得無可救藥的他，一旦傷心起來，眼淚是不可抑止的，更糟的是，他極可能沈淪在某種麻醉品中，直到下一個情人出現救他走出泥沼…。

雙魚座的守護星尼普頓(海王星)是大海的支配神，海洋代表著不知道其中居住著什麼的意識世界。不僅會產生豐富的想像力，也會產生混亂。所以，雙魚座感性十分敏銳，情緒也不容易安定。

雖然直覺敏銳，有豐富的創造能力和藝術才華，但對自己的判斷卻缺乏自信，有時令人覺得「拿不定主意」，為此常常流失許多大好的機會。刺蕊草特有的香味可以培養出「決定的自信」，也可以運用薄荷或是檸檬等的果斷明朗感，讓猶豫不決的雙魚座放下心中的擔憂，堅決的作出決定。

情感豐富的雙魚座常常為了自己的浪漫而感動不已，也因為感性的異常發達造成理性方面的欠缺，往往無法妥善控制感情的沉浮，乳香及洋甘菊的鎮定及沉靜可稍加調整雙魚座的情感，讓心情逐漸穩定下來，恢復正常的步調。同時馬喬蓮也可以抑制雙魚座無法收回的情緒，學會如何把握感情的收放。

生活浪漫、性感的雙魚座常常不小心讓生活變成了過於享樂、散漫，導致身材走樣，因此可利用絲柏和杜松來恢復身體的曲線窈窕。

此外，雙魚座的人體質是容易過敏的，因此除了飲食、生活要多加注意外，不妨選用具有安撫、鎮定功能的精油，如洋甘菊、薰衣草和橙花等具有抗過敏的特性，以泡澡、貼敷、吸入法或塗抹於皮膚上，減少過敏的產生。

9

雙魚座的名人

鋼琴家蕭邦 (Frederic Chopin)

科學家愛因斯坦 (Albert Einstein)

舞蹈家紐瑞耶夫 (Rudolf Nureyev)

藝人伊莉莎白・泰勒 (ElizAbeth T Aylor)

美國總統喬治・華盛頓

9-4 精油、星座快易通

星座	專屬分析	
牡羊座	守護星	火星
	正面特質	火象星座，守護星為熱和乾燥的火星。積極、鬥志高昂，頗有開拓者的精神，由於正義感強，所以有路見不平拔刀相助之風，善惡分明、嫉惡如仇。
	負面特質	好戰、不服輸、沒耐性、自我
	身體對應部位	頭部、臉、大腦
	容易罹患疾病	阿狄生病、過敏症、腦部疾病、眼部疾病及紅膜、瞳孔縮小症、易發高燒、頭痛、高血壓、血管方面疾病、聽覺困難、耳聾、耳鳴、肌肉僵直、肌力喪失、肌肉機能性退化。
	專屬精油	羅勒、黑胡椒、洋甘菊、快樂鼠尾草、尤加利樹、杜松、松木、迷迭香
金牛座	守護星	金星
	正面特質	土象星座，守護星為象徵美和愛的金星。和平主義者，內向而害羞，擁有犧牲小我完成大我的精神，慎重小心，一但下了決定就絕不輕易更改
	負面特質	愛吃、沒安全感、物質主義、固執、倔強、緩慢

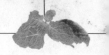

	身體對應部位	喉、頸部、小腦
	容易罹患疾病	肩部無名腫痛、長肉瘤或頸背彎曲、肥胖症、喉部或聲帶疾病、甲狀腺疾病、扁桃腺疾病
	專屬精油	佛手柑、乳香、尤加利樹、天竺葵、葡萄柚、杜松、檸檬、迷迭香
雙子座	守護星	水星
	正面特質	風象星座，守護神為司掌智慧和辯才的水星。頭腦反應快、理解力好，能舉一反三，收集情報的能力好，適合改變化的工作性質
	負面特質	不穩定、持續性不高、欺騙與詭計、雙重表現
	身體對應部位	手臂、肺、支氣管、肩膀
	容易罹患疾病	腦部疾病、精神官能症或精神分裂症、唇顎裂、口疾或啞症、鎖股、手臂或手部的疾病、癲症痙攣和喪失意識、失眠症、中風、帕金森病、呼吸系統疾病。
	專屬精油	絲柏、天竺葵、牛膝草、桔子、檸檬草、薄荷、迷迭香、茶樹
巨蟹座	守護星	月亮
	正面特質	水象星座，月亮為其守護神，為此感性而細膩，情緒的起伏很大，好惡感重，重視家庭的和諧，討厭與人起衝突，創造力、想像力高居十二星座排行榜之首
	負面特質	情緒化、沒安全感、自私、被動、沈溺回憶
	身體對應部位	胃部、胸部、消化系統
	容易罹患疾病	焦慮、憂鬱、胃絞痛、頭痛、噁心、作嘔、消化不良、胃潰瘍、消化性潰瘍、膽囊方面的疾病、結石、淋巴系統疾病、乳腺胸部方面疾病、糖尿病、低血糖

9

	專屬精油	黑胡椒、白荳蔻、絲柏、茴香、薑、杜松莓、桔子、檸檬、萊姆、紫檀木、麝香草
獅子座	守護星	太陽
	正面特質	火象星座，太陽為其守護神。開朗、心胸寬闊、獨立心強，喜歡當領導者、大姊頭、老大去照顧他人。所以在團體中總是最耀眼而可一展雄風
	負面特質	驕傲、奢侈、不喜被忽略、懶惰、無法認同他人
	身體對應部位	心臟、背部、脊椎
	容易罹患疾病	高血壓、心臟血管疾病，中風、風溼熱、風溼症、麻痺症、胸痺症、小兒痲痺症、脊椎方面的疾病、彎腰駝背
	專屬精油	安息香、佛手柑、雪松、羅馬洋甘菊、香蜂草、橙花、永年草、苦橙、玫瑰、香水樹
處女座	守護星	木星
	正面特質	土象星座，守護星為之配智能的水星。觀察力入微，分析能力強，任何事情都能從各種角度切入，在團體中最適合成為智囊人物
	負面特質	嘮叨、神經質、潔癖、狡猾、挑剔
	身體對應部位	腸、腹部、消化部份
	容易罹患疾病	腦疾、便秘、十二指腸及結腸病變、癲癇和神經系統疾病、消化不良、胃痛、胃潰瘍及消化性潰瘍、失眠症、呼吸道疾病
	專屬精油	黑胡椒、杜松莓、桔子、檸檬、萊姆、麝香草、檀香木
天秤座	守護星	金星
	正面特質	風象星座，代表美和調和的金星為其守護星。應對得體、舉止優雅，公正而不偏不倚，因此團體中常

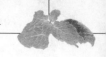

		擔任和事佬
	負面特質	猶豫不決、依賴、善辯、注重外在、懶惰散漫
	身體對應部位	腰部、腎臟
	容易罹患疾病	腰部、下背及脊椎方面的疾病、膀胱方面的疾病、腎臟方面的疾病、結石、麻痺症、喉部的疾病
	專屬精油	當歸根、黑胡椒、快樂鼠尾草、丁香、棕櫚玫瑰、萬壽菊、沒藥、纈草
天蠍座	守護星	冥王星
	正面特質	水象星座，守護星為具有爆發力、洞察力的冥王星。個性陰沈、讓人捉摸不定，內心深處蘊涵強烈的猜疑心、鬥爭心，所以談感情很容易走極端
	負面特質	多愁善感、隱藏、冷酷無情、毀滅、鑽牛角尖
	身體對應部位	生殖器、膀胱、免疫系統
	容易罹患疾病	排泄系統的疾病、生殖系統的疾病、性病、肌肉僵直、多重硬化症、肌肉機能性退化
	專屬精油	薑、茉莉、橙花、刺蕊草、玫瑰、紫檀木、茶樹、培地草、鬱金
射手座	守護星	木星
	正面特質	火象星座，司掌自由的木星為守護星。樂觀、冒險心旺盛，喜歡交朋友、旅行，討厭受束縛，追求一種自由奔放的人生
	負面特質	不受拘束、害怕承諾、說話犀利、不穩重、不修邊幅
	身體對應部位	臀部、腿
	容易罹患疾病	貧血症、脾臟疾病、肝臟疾病、皮膚方面的疾病、消化不良、神經系統的疾病
	專屬精油	洋甘菊、雪松、葡萄柚、天竺葵、永年草、薰衣

		草、柑橘、桔子、茶樹、甘松香
摩羯座	守護星	天王星
	正面特質	土象星座,忍耐、抑制的土星為其守護星。努力而踏實,一步一步地慢慢來穩紮穩打,任何事都講求公平合理,嚴以律己也嚴以待人
	負面特質	工作狂、不知變通、老成世故、嚴格、功利主義
	身體對應部位	膝蓋、牙齒、骨骼、關節
	容易罹患疾病	憂鬱症、想自殺、低血壓、牙齒的疾病、風濕痛、關節炎、骨骼的疾病
	專屬精油	洋甘菊、快樂鼠尾草、茉莉、橙花、玫瑰、檀香木、香水樹
水瓶座	守護星	天王星
	正面特質	風象星座,司掌改革的天王星為其守護星。富有創造力及博愛精神,十足的理想主義者,所以會有脫離現實,一味追求理想的傾向
	負面特質	冷酷、不合群、孤僻、不穩定、變化大、無法捉摸
	身體對應部位	腳踝、循環系統
	容易罹患疾病	骨折、失眠、神經系統疾病、低血壓或高血壓、小腿抽筋、麻痺症、眼部的疾病
	專屬精油	洋甘菊、絲柏、杜松莓、檸檬、馬喬蓮、柑橘、迷迭香、萬壽菊、檀香木、香水樹
雙魚座	守護星	海王星
	正面特質	水象星座,守護星為支配第六感、同情心的海王星。為此你與生俱來的良好的第六感,頗有藝術家氣息。由於很有同情心,很容易犧牲自己去成全別人
	負面特質	不切實際、多愁善感、只說不做、易受傷、軟弱

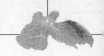

	身體對應部位	腳、血液、內分泌
	容易罹患疾病	神經系統疾病、生殖器官的疾病、靜脈曲張、足部疾病、抑鬱症、酒精或藥物中毒
	專屬精油	快樂鼠尾草、尤加利樹、天竺葵、茉莉、薰衣草、薄荷、玫瑰、茶樹、檀香木

第 10 章

嬰幼孩童的全心呵護

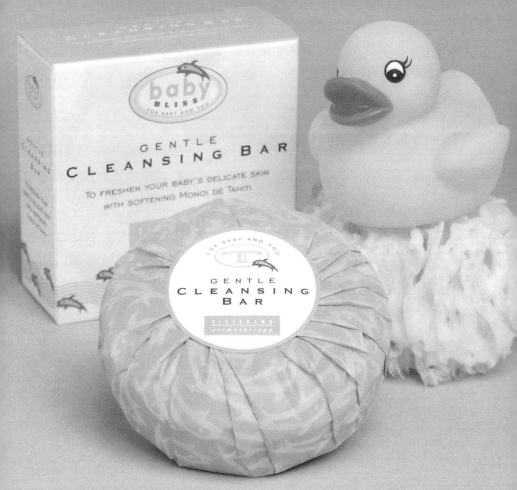

兒童是父母的心肝寶貝,每個父母都希望能夠給予孩子最好的成長環境。孩子開心健康成長是每位父母的心願,如何提供一個健康成長的環境更是每位父母親都必須要學習的事情。

在小孩成長的過程中,由於器官方面的發育與功能都尚未成熟,因此若是發生疾病更應該細心看護,避免因為一時的疏忽,使您的寶貝身體受到損害,造成不可挽回的遺憾。

在本章節中,我們將討論一些嬰幼兒常見到的疾病,並且說明兒童心理發展時容易碰到的瓶頸,同時引導您使用正確的芳香精油來建立一個健康的成長環境並讓您的孩子在一個充滿安全感及具有保護性的條件下成長。

10-1 了解您的寶寶

面對未足歲的寶寶,到底何時應該提高警覺?

寶寶的病症有時候發生的很快速,常常會讓人措手不及!如果您的寶寶在一歲之內發生以下幾個症狀,您必須馬上至醫院診療。站在謹慎及保護的立場,即使是多此一舉,卻是永遠值得的一件事。

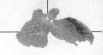

1歲以下孩童的緊急狀況

症　　狀	描　　　　述
高燒	如果寶寶的體溫超過攝氏38.6度，應該立即通知醫生。這時候可先幫寶寶除去外衣並以溫水擦澡。
無法控制的哭鬧	無法控制的哭鬧超過1個小時以上，可能表示寶寶有疼痛現象。此種疼痛可能是腸套疊、疝痛，也可能是其他更嚴重的毛病。
持續性的嘔吐或腹瀉	嘔吐或腹瀉連續達6小時，很快會造成脫水。先通知醫生並停止餵食牛奶。這時候可供給寶寶少量但頻繁的電解質葡萄糖水。
激烈的嘔吐或便血	綠色嘔吐物、噴射似的嘔吐；大便中帶血及黏液，或有類次紅色果醬的感覺，可能是腸子阻塞現象。通知醫生並且暫停餵食，並且留下嘔吐或排泄物，以供檢查。
呼吸急促	呼吸濁聲而且喘氣急促，可能是肺部受到感染。通知醫生並儘可能讓寶寶平靜下來，找出可以使他呼吸順暢的姿勢，如有發燒，可先幫助他把體溫降下來。
凸起或凹陷的軟點	寶寶哭泣時，囟門常會鼓起，但是如果不是在哭鬧時而有鼓起的現象，可能表示寶寶有嚴重脫水。
不尋常的嗜睡	寶寶不像平常一樣為了吃東西而醒來，而且不願意吸奶，可能表示受到感染。如果寶寶有不尋常的嗜睡，或很不容易叫起來，即需聯絡醫生。

兩歲以上孩童的疾病判斷

症　　狀	描　　　述
流鼻水、打噴嚏	如果沒有黃鼻涕、尤其是鼻水只在早上起床時出現，則不一定是受到感染，有時候不一定要吃藥，只要多喝水、多睡覺就可以了。
喉嚨痛、耳朵痛	必須檢查看看是否有扁桃腺發炎、中耳炎等，因為容易引起其他病變，如敗血症、慢性中耳炎等，所以必須就醫診治。
咳嗽	如果只是乾咳一兩聲且無痰，則不一定要就醫，因為如灰塵、菸味、冷空氣等，均可能引起咳嗽；如果有點痰，則可以觀察一下；但如果有濃痰，就一定要就醫診治。
肚子痛	如果孩子肚子痛的時間很短，少於十五分鐘，一陣子後又到處玩耍，則可能是良性的，常常是屬於生長痛，應該比較沒有關係；如果疼痛時間超過十五分鐘，則最好就醫，由醫師來判斷是否需要治療，因為也可能是發炎或結石等其他疾病，無法馬上斷定是否為良性的生長痛；而如果疼痛不但超過十五分鐘，且伴隨有嘔吐、發燒、腹瀉等，則必須就醫治療，有可能是腸胃炎。
泌尿道問題	泌尿道外部，例如有分泌物或異味、則要就醫檢查；外表有紅紅、癢癢，則先洗乾淨、保持清爽、擦點凡士林等，如果症狀馬上改善了，就不一定要看醫師；如果皮膚上有紅斑，有可能是尿布疹或黴菌感染，就一定要就醫，不要自行塗藥。如果是泌尿道內部的感染，排尿次數多，一次只解出一點點又解不乾淨 (因為會疼痛)，嚴重者會發燒；由於症狀變化大，有的甚至會引起腎臟問題，所以只要有發燒、排尿疼痛，就一定要就醫。
皮膚問題	因症狀多樣化，如果有異常，讓醫師檢查一下為宜。
發燒	如果只是發燒但活動力很好，又沒有其他的症狀，則可能是病毒感染的初期，可以先讓孩子多喝水，促進新陳代謝，幫助病毒排出，但如果已經出現了其他症狀，就必須要就醫診治了。

孩童適用的精油

年　齡	精　　油	基礎油	微量添加
新生兒	羅馬洋甘菊、德國洋甘菊、薰衣草、桔子	甜杏仁油	荷荷芭、小麥胚芽油
2-6個月	羅馬洋甘菊、德國洋甘菊、薰衣草、桔子、尤加利樹、橙花、茶樹、天竺葵、奧圖玫瑰	甜杏仁油	荷荷芭、小麥胚芽油
7個月-1歲	羅馬洋甘菊、德國洋甘菊、薰衣草、桔子、尤加利樹、橙花、茶樹、天竺葵、奧圖玫瑰、棕櫚玫瑰、苦橙葉、綠花白千層、白荳蔻	甜杏仁油	荷荷芭、小麥胚芽油
2-5歲	羅馬洋甘菊、德國洋甘菊、薰衣草、桔子、尤加利樹、橙花、茶樹、天竺葵、奧圖玫瑰、棕櫚玫瑰、苦橙葉、綠花白千層、白荳蔻、薑、檸檬、葡萄柚、西洋蓍草	甜杏仁油	荷荷芭、小麥胚芽油
6-8歲	羅馬洋甘菊、德國洋甘菊、薰衣草、桔子、尤加利樹、橙花、茶樹、天竺葵、奧圖玫瑰、棕櫚玫瑰、苦橙葉、綠花白千層、白荳蔻、薑、檸檬、葡萄柚、西洋蓍草、佛手柑、馬喬蓮、松木、甘松香、柑橘	甜杏仁、核桃仁、葡萄籽	荷荷芭、小麥胚芽油
9-11歲	羅馬洋甘菊、德國洋甘菊、薰衣草、桔子、尤加利樹、橙花、茶樹、天竺葵、奧圖玫瑰、棕櫚玫瑰、苦橙葉、綠花白千層、白荳蔻、薑、檸檬、葡萄柚、胡荽、西洋蓍草、佛手柑、馬喬蓮、松木、沒藥、甘松香、柑橘、乳香、絲柏、香蜂草、香水樹	甜杏仁油	荷荷芭、小麥胚芽油

10

10-2 孩童專屬的精油處方籤

我們在用精油照護孩童的時候，必須與成人的劑量有所區別，一方面成人與孩童的體積不同，用油量勢必不同！而另一方面，小孩子的肌膚與情緒通常比成人要更為敏感，而香味的記憶也將伴隨他們直到年老，如何為他們選擇及調配最適當的精油配方，引導他們進入迷人的芳療世界，就看我們怎們幫助他們了！

(一)、香港腳 (Athlete's Foot)

香港腳又稱為足癬，通常是由足癬菌所引起的表淺性皮膚黴菌感染，它也是一種傳染疾病，如果習慣赤腳在公共場所行走的人，例如游泳池畔、沙灘，都可能會因為接觸到患者的皮屑中的黴菌而感染香港腳，若是處理不當，甚至會引起香港手、股溝癬、灰指甲，並且面臨長期與黴菌的拉鋸戰。

近來發現，香港腳患者的年齡層有下降的趨勢，患有香港腳的人走過的地方黴菌會隨著皮屑散播，所以家中的孩子小腳踩過，便會跟著感染。

罹患香港腳不一定只有癢的症狀，有些人只見到毫無感覺的脫皮或是產生疼痛的龜裂厚皮，有些比較嚴重的就有發癢的水泡或是趾頭間糜爛，甚至會流水化膿，嚴重的話會出現紅腫不能行走的蜂窩性組織炎，好發於第四、五腳趾之間，主要原因是因為這兩趾間的間隔較小，容易有汗水鬱積，適合黴菌滋生。

預防

良好的清潔衛生習慣是預防香港腳的最佳途徑。每日以肥皂清水清洗足部，洗完後，確認趾間確實擦乾。此外，經常更換鞋子，並確定作好每日換襪子的習慣，以減少足部溼氣，減低感染率。

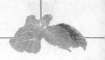

芳香療法的建議

　　維持乾燥是對抗香港腳的不二法則，利用抗菌性的精油來擦拭及泡腳，將使香港腳的復原速度加快！

適用精油：

　　絲柏、檸檬草、棕櫚玫瑰、茶樹、萬壽菊、綠花白千層、卡努卡

建議配方：

－泡腳：萬壽菊精油＋鹽巴一匙＋溫水(每日至少5分鐘)

－鞋內乾燥粉：滑石粉或綠黏土＋茶樹精油

－按摩：萬壽菊精油10滴＋基礎油10ml(睡前按摩)

(二)、小兒哮喘 (Asthma)

　　一般在天氣轉變的季節裏(如夏秋之間或冬末春至的時候)發作，持續咳嗽，尤其在晚上或早上醒來最屬害，嚴重者可能整晚喘氣而無法入睡，甚至因呼吸困難而死亡。其徵狀雖然與感冒非常相似，但哮喘患者發作時不一定會有鼻水，而可能會有喘氣至發出「嘶嘶」的呼氣聲。

原因

1. 遺傳：哮喘是先天性遺傳病的一種，若父親是哮喘病患者，其孩子也有機會成爲哮喘患者；後天的哮喘，很可能是小朋友在嬰兒時期患上過濾性病毒的分支氣管炎，病毒對小支氣管的傷害而導致氣管敏感，因而引發哮喘

2. 過敏原：若孩子有鼻敏感或氣管敏感，其患哮喘的機會也比其他小朋友大，一種稱爲塵蟎的細菌可引起敏感的反應，塵蟎是哮喘病的致敏原，牠們以人的皮屑爲食物，黏附在床單及地毯上，容易引起氣管敏感而誘發哮喘。

3. 溫度變化：患哮喘的小朋友，容易在天氣轉變的時候，因氣管收縮而引起氣喘，呼吸困難及咳嗽。

10

4. 空氣污染：小朋友患上後天性的哮喘有增加趨勢，這可能和空氣污染日趨嚴重有關。

預防

1. 避免讓孩子接觸塵埃，儘量少用地毯。

2. 由於塵蟎容易依附在絨毛玩具上，最好不要把絨毛玩具放在孩子的床上，如果必須擺放絨毛玩具，則最好用塑膠袋把絨毛玩具包住或是每星期以熱水洗滌，也可每星期把絨毛玩具放入冰箱數小時，杜絕塵蟎滋生。

3. 避免養小動物，因爲牠們身上的毛比較容易滋生細菌，寵物中以貓毛帶菌最多，所以家中有哮喘患者，最好避免養小動物。

4. 天氣轉變的日子特別要注意不要讓孩子著涼。進入室內時要脫衣，以免離開時反而受寒。

芳香療法的建議

在使用精油按摩時，您的動作務必長且慢，範圍要大，從脊椎的底部開始，由下往上，橫越過肩膀並順著身體兩側向下。

適用精油：

洋甘菊、絲柏、乳香、天竺葵、薰衣草、馬喬蓮、綠花白千層、苦橙

各種年齡胸部按摩時精油的建議量：

年　齡	精油調配比例
兩歲以下	1滴＋2 ml基礎油
2－5歲	2滴＋5 ml基礎油
5－8歲	3滴＋5 ml基礎油
8－11歲	4滴＋5 ml基礎油
12－16歲	5滴＋5 ml基礎油

建議配方：
－按摩(2至7歲的孩童)：薰衣草或天竺葵(一滴，任選一種)＋基礎油
－按摩(2至7歲的孩童)：薰衣草＋乳香＋天竺葵＋基礎油
－按摩(7歲以上的孩童)：天竺葵＋絲柏＋乳香＋基礎油

(三)、穿洞後的清潔 (Body piercing)

　　青少年間的穿洞風氣隨著時代的進步而愈來愈盛行，有些人更將穿洞視為一種勇氣的象徵！除了耳洞以外，追求時髦的年輕人還在鼻子、肚臍、舌頭或任何您想像不到的地方打洞！

　　穿洞的原理是以尖銳的針刺穿皮膚，然後將金屬針留在原處數週，等到表皮細胞沿著傷口長滿，就自然地形成一個管洞。而管洞的形成除了和個人傷口癒合能力有關之外，和身體不同的部位也有關係。例如耳垂、肚臍約需4至6週，而耳骨及鼻子約需兩個月，舌頭則需要2個月以上。

　　不過有一件事情是所有做家長及青少年所應該注意到的事情！在市場上雖然所有的穿洞器具都經過消毒，但如果本身是B型肝炎帶原者、愛滋病帶原者等潛在性病毒進行穿洞時，一但傷口處理不慎，有可能會提高下一位穿洞者的潛在危險。

　　其實不管您的孩子的想法如何，對於他們都應該善盡告知的義務：如果非要在耳朵上部穿洞不可，可要先了解在身體穿洞的危險性，而且一定要注意保持穿洞部位的衛生。

芳香療法的建議

　　其實青少年如果非要身體穿洞不可，我們建議事前一定要充分考慮其風險。穿了洞之後，一定要注意保持穿孔部位的衛生。另外，在傷口尚未痊癒之前，最好每天塗抹消炎的物品，以降低感染機率。不過，穿洞後的傷口不適合使用薰衣草精油，因為這樣會促

進傷口的癒合及再生。

適用精油：

　　丁香、沒藥、綠花白千層、茶樹、麝香草

建議配方：

－膿瘡消炎(清洗傷口)：茶樹5滴＋天竺葵5滴＋15ml酒精(將以上
　配方加入一碗鹽水)

(四)、水痘 (Chicken Pox)

　　水痘是病毒性傳染引起的疾病，水痘是一種常見於兒童的傳染
病，主要是由水痘帶狀疱疹病毒所引起。染上水痘的人，剛開始會
感到渾身疼痛、發燒，然後出現發癢的斑點皮疹，在大多數病例
中，一般治療只能緩解這些症狀，而非消除病毒患者。雖然水痘感
染是以小孩為主，但成人也有機會染上。它通常長於皮膚、口腔及
喉嚨，潛伏期為7至21天。

　　從接觸病毒至開始長水痘的時間一般為2週左右。兒童出水痘
的時間通常會持續7~10天。水痘在開始發作時會出現斑點狀皮
疹，幾天之後便形成充滿透明液體的水疱，水疱最後會潰爛，然後
乾燥結痂。

　　水痘的斑點狀皮疹通常先出現在頭皮，然後蔓延至軀幹、手臂
和腿部，由於奇癢難忍，往往會因抓搔而弄破水疱；水疱還會出現
在耳朵及口部，令人難以忍受，有些病童還會伴有發燒、腹痛及全
身不舒服。

　　水痘的傳染性很強，可因直接碰觸(如：水疱)或過於接近其它
水痘患者(透過空氣)而感染，也可能因接觸染有水疱膿液的衣服而
被傳染；因此，住在一起的人特別容易互相傳染，通常在皮疹出現
前1、2天至皮疹出現後5、6天之間，是傳染性最強的時期。一旦

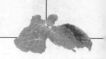

所有的水疱結痂之後，傳染的可能性就很小了。

症狀

1. 皮膚會出現非常刺癢的扁平疹子。開始時患處出現許多凸起的小紅點，並在短時間內形成水泡，幾天後水泡會破裂，繼而乾癟結痂。
2. 小孩子可能會有發燒的現象。成年人在病發的第一兩天，可能感到十分不適。

建議

1. 多休息。
2. 保持皮膚清潔，每天淋浴一次，浴後要將皮膚輕輕拭乾。
3. 不要壓擠或抓破水痘，否則疹子破裂易引起細菌感染，結痂後也會留下疤痕。
4. 食慾不振時不宜強迫進食，可吃流質食物如粥或濃湯，並喝大量開水。

芳香療法的建議

　　水痘在發作時的癢有時候連大人也無法忍受，不過值得注意的是，千萬不要去抓皮膚或是把剛結痂的痂塊剝除，因為這會留下很深的疤痕。如果想要將難以忍受的搔癢停下來，建議可以泡澡或是冷水擦拭，這樣可以緩和搔癢的症狀。

　　如果水痘同時出現在喉嚨的部位，可用鹽水加上少量的醋及蜂蜜漱口。

適用精油：

　　洋甘菊、薰衣草、葡萄柚、茶樹、尤加利樹

建議配方：

－泡澡：薰衣草＋茶樹

－水痘專用純露：薰衣草純露30 ml＋洋甘菊純露30 ml＋薰衣草4滴＋德國洋甘菊4滴＋2滴尤加利樹＋2滴麝香草(使用純露的方式來製作，每次使用前搖晃均勻)

－擦拭：德國洋甘菊10滴＋薰衣草30滴＋卡露明洗劑100 ml(Calamine lotion：治療皮膚炎、濕疹、蕁麻疹、晒傷、昆蟲咬、皮膚疹及皮膚癢等，使用於皮膚能產生舒適及保護效果。)

(五)、便秘(Constipation)

「便秘」是嬰幼兒十分常見的一種症狀。因爲嬰幼兒習慣性吃纖維較少的食物，導致排便次數很少，糞便很硬，而且有排便困難現象。其實便秘的發生，跟家庭與社會環境有著極爲密切的關係，而心理、大小便訓練的技巧和飲食習慣，也都是構成便秘的重要因素。此外，與便秘有關的疾病很多，比較常見的包括：甲狀腺素缺乏、脊椎神經管缺損和高血鈣症等疾病。

原因

1. 生理問題：先天性巨結腸等潛在問題，嬰兒出生的頭一天是否有順利解出胎便，如果解出胎便的時間過度延遲，或伴隨厲害的腹脹，則要懷疑有可能是巨結腸症。

2. 飲食不當：寶寶吃的食物偏重高蛋白，而缺乏碳水化合物，水分攝取不夠，低殘渣的食物或飲食量太少，都可能造成便秘。

3. 功能性問題：爸爸媽媽如果容易便秘，寶寶也會有遺傳便秘的傾向。

4. 心理因素：有些家長對小朋友的排便習慣，太過強調，造成孩子的反抗心理，或是幼兒本身對廁所或上廁所這件事排斥，都有可能造成孩子便秘。

5. 訓練不良：有的孩子因爲貪玩，沒有在有便意的時候解大便，就會使得大便變硬，造成肛裂的情形，這時寶寶會因爲怕痛而忍住

大便，使得大便更乾硬，如此惡性循環，便秘的情形更加重。

6. 感染疾病或發燒：較常見的有神經肌肉疾病、甲狀腺機能減退、幽門狹窄、先天性巨腸症、脫水、腹肌異常、腦性麻痺等，都可能造成便秘。

預防

1. 按醫生建議的水和奶粉的比例為幼兒沖泡牛奶。

2. 多吃纖維質豐富的食物如椰菜、菠菜等，有助排便，更重要的是不要養成偏食的習慣。

3. 可吃些糖份較高的飲料，促進腸臟的蠕動，經常保持身體有足夠的水份。

4. 做些緩和的運動，如提腿、左右轉腰等。

芳香療法的建議

我們建議您可在小朋友的腹部，往順時鐘的方向做輕柔的按摩。不過有一點非常重要，就是必須確定小朋友的腹部並沒有任何的疼痛或是相關症狀再開始使用我們的建議配方。如果有任何不確定的症狀，請詢問相關醫生。

適用精油：

葡萄柚、檸檬、柑橘、苦橙

建議配方：

－按摩：柑橘＋苦橙＋檸檬＋甜杏仁基礎油

(六)、頭頂乳痂(Cradle cap)

嬰兒的脂漏性皮膚炎，是一種發生在出生後數個月之內，體表的皮膚病，它常常出現在頭頂、身體近端屈側部位皮膚的落屑性紅斑皮膚炎，在外國稱這種皮膚病為搖籃中的頭罩，主要是指這種嬰兒的頭頂好像戴了一頂頭罩的模樣，因為這種皮膚炎只會在嬰兒期

短暫出現，自然痊癒，所以是一種預後很好的皮膚病。

有時也會發生在臉頰、眉毛、耳朵及外陰部；症狀輕微時，只要小心清洗，到六個月以後就自動好了。如果頭上出現厚厚的硬痂時，可使用嬰兒油或基礎油讓痂皮軟化後，再用溫和的洗髮精輕輕洗掉。不過，千萬不要試圖將痂塊剝除或用力擦拭，因為這樣可能會造成傷口的發炎。對有此種症狀的嬰兒來說，保持皮膚清潔是最重要的，並且避免細菌、真菌的感染，因為組織液及龜裂的皮膚，是微生物的最佳溫床。

與異位性皮膚炎的分別

嬰兒的脂漏性皮膚炎比較不會癢，異位性皮膚炎比較會癢，很可惜的是，嬰兒決不會告訴你他現在很癢，我們可以注意這些皮疹出現的位置，嬰兒的異位性皮膚炎比較不會侵犯腋窩，比較好發在肘窩、小腿前方的位置，與嬰兒脂漏性皮膚不同；再者，異位性皮膚炎，通常較晚開始，約莫在出生後兩個月以後才出現，不似脂漏性皮膚炎多在兩個月以內出現，有時請醫師測試血液中的免疫球蛋白E的值，看其是否正常，如果較高，就可能是嬰兒異位性皮膚炎。

芳香療法的建議：

依照芳香療法的使用經驗來看，甜杏仁油的效果會比嬰兒油或是橄欖油來的有幫助，如果能夠調配精油來使用效果將更快。不過值得注意的是，乳痂並不適合使用薰衣草精油，因為它會促使皮膚快速增長反而使得乳痂長的更快！只要依照建議的配方，每天洗澡前1－2個小時先以按摩油潤濕頭皮，之後再以溫和的洗髮精清洗，這樣就能加速痂塊的掉落！

建議配方：

－按摩：茶樹、柑橘、檸檬各1滴＋甜杏仁油15ml＋酪梨油15ml

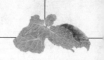

注意事項

　　如果依照上述方法清洗寶寶的頭皮後，痂塊依然持續2－3週以上無法改善或是散佈到身體其他部位而有發炎現象時，請您考慮找醫師治療。

(七)、腹瀉 (Diarrhoea)

　　小兒腹瀉是經常發生的。其中原因很多，常見的有餵食不當，各類病毒和細菌感染、消化不良、發炎性腸胃病、濫用瀉藥等。

　　當小兒開始斷乳，逐漸引進奶粉或其他輔助食物時，腸胃起初會對新的食物不適應，特別是食品的調配和數量不當時，便會出現大便稀爛、次數增多的現象。這時小兒若無其他不正常症狀，腹瀉會隨著食物的調節和腸胃的逐步適應而好轉。其他較為良性的因素包括環境因素，如冷熱刺激等。

　　另外，腹瀉可由各類病毒或細菌感染引起。常發生在夏秋天，小朋友開始和其他小朋友接觸，或探索周圍環境時，將小巧的東西放入嘴中，又或是父母嘗試餵寶寶一些成人食物，其中的少量病菌可能對成人無甚傷害，但在抵抗力尚弱的寶寶來說，可能是一項困難的挑戰，由此而引起的腹瀉，可致每日5至10次以上的排便，小兒因而易患上脫水，症狀有皮膚乾燥、口渴、眼睛凹陷、乏力無神、小便減少，嚴重脫水還能導致休克。其他症狀如嘔吐、發燒等，都是小兒腸胃炎的表現。

　　不過有些人在幼兒腹瀉時會以運動飲料來作為水分的補充，但事實上，在不明幼兒腹瀉病因時，不宜喝運動飲料，。因為一般運動飲料含糖量過高，可能造成不適當的高滲透壓，水分容易集中於腸道，使腹瀉加重；而糖分過多，腸道無法吸收，反而將成為細菌生長的溫床。給予運動飲料可能會加重病情。

10

建議

1. 少喝蘋果汁、梨子汁和白葡萄汁。因為這些含有大量的山梨糖醇和果糖，會讓孩子腹瀉。但卻可利用番茄汁加入 0.2% 的鹽來舒緩腹瀉，因其滲透壓較低，能促進空腸吸收較多的葡萄糖、鈉離子及水分。

2. 豆類、甘藍菜及洋蔥，容易造成腹部絞痛、脹氣應避免過量食用；高纖維食品，如全穀類、粗糙的蔬果，都比較難消化，應避免食用。少吃太甜的飲料、較油膩的食物及寒性食物，如冬瓜、西瓜、海鮮類等。可以給幼兒吃些富含澱粉的食物如米湯，或是稀稀的麥片。

3. 以奶粉為主食的嬰兒，如果腹瀉時，父母可先試著沖泡濃度為平日一半的奶粉，如果腹瀉情形無法在二至十天內改善，則需試用無乳醣奶粉，但不宜超過一週，以免造成孩子營養不良。

4. 在急性腹瀉時可禁食六至八小時不等，最好是在同時接受點滴注射的情況下，口服補充電解質水溶液，才不會脫水，之後若無劇烈嘔吐、腹脹、腹痛之情形，才可以嘗試進食。

芳香療法的建議

其實小朋友在腹瀉時最重要的就是補充水分，千萬不要再提供任何的乳製品給他食用，這樣可能會讓情況更糟糕。另外，適度地幫他在腹部按摩，如果因為拉肚子情況嚴重造成肛門疼痛，可以調配一些舒緩紅腫及灼痛的油膏來幫助他。不過要注意的是，復原後的一個禮拜以內不要讓孩子吃乳類食品，只要給些柔軟的食物即可。

適用精油：

1. 病毒感染引起：尤加利樹、薑、薰衣草、檸檬、茶樹、麝香草
2. 食物因素引起：德國洋甘菊、薑、麝香草、尤加利樹、薄荷、茶樹
3. 壓力問題引起：羅馬洋甘菊、天竺葵、薰衣草、檸檬、檀香木

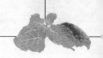

建議配方：

－病毒感染(腹部撫擦、按摩)：薰衣草＋茶樹＋麝香草＋甜杏仁油

－食物引起(腹部撫擦、按摩)：德國洋甘菊＋尤加利樹＋薄荷＋甜杏仁油

－壓力引起(腹部撫擦、按摩)：羅馬洋甘菊＋尤加利樹＋薰衣草＋甜杏仁油

　　舒緩壓力腹瀉的背部撫擦按摩油：薰衣草＋苦橙＋甜杏仁油(睡覺前輕柔地在小朋友的背部來回撫擦按摩，能幫助舒緩壓力)

(八)、尿布疹(Diaper Rash)

　　尿布疹發生的原因是由於刺激物（如尿、糞等）重覆地長期接觸、摩擦或浸潤患童皮膚所造成的發炎反應。而在程度上有許多不同，症狀輕的僅有單純表皮呈紅色，而嚴重的甚至可能會因皮膚感染而導致潰瘍。最常發生在二歲以下幼兒，以大腿內側，生殖器，臀部，腹部，肛門周圍最常見。

芳香療法的建議

　　建議您可在每天的清潔上下工夫，不管是洗澡前、後，或是平常換完尿布的清潔，使用我們建議您的配方，讓小寶貝擁有舒服乾爽的小屁屁！

適用精油：

　　洋甘菊(羅馬、德國)、天竺葵、薰衣草、棕櫚玫瑰、茶樹、西洋蓍草

建議配方：

－清洗(浴盆、溫水)：德國洋甘菊＋薰衣草＋一茶匙全脂牛奶或奶油球(避開臉部及眼睛)

－純露噴灑局部：德國洋甘菊4滴＋薰衣草1滴＋500ml蒸餾水(請

10

參考第十章純露的製作方式)

－尿布疹專用油：甜杏仁油30ml＋橄欖油10ml＋德國洋甘菊8滴＋薰衣草4滴＋麝香草4滴(這個配方的基礎油必須事先加熱然後放涼，待冷卻後再加入精油配方)

(九)、小兒發燒 (Fever)

　　身爲父母養育寶寶過程中，最常碰到的就是寶寶發燒；傳統老一代的觀念總認爲發燒沒退會燒壞腦子。那是因爲過去傳染性疾病多，而且醫療資源不普及，週遭總有人因腦膜炎發燒而引起腦神經受損，導致對幼兒發燒產生恐懼。其實發燒是身體的一種防禦反應，而身體病程就是疾病必定要經過的時間與過程。任何病都有病程，有時並非外力（如口服藥物、打針）所能改變，尤其是一些常見的病毒性感染疾病。

哪些狀況可能導致發燒

1. 普通感冒：指由各種鼻病毒所造成的上呼吸道感染，一般約一至二周，輕者三至四天。一般較少發燒，但兩歲以內幼兒可燒至三、四天。

2. 流行性感冒：特指流行性感冒病毒所造成的上呼吸道感染，幾乎都要發燒二至五天，一般症狀會比較嚴重。每年十月以後，市面上可以看到的流行性感冒疫苗注射，就是預防此類病毒所造成的感染症。

3. 嬰兒毛細支氣管炎：發燒二至六天，咳嗽帶喘約十天至兩周，由於嬰兒呼吸道較狹小，如喘氣現象持續惡化，需特別注意是否需住院。整個呼吸道症狀，有時會至拖到一至三個月。

4. 單純性發燒：多是病毒感染，甚麼症狀也沒有，找不到感染出處，咽喉也正常。常會莫名其妙發燒五、六天，甚至十天至兩周才退；不過這類發燒常需要安排進一步檢驗，排除一些其他

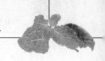

較嚴重的疾病。

5. 帶喘的氣管炎：可發燒二至五天，嚴重咳嗽約兩週，如未治療，可咳嗽達半年以上。反覆發作即要考慮是否為氣喘病。

6. 鏈球菌咽扁桃腺炎：高燒三至五天。

7 嬰兒鼻咽炎：斷續流膿鼻涕一、兩個月，間或發燒。

8. 咽峽炎或疱疹口腔炎：口腔潰瘍持續約一週。發燒一至六天。

9. 手口足病：病程約六天。發燒一至三天。

10. 玫瑰疹：高燒三天，退燒後才出疹，約三天消退。

11. 德國麻疹：不發燒或只有短暫輕微發燒，出疹約三天。

12. 麻疹：發燒六至七天以上、出疹時燒最高，疹子出後兩天開始退燒。咳嗽非常厲害，可持續兩週。

13. 水痘：從發燒至水痘出現，前後約五至七天，之後水痘逐漸乾掉；發燒二至四天，可併發膿痂疹。

14. 膿痂疹：視範圍而定，約一週至二週，很少發燒。

15. 腮腺炎：病程約六至十天。發燒二至四天，兩側皆腫時病程較長。

16. 哮吼：喉炎加支氣管炎，約十天；一般擔心上呼吸道阻塞，需特別注意是否需住院。發燒一至三天。

17. 病毒性腸炎：幼兒可腹瀉一星期。發燒一至三天。

18. 各種病毒疹：發燒二至五天，退燒前後出疹。

19. 咽結膜熱：咽炎加結膜炎發燒二至七天，病程前後約兩週。

20. 肺炎：約二至三周，發燒三至十天。若進展成膿胸，則要兩三月，治療上非常麻煩。

芳香療法的建議

　　小朋友在發燒時千萬不要讓他穿得太暖，這樣只會使情況更惡化。盡量地讓身體涼下來並使用溫水擦拭身體，或用以下的配方濕敷身體(額頭、腋下、背部及鼠蹊等部位)，水中必須事先加入精油(每公升的水加入2滴精油)。

適用精油：

羅馬洋甘菊、尤加利樹、薰衣草、茶樹、薄荷(只建議用於薰蒸)

建議配方：

－淋巴按摩(用於淋巴腺腫脹時擦)：尤加利樹＋薰衣草＋茶樹＋基礎油(輕輕地按摩淋巴腺、頸部及鼠蹊部，每小時一次)

(十)、成長痛症候群 (Growing Pains)

所謂「成長痛」是一種發生在小孩子的莫名肢體疼痛，是除了頭痛、肚子痛外，小孩子最常抱怨的疼痛。根據文獻報告，約有15至30%的小孩曾經歷過這個問題。這種痛較常發生在女孩兒童在生長的過程中，經常會發生肢體的疼痛，而被醫師診斷為「成長痛症候群。90%的痛發生在下午及晚上，大多在兩側的下肢，對支撐體重的大腿前側肌肉、膝蓋、及小腿後側肌肉特別偏好；痛時很難受，卻不合併發燒，局部沒有紅腫熱痛，平均不會超過兩小時；而且許多的痛在父母焦急得不知如何是好之時，便自動不藥而癒。

然而，並非所有不明原因的痛都是生長痛。最慘痛的例子來自於檢查及警覺的疏忽，使得一些特徵其實不很像成長痛的腫瘤或骨癌痛仍被誤診。因此父母除了將診斷的責任委給醫師，自己也應多付出關心及注意，詳細記錄疼痛發生的時間、長度、位置、頻率、消失原因，及當天的活動程度，提供給醫師參考；如此，才可以正確的推斷，以解除盲目害怕骨癌的恐慌。

原因

兒童本身肢體體能在經過一天的活動之後，累積的疲勞，如果超過身體本身可容忍的程度，在肢體逐漸安靜冷卻下來之時，便會表現出來。這可以解釋其好發的部位及時間，也可以解釋有的經常發生，有的卻如「紅毛刺骨」一樣沒感覺的主因。

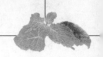

判斷

1. 是否有發炎：不論是扭挫傷或是感染，都有發炎的紅、腫、熱的現象，如果沒有紅腫熱，應該就不是發炎。

2. 神經痛的問題：一般的神經病變都可由醫師的神經理學檢查及病史來診斷出來。

3. 腫瘤的問題：一般來說，骨骼、肌肉、皮下組織長腫瘤，只要有一定的大小都可以仔細檢查觸摸出腫塊，不然也會因爲腫瘤侵犯骨膜而有痛點或變形。如果這些都沒有，長腫瘤的機會就很低了。如果疼痛超過一個月以上，而且有夜間痛，可照 X 光來確定有沒有骨骼方面的病變。

4. 心理的問題：一般也可從其在家裏或在學校的表現來評估診斷。

芳香療法的建議

　　其實成長痛並不需要特別的治療。小朋友可能在晚上痛個 10 至 20 分鐘，這時候父母只要幫他稍微按摩並安撫情緒，這樣就可以減輕症狀了。由於發生的時候大多在晚上，因此也不需要特別限制小孩日常的活動。其實，順其自然就很好了！

適用精油：

　　洋甘菊、薰衣草、馬喬蓮、蓽澄茄

建議配方：

－安撫按摩油：羅馬洋甘菊＋馬喬蓮＋基礎油

－舒緩的沐浴：薰衣草＋馬喬蓮＋植物油(溫水浸泡)

10

(十一)、蕁麻疹(Hives-Urticaria)

　　蕁麻疹是一種由多種原因引起皮膚下的小血管擴張，尤其是過敏反應，使其內血漿滲出，形成皮膚發癢、發紅隆起的皮疹，又叫「風疹塊」，看起來很像蚊子叮過後引起的紅疹。典型的急性蕁麻疹，其皮疹持續存在的時間爲 2 至 24 小時，但常常退了又來，反覆

發作。皮疹常有地圖狀的邊緣，異常搔癢，分布於四肢及軀幹，但可在任何部位發生，紅疹大小形狀不一，常會變來變去。

一般性蕁麻疹可分為急性、慢性或間歇性。發作時間在6星期內稱為急性，超過6星期為慢性，除一般性蕁麻疹之外，物理性、接觸性、血管炎性蕁麻疹，是比較特殊的蕁麻疹病變。急性蕁麻疹大多在孩童及年輕人身上出現，慢性則多為大人易發生。

原因

許多情況可以誘發蕁麻疹的發作，如感染、藥物 (包括阿斯匹靈)、某些食物及添加劑、冷、日光曝晒、昆蟲叮咬、酒精、運動、內分泌失調和情緒困擾等。皮帶勒的太緊及穿著緊身衣也會造成某些人蕁麻疹的發作。蕁麻疹也可能是對某些感染如感冒、鏈球菌喉嚨感染、感染性單核球症的反應表現。

在易發作蕁麻疹的人身上，這些誘發因子使容易發作蕁麻疹者的細胞釋放出許多化學介質 (包括組織胺)。組織胺會使血管壁擴張，體液流出至周邊組織，因而造成皮膚癢及紅腫。

分類

1. 過敏性蕁麻疹

兒童較成人常見，是由於免疫系統對食物、藥物、感染、昆蟲叮咬、輸血反應或其他物質的過度反應所造成。藥物如盤尼西林、磺胺類是引起過敏性或免疫性蕁麻疹的常見原因。最近一些研究顯示有些慢性蕁麻疹是由自體免疫機轉所引起，病人對自己的皮膚成份產生免疫反應所致。某些自體免疫疾病如紅斑性狼瘡、乾燥症等，也可能以蕁麻疹的方式表現。

2. 非過敏性蕁麻疹：泛指那些無明確可界定過敏基礎所引起之蕁麻疹，常有下列型態：

A. 皮膚劃痕症：硬物劃過皮膚後所引起的蕁麻疹。

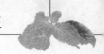

B. 冷引發的蕁麻疹：身體接觸低溫後所引發，如突然跳入冷水游泳池、皮膚接觸冰塊。

C. 乙醯膽鹼性蕁麻疹：常見於運動、熱水浴後或焦慮時，與控制身體功能的神經系統釋放出化學介質有關。

D. 壓力性蕁麻疹：由緊身衣物經常性加壓所引起，如腰帶、襪帶、胸罩束帶或緊身衣。

E. 日光性蕁麻疹：身體某些部位曝曬於日光後所引起，可能發生於日光曝曬後數分鐘就出現。

治療

蕁麻疹的最佳治療為去除誘發因子，這不是一件簡單的事，而且不容易辦到。藥物治療方面包括抗組織胺和短期類固醇的使用，對於一些自體免疫性的蕁麻疹，免疫調節劑通常會有不錯的療效。總之，蕁麻疹是一個需要耐心與細心、病人與醫師充份配合治療的疾病。

芳香療法的建議

蕁麻疹是一種令人沮喪的疾病，一般估計約有20%的人終其一生曾為蕁麻疹所苦。而蕁麻疹在預防是有幾點是必需要注意到的：避免易過敏的食物、減少環境中的過敏原、家居生活方面要維持清潔、避免抓破皮膚而導致皮膚細菌感染等。而蕁麻疹在發作時的心情也可能會煩躁，此時唯有父母細心、耐心的照料並呵護孩童的情緒才是最佳的舒緩方式。

適用精油：

洋甘菊、薰衣草、茶樹、綠花白千層

建議配方：

－舒緩泡澡：洋甘菊＋薰衣草(加入2至3滴至溫水中)

－睡前的皮膚鎮靜：洋甘菊＋薰衣草＋綠花白千層＋甜杏仁油

(十二)、腮腺炎 (Mumps)

俗稱「豬頭皮」，是由過濾性病毒引起的傳染病，它會影響到唾液腺，在幼童及兒童中最普遍，兒童多互相傳染，其中5至14歲是發病的高峰期。一旦染上後，便不會復發，但如果成人感染到，其病情會較兒童嚴重。

原因

1. 與感染腮腺炎病毒的人交談而吸入其飛沫、唾液，或帶原者打噴嚏、咳嗽後，病毒飛散於空氣中，都可能傳染腮腺炎。雖然其感染力很強，但病毒進入體內後約有30%的人不會發病(即隱性感染)。不過這些人仍然具有病毒散播能力，必須特別注意。

2. 由於兄弟姊妹間互相傳染，嬰幼兒也可能罹患。不過年齡愈小，發病症狀愈輕微。通常不會發燒，腮腺腫脹的情況也不明顯，有時即使發病，父母也可能沒有發覺 。

症狀

1. 潛伏期為14至21天。
2. 食慾不振、身體不適，繼而腮腺發炎腫大、疼痛、咀嚼困難。
3. 發燒、頭痛、耳痛甚至胃痛及嘔吐。
4. 男性青少年及成人患者，可能引起一側或兩側睪丸發炎(睪丸炎)。
5. 青春期前的兒童通常4至5天後自然復元。

建議

1. 目前尚無藥物可殺掉病毒，應給予輔助性治療，靠本身免疫能力痊癒。
2. 患者應隔離處理，兒童應暫停上學。
3. 患者在咀嚼時會感到疼痛，應吃柔軟而富營養的膳食如湯、稀飯等。如無法咀嚼，可喝高熱量的飲料補充能量。不過忌喝果汁，因當中的檸檬酸會刺激咽喉。

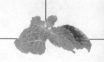

4. 患者應多安靜休息，多喝開水，注意口腔衛生，或可漱口以降低不適。

芳香療法的建議

　　雖然腮腺炎是一種很普遍的傳染疾病，但是如果症狀嚴重時可能導致男性的不孕症及失聰等。因此，父母在照顧腮線炎孩童時還是必須要小心一些。在芳香療法方面我們可以利用淨化空氣、泡澡及按摩的方式來幫助舒緩小朋友不舒服的症狀。

適用精油：

　　羅馬洋甘菊、胡荽、尤加利樹、薰衣草、檸檬、綠花白千層、茶樹

建議配方：

－濕敷(冷、熱水均可)：尤加利樹＋洋甘菊＋薰衣草(敷於脖子至耳下症狀部位)

－按摩：茶樹4滴＋薰衣草4滴＋胡荽4滴＋檸檬4滴＋甜杏仁油30 ml(擦拭於疼痛部位、頸背及腹部，每天三次連續十天)

－泡澡：薰衣草＋天竺葵＋桔子＋基礎油

(十三)、臍帶 (Navel)

　　臍帶是母親與胎兒間的聯繫；藉由它，寶寶可在母親體內攝取所需的養分，也可讓母子彼此感受彼此脈動；但當寶寶出生後，這條臍帶自然也就功成身退；然而從剪斷到脫落的這段時間裡，細心的呵護該部位是絕對必需的，而臍帶枯乾脫落後留下的痕跡就是肚臍。剛出生後，應保持臍部清潔和乾燥，避免造成感染。

芳香療法的建議

　　薰衣草源自於拉丁文「洗淨」的意思，也是羅馬人最喜愛的泡澡香料。而他最為人所道之的皮膚再生功效，用在新生兒的臍帶護

10

理是最適合不過的！

建議配方：

－擦拭：薰衣草精油＋蒸餾水＋藥用酒精

如何護理：

　　如果照護恰當的話，臍帶應在出生後七至十天就會自然乾燥脫落。臍帶剛脫落時，肚臍會滲出血水，因此需要特別處理。無論臍帶脫落與否，處理的步驟也應包括：

1. 每天清洗肚臍，要深入底部白色部位。觸碰這地方是不會疼痛的，因此可放心清洗。

2. 清洗完畢，以棉花棒擦乾。

3. 以上述配方使用棉花棒於肚臍處擦拭，由根部或凹處開始向外擦。添加酒精的作用並非殺菌消毒，而是能夠幫助肚臍加速乾燥。肚臍乾燥，臍帶也較易脫落，且減少細菌滋生。

4. 每次換尿布時，檢查臍部是否乾燥，若臍部潮濕，則重覆使用配方擦拭。

5. 臍帶脫落後，也應避免潮濕。另外，未脫落的乾臍帶不可強行扯下，以免出血。

(十四)、德國麻疹 (Rubella-German measles)

　　一種常見的傳染病，通常發生在4至12歲的兒童，是由過濾性病毒引起。在2至3週的潛伏期後，就會出現很細的疹子。德國麻疹的病徵並不嚴重，病程短、症狀輕，但孕婦在懷孕初期八至十個星期之間若感染了德國麻疹，便有可能對體內的嬰兒構的嚴重生理缺憾。

　　德國麻疹幾乎每三至四年會流行一次，它是由耳後開始長，然後擴散到身體其他部位，可能伴隨有淋巴腺腫大現象，尤其是耳後

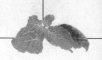

及頸部。不過有些小朋友發作時可能僅有身體發燒而已，並沒有生疹子的狀況。

芳香療法的建議

其實它適用所有濾過性病毒感染的處理方式，最重要的是保持空氣的潔淨，另外用溫水浴來舒緩發作的症狀即可。

適用精油：

羅馬洋甘菊、佛手柑、天竺葵、薰衣草、茶樹、麝香草

建議配方：

－溫水清洗：薰衣草＋羅馬洋甘菊＋茶樹

(十五)、扁桃腺炎 (Tonsillitis)

常見於兒童，以五、六歲為病發的高峰期，次為青春期的青少年。嬰兒及五十歲以上人士則發病甚少。多數由於病者本身抵抗力降低，引致隱藏於口腔或扁桃腺附近之鏈球菌、葡萄球菌等入侵扁桃腺而引起炎症。患上此症的人，通常連帶有咽部發炎現象。此病的潛伏期為三至五天，並有傳染性。

症狀

1. 喉嚨痛。
2. 扁桃腺及喉嚨深處發炎，患處呈深紅色，常有含膿的白色小斑點覆蓋於患處表面。
3. 發高燒。
4. 頸部淋巴腺出現腫脹。
5. 舌頭上有白苔，還可能呼出一種乳酪發酸的氣味。
6. 身體上可能出現細小的紅色皮疹，最初出現於頸部。
7. 帶有乾咳。
8. 可能有輕微的結膜炎。

10

建議

1. 大量喝水並臥床休息。

2. 服食適量止痛藥。

3. 如果症狀持續三天以上，應向醫生求診。

芳香療法的建議

扁桃腺在發炎時會腫大、疼痛而且喉嚨又紅又痛，並且會長出黃色的小顆粒，同時還會發燒、耳痛、頭痛、頸部疼痛及肚子痛等。不過，喝大量的水還是最根本的方法，另外也可嘗試精油漱口及按摩來舒緩所有的不適症狀。

適用精油：

洋甘菊、薑、薰衣草、檸檬、茶樹、麝香草

建議配方：

－暖敷：薰衣草4滴＋茶樹5滴＋薑2滴＋檸檬1滴(事先調配，每天兩次，每次四滴)

－按摩(上腹及背部)：利用暖敷配方的精油共5滴＋甜杏仁油15ml

－漱口：薑1滴＋檸檬2滴＋蜂蜜5ml＋蘋果醋15ml(預先調和，然後將5 ml的混合劑加入一杯溫水)

(十六)、幼兒嘔吐 (Vomiting)

嘔吐不是病，而是很多疾病的常見徵狀，如果小寶寶在6個小時內，每次餵食都吐的很厲害時，就會失去大量的水分，必須立即去看醫生；一般寶寶餵食後，會流一點點奶出來，只是溢奶而已，可不必太擔心。

其實小朋友嘔吐的原因有時候可能是心理作用，他可能是情緒不好、心裡有慾望、不想吃的食物，這是小孩子的一種抗議反應。如果是這些情形，父母親應該多留意小孩子的心理狀況並找

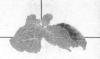

出原因。

　　不過生理狀況方面，小朋友對藥物過敏、吃壞肚子或者是感染過濾性病毒、中耳炎、尿道炎、腦膜炎或是腸胃炎等都會引起嘔吐的現象。因此，如果小孩子嘔吐的情況持續2至3次以上就必須要找醫生診治了！

原因

1. 腸胃道疾病：譬如先天性幽門狹窄、腸胃炎、腸套疊、腸阻塞、胃食道逆流等，都會讓寶寶產生嘔吐。
2. 食物中毒：夏天的時候，幼小的孩子很容易因為食物不潔，而發生嘔吐症狀。
3. 疾病感染：冬季流行的輪狀病毒、小兒發燒或傷風，或是呼吸道感染，因為劇烈咳嗽，也會嘔吐。
4. 中樞神經問題：頭部受傷有腦震盪問題、腦壓過高、腫瘤、中樞神經病變，都可能導致嘔吐。
5. 暈車：這也是一個常見的嘔吐原因，可以出發前半小時先服藥物止暈。

預防

1. 父母可按寶寶需要調整他們的飲食，小一點的寶寶配方奶可以泡濃一點；大一點的寶寶則可以給他容易入口的稀飯、稀釋果汁。
2. 嘔吐後數小時內，不要吃固體食物，不要立刻餵奶，只飲清水或稀釋的果汁作補充，之後可進食一些如稀飯、白土司等容易消化的食物。
3. 餵完奶後，讓幼小的嬰兒坐躺著，一方面排氣，一方面避免嘔吐物吸入肺部，引致窒息或肺炎。
4. 如果吐的嚴重幾乎無法進食，或是連膽汁(黃色或是綠色液體)都吐出來了，表示病童有脫水、電解質不平衡的可能，最好送醫

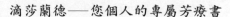

院，給予點滴液補充。

5. 給小孩子的飲食，採取少量多餐的方式，食物種類以含澱粉質(米、麵)、蛋白質(魚、肉、豆類、奶類、蛋)為佳。

6. 可請教醫生，在嬰兒的牛奶中加入一種增稠劑給嬰兒飲用。

7. 若嬰兒體重無增加，或是出現腹瀉、腹痛、發熱、大量嘔奶等現象，應馬上求診。

芳香療法的建議

在小朋友出現嘔吐的狀況時，千萬不要試圖阻止他嘔吐，只需要在他嘔吐的時候從旁協助他，並且幫他準備一杯冷水讓他漱口。如果是情緒引起的嘔吐現象，通常建議能夠使用一些情緒舒緩方面的精油。不過需要注意的是，嘔吐之後一小時內千萬不要給他吃任何東西，除非症狀已經排除了！

適用精油：

薑、薄荷、薰衣草

建議配方：

－吸入：薰衣草＋羅馬洋甘菊＋衛生紙

－額頭敷蓋(2歲以上兒童)：薰衣草＋羅馬洋甘菊＋毛巾

10-3 關心孩童的心理發展

孩童永遠是歡笑與希望的泉源。然而，也由於孩童的心靈較成人的脆弱，所以更需要我們多花些心思去呵護。

如同成人一樣，孩童本身也必須面對身體或環境改變的種種考驗，如何幫助孩童學習處理問題以及與各種人的交際中發展出情緒的獨力與成熟度將遠比供給孩子足夠的物質生活來的重要許多。

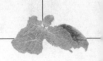

促進兒童健康發展的心理條件

1. 情緒上的接納與溫暖

　　研究指出，父母對子女的愛與接納，和孩童對自我之尊重，及發展獨立、信任及自我控制的人格特質上有很大的關係。有許多孩子雖然生長於一個貧困、管教嚴厲的家庭，或甚至自己有身體殘障，但只要孩子感到被愛及被接納，便可以緩和這些不良條件的影響，使他不僅可享受壓力較少的童年，並可幫助他準備好面對日後的挑戰。

2. 有效的結構與管教

　　研究顯示，一個清楚的、有結構(structured)的環境可幫助個人有健康的發展。有結構的環境是一個有紀律、管教態度一致的環境。

包括：

－清楚界定的標準，兒童明白什麼行為、目標是合適的。

－適當界定家裡成員的角色，如父母、子女、兄弟姊妹等，使兒童了解父母對自己及其他人的期望。

－父母建立一些鼓勵兒童多做好行為的方法，及當兒童違規時，應如何處理等。相反來說，缺乏結構與管教及太縱容孩子，會導致他變成一個被寵壞，需索過度及不顧及他人感受的人。而過於嚴厲的限制及責罰，則可能導致孩子畏懼處罰，對權威人士缺乏信任、缺乏主動及自發性。

3. 對能力與自信心的鼓勵

　　孩子在學習需要他人的幫助是可以理解的。另外孩子也需要有成功及被肯定的經驗，因為這可鼓勵孩子繼續努力，增強孩子的自信和上進心。不知為人父母者是否曾觀察過孩子們有所成就時，所表現出的那份喜悅及「請注意我」的強烈要求呢？

10

4. 幫助孩童面對挑戰

當父母努力保護子女免受挫折及創傷時，可能他們不知道這樣做，會導致子女無法獲得行為經驗及學習怎樣面對處理困難，因為面對挑戰、失敗，對孩子健康的發展是必須的。父母要做的是以支持及鼓勵來教導子女因應這些失敗，而繼續保持健康的發展。

5. 適當的角色典範

許多父母只刻意用語言來指導孩子，卻沒有想到他們的行為，更能在無形中給孩子提供了參考典範。父母若能提供恰當的、適應良好的行為典範，這便有助於孩子健康的發展。有研究指出，與一般正常青少年的父母比較，許多不良青少年的父母具有反社會性格或甚至是罪犯。如果父母希望子女不吸煙，自己首先不能吸煙，最低限度不要在子女面前吸煙。

6. 具刺激性及反應性的環境

嬰兒具有好奇的本能，不斷地經由觸、視、味、聽、嗅覺來向外探索。很快地，他們學到說話及發問。孩子們不可避免的會有「誰」、「為什麼」、「什麼」、「那裡」及「如何」等問題。父母應該鼓勵及適當地盡快回答這些問題，因為孩子需要在學習中接收外界大量的訊息。有些父母對孩子的問題十問九不應，表現出厭煩的態度，至令孩子不敢再發問，減少他們學習的機會，這是很可惜的。

(一)、自閉症 (Autistic)

自閉症是一種先天腦部功能受損傷而引起的發展障礙，通常在幼兒二歲半以前就可以被發現。自閉症患者從小開始便表現出語言理解和表達的困難、難與身旁的人建立情感、對各種感官刺激的異常反應及一成不變難以更改的固定玩法與行為等和一般兒童不同的特徵。自閉症的特徵會隨著年齡、智商及自閉症的嚴重程度而

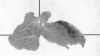

有所不同。

特徵

1. 語言和溝通的障礙：

　　他們可能是沒有語言或遲滯，具有特殊的語言用法，例如重覆問話者的部分或全部問話內容；背誦出曾聽過的廣告詞、話、歌曲等；「你」、「我」、「他」分不清楚。即使隨著年齡增長語言溝通有些進步，其對話也呈現機械式地將所背的回答出來。自閉症與健康孩童相比較之下，具有較佳的記憶性，但在理解、抽象、推理能力的部分則有缺陷。

2. 人際互動的障礙：

　　無法與他人建立人際關係，某些自閉症在襁褓時即被發現玩自己的手腳、發呆、對人沒反應也不喜歡人抱。眼睛不看人，甚至躲避視線的接觸，不理人，視而不見，聽而不聞，不怕生人，沒有明顯分離焦慮，即使遇到挫折也不會主動尋求慰藉，外出時，自己走自己的，甚至不會回頭找父母，不和別人一起玩，頂多只是跑跑跳跳而已。

3. 玩耍與活動的特徵：

　　出現重覆性行為或有固定特殊的玩法，無法玩有規則的遊戲。另外也會出現咬，舔，撕，丟，聞東西或是觸摸某些物品，斜眼看物，凝視反光，霓紅燈或旋轉物。除玩法固定外，也會有固定化、儀式化的現象。

原因

1. 遺傳的因素

　　20% 的自閉症患者中，他的家族可找到有智能不足、語言發展遲滯和類似自閉症的。此外，自閉症男童中約 10% 有 X 染色體脆弱症。

10

2. 懷孕期間的病毒感染

婦女懷孕期間可能因德國麻疹或有流行性感冒等病毒感染，使胎兒的腦部發育受損傷而導致自閉症。

3. 新陳代謝疾病

如苯酮尿症等先天的新陳代謝障礙，造成腦細胞的功能失調和障礙，會影響腦神經訊息傳遞的功能，而造成自閉症。

4. 腦傷

包括在懷孕期間窘迫性流產等因素而造成大腦發育不全，生產過程中早產、難產、新生兒腦傷，以及嬰兒期因感染腦炎、腦膜炎等疾病造 成腦部傷害等因素，都可能增加自閉症機會。

幫助

1. 愈早訓練及治療，效果愈好。

2. "訓練模仿" 和 "觀察學習"。只要他們懂得模仿和如何觀察學習，對他們各方面都會有進步。

3. 把握訓練他們語言的機會。事事教、處處教，語言一旦有進步，會增進他們學習的效果。

4. 教導遵從指示，讓他們學習接受約束，完成指定的要求。唯一注意的是要了解孩子的能力，對他們的要求要合適，並要保持堅定的態度。

5. 行為治療，以 "賞善不賞惡" 的原則，矯正他們的刻板模式及破壞性行為，加強其良好行為。

6. 加強生活自理獨立訓練。

7. 多帶他們參與社交活動，讓他們對外界有更多的接觸。

8. 加入自閉症家長協會，家長間可互相支持，交流育兒之心得及社會資源，並尋求公眾關注及了解。

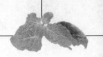

芳香療法的建議

其實芳香精油對於自閉症的兒童能幫助他們建立對外界溝通的橋樑以及適度地宣洩情緒，藉由芳香分子的引導，更能夠舒緩他們無法表達的焦慮以及適度地刺激情感。如果能夠對他們按摩，更能夠增加父母與孩子之間心靈上的觸動以及拉近距離。不管如何，贏得孩子的信任感，帶領孩子脫離孤寂的深淵是您的責任，而孩子的進步也將是您最大的成就及驕傲。

適用精油：

羅勒、佛手柑、天竺葵、快樂鼠尾草、檸檬、薄荷、迷迭香

建議配方：

－舒緩焦慮的按摩油：佛手柑＋天竺葵＋快樂鼠尾草＋基礎油

(二)、注意力障礙及過動異常
(Attention-deficit hyperactivity disorder; ADHD)

它是屬於情緒困擾兒童的一種症狀。有些比較嚴重的症狀在兒童七歲前已出現。患者以男性比女性為多，比例大概是4:1。很多家長可能因認為兒童在家裡活動量過大或因學校老師抱怨兒童上課時無法集中注意力，懷疑自己的小孩是否為過動兒而到醫院求診，事實上並非活動量大就是過動兒。

以下為美國精神科醫學會的臨床診斷標準如下：

10

1. 出現(1)或(2)的症狀
   (1) 下列9項注意力不集中症狀中，出現大於或等於6項，且症狀持續出現至少6個月，致足以達到適應不良且造成與其應有的發展程度不相符合，才稱為注意力不集中。
   ◆ 注意力不集中
      A. 無法注意到小細節或因粗心大意使學校功課、工作或其他活動發生錯誤。

B. 在工作或遊戲活動中無法持續維持注意力。

C. 別人說話時似乎沒在聽。

D. 無法完成老師或家長交辦事務，包括學校課業、雜工等。(非反抗性行為或不瞭解使得交辦事務無法達成)

E. 缺乏組織能力。

F. 常避免、不喜歡或拒絕參與需持續使用腦力的工作。例如：學校工作或家庭作業。

G. 容易遺失或忘了工作或遊戲所須的東西。

H. 容易被外界的刺激所吸引。

I. 容易忘記每日常規活動，需大人時常提醒

(2) 下列9項過動及衝動(hyperactivity-impulsivity)症狀中，出現大於或等於6項，且症狀持續出現至少6個月，致足以達到適應不良且造成與其應有的發展程度不相符合，才稱為過動及衝動。

◆ 過動

A. 在坐位上無法安靜地坐著，身體動來動去。

B. 在課堂中常離席，坐不住。

C. 在教室或活動場合中不適當地跑、跳及爬高等。

D. 無法安靜地參與遊戲及休閒活動。

E. 不停地動 (很像發動的馬達)。

F. 話多 (經常不間斷地持續說話)。

◆ 衝動

A. 問題尚未問完前，便搶先答題。

B. 不能輪流等待 (在需輪流的地方，無法耐心地等待)。

C. 常中斷或干擾其他人。例如：插嘴或打斷別人的遊戲。

2. 某些過動、衝動或注意力不集中的症狀，會在7歲前就出現。

3. 某些症狀在大於或等於2種情境下出現。例如：學校、工作或

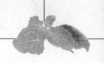

家裡。

4. 上列症狀必需有明顯證據造成社交、學習或就業的障礙。

5. 需排除有廣泛性發展障礙、精神分裂症或其他精神異常及情緒障礙(如：情緒異常，焦慮，分離情緒異常)。

合併出現的情況

　　注意力障礙及過動異常(ADHD)的兒童可能會同時發生以下問題：

1. 學習障礙 (以閱讀為主)：注意力障礙及過動異常(ADHD)合併出現的問題，最重要的為學習障礙，主要為閱讀障礙或讀字困難。臨床醫師發現：在過動兒此一族群中，閱讀障礙約占9%~80%至92%。

2. 行為問題，對立的挑釁行為及藥品使用異常

　　A. 行為問題：注意力障礙及過動異常(ADHD)合併出現行為問題時，是最難處理。此類攻擊行為及反社會性格會使自己及周遭的人陷入令人畏懼的情況，這類行為問題在注意力障礙及過動異常的兒童中約占2%到60%。

　　B. 對立的挑釁行為：若注意力障礙及過動異常和對立的挑釁行為同時出現，則為產生行為問題的高危險群。相對於注意力障礙及過動異常的藥物治療效果，行為問題並無有效藥物可予以治療。

　　C. 藥品使用異常：注意力障礙及過動異常是否會增加藥品使用異常仍不清楚，但有研究指出注意力障礙及過動異常的兒童比一般兒童開始抽煙的年齡來得早，且抽煙的比例為一般兒童的2倍！

3. 情緒障礙

　　A. 焦慮：三分之一的兒童會出現焦慮。

10

B. 雙極性情緒障礙：注意力障礙及過動異常合併雙極性情緒障礙的機率為23％到57％，證據顯示焦躁症加上注意力障礙及過動異常會使憂鬱症、行為問題、焦慮及精神社會功能障礙的機會增加。

芳香療法的建議

有時候，含有咖啡因的碳酸飲料、糖或者是食物等都有可能導致注意力的不集中。您必須先判斷小孩子是因為外界的吸引力或者是生理所引起的注意力無法集中的現象。透過芳香療法的輔助，芳香精油可經由嗅覺抵達腦部，幫助注意力集中或是讓您的孩子冷靜下來，不過，父母親的耐心比所有的治療方式都重要，建議您多花些時間陪伴孩子做些遊戲或是閱讀，這樣不僅能建立親子間的關係，還能幫助您的孩子，何樂而不為呢？

適用精油：

佛手柑、白豆蔻、羅馬洋甘菊、檸檬、薰衣草、柑橘、松木

建議配方：

－舒緩情緒的沐浴：羅馬洋甘菊＋薰衣草＋柑橘

－冷卻情緒按摩油：白豆蔻＋薰衣草＋柑橘

－集中注意力(薰蒸)：佛手柑＋檸檬＋葡萄柚＋松木或陶醉夢幻香精油

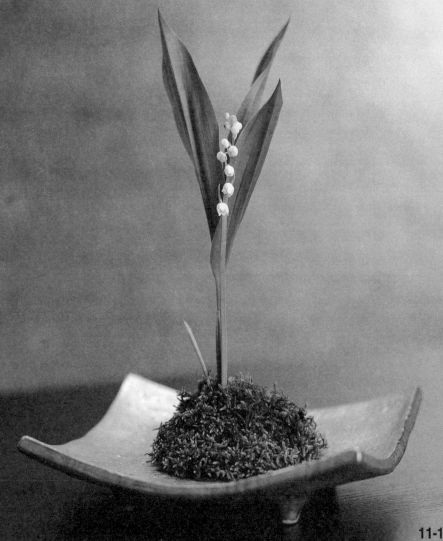

第 11 章

芳香伴您每一天

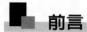 **前言**

『保持健康之道，就是每天洗芳香浴，和做芳香的按摩。』
(The way to health is to have an aromatic bath and scented massage every day.)

～希波克拉底

人是感覺的動物，而嗅覺是我們所有感官中最直接的。它幫助我們開啓了與世界溝通的橋樑，生命一切因此展現迷人風貌。

當我們聞到香味時，香氣的分子飄回鼻樑後的鼻腔，由含有感覺細胞的黏膜吸收，細胞上有許多微小的毛髮，稱作纖毛，共有五百萬這種細胞，牽動了腦中嗅覺區的知覺。而動人的香氛是一種不需贅言就能讓人會心一笑，也會讓周圍的人充滿愉快心情的天然元素。

據說約瑟芬為了討好拿破崙，每天都在身上及房間裡遍灑麝香，濃烈程度使打掃臥房的女傭經常被薰到昏倒。當拿破崙移情別戀愛上奧地利公主後，約瑟芬改在皇宮四處灑滿檀香做為報復，因為那正是拿破崙最討厭的味道。

其實，美好的香味，比高貴的鑽石或是金錢更能觸動人的心靈。在我們每天生活的環境中，如果可以繚繞著不同功效的香氣，不僅能讓你不著痕跡的沾染芳香，也能為您的家園增添幾許歡樂氣息，給您帶來舒適的生活，讓身心靈能夠感覺無憂無慮、充滿快樂！

（一）、天然的空氣清新劑

芳香劑在現代人日常生活中無所不在：公共場所的洗手間、客

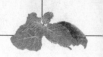

運巴士、計程車、家中浴室、衣櫃鞋櫃裡都可以看到。不管是液狀、固體或是噴霧型，造型精巧可愛的芳香劑不但取悅人們的嗅覺，還兼顧視覺效果，但研究卻發現在密閉空間中使用芳香劑可能有害健康。

根據EPA（美國環境保護委員會）研究人員指出，空氣清新劑中有害的氣體可能和臭氧氣反應，生成甲醛類的致癌物質，和其它一些有毒物質，專家認為這些物質可能和呼吸道疾病有關。研究人員發現，噴霧劑噴出的某些芳香劑，有可能和臭氧反應生成致癌物質。當大氣中含臭氧量高的時候，只要你開窗就可觸發這類化學反應。

如果你擔心室內空氣不好，你不應當使用化學除臭，這些揮發性的氣體可能含有臭氧及其它有害物質。如果能夠使用純天然的芳香精油來薰香，以上的這些煩惱您根本就不用擔心了！

建議配方：
－花園精靈：檸檬草＋佛手柑＋香水樹＋玫瑰
－草原仙子：快樂鼠尾草＋山蒼果＋薰衣草
－活力奔放：迷迭香＋葡萄柚＋香蜂草
－陽光熱情：佛手柑＋薄荷＋天竺葵

以上配方可應用於空氣清淨器、薰蒸台或是風扇及冷氣的出風口。不過我們提醒您，每次在添加新的精油或是配方油時，先將之前殘留的物質先擦乾淨，而且千萬不要放在幼童及寵物可以觸摸到的地方。

11

（二）、迎接您的客人

當您進入一個人的家中，迎面而來的那股香氣必定是跟您訴說著這家人日常生活中的點點滴滴。不管是咖啡香、煙味或是廚房傳出來的味道，給人的印象必定非常的深刻。

精油的種類繁多，如果能夠營造出專屬於自己家庭的香氣，必定讓人印象深刻。我們建議您不妨點燃香氣，就讓那精油的芳香分子幫您招待客人，讓您的房子添些輕鬆愉悅的快樂氣氛。也為了此次難得的會面製造些難以忘懷的回憶。

建議配方：
－薰香：檸檬，萊姆，佛手柑…等各類果皮類的精油都非常適合。
－預防感冒：迷迭香＋綠花白千層＋檸檬(薰蒸或噴霧)

（三）、乾淨的廚房

　　廚房通常是家中最有〝味道〞的地方，不管是炒菜的油煙味、烤麵包的香味或是食物過期的味道等，您想的到的味道這裡都有！其實，如果能夠讓廚房維持快樂的香氣，想必能夠讓煮飯的人烹調出更美味的食物，也能讓吃飯的人有個更愉悅的用餐氣氛。

建議配方：
－工作台的清理：茶樹50滴＋檸檬50滴＋麝香草 15滴，並將它們加入 500 ml的熱水(並非滾燙的熱水)，擦拭您的廚房工作台、地板、水槽及廚櫃。

（四）、洗碗布、抹布的清潔

　　抹布雖然是廚房的萬用幫手，但是如果不當的使用，也可能是細菌孳生的溫床。抹布上的菌種，包括黴菌、酵母菌、各種細菌及病毒等，如果用抹布來擦拭桌面、器皿，可能會造成菌種的殘留。另外實驗發現，不論家庭或餐廳，只要使用過一周的抹布都可以找出大腸桿菌。

　　對付抹布細菌，很多人習慣用高溫煮沸來殺菌，但食研所的實驗卻發現抹布愈煮可能愈危險；因為檢驗結果顯示出，如果用高溫煮沸抹布五分鐘，反而會出現仙人掌桿菌，而且容易造成食物中毒。與其如此，不如運用具有抗菌及殺菌效果的精油來消毒抹布，

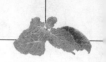

不僅不用害怕接觸化學物質，更能放心地使用，何樂而不爲呢？

建議配方：

－消毒：麝香草＋尤加利樹＋茶樹，並置於沸水中浸泡 2 至 3 分
　鐘，之後按照一般清潔程序清洗。

（五）、衣服的香味

　　許多人上班前都會習慣噴一點香水或是古龍水，但是因爲時間
很趕，往往不知不覺之間就會噴太多，造成周圍人的反感，其實這
個問題在洗衣服的時候就可以解決了。很簡單，就是在洗衣服的時
候，就加上你喜歡的精油，這樣洗好的衣服，就會有淡淡的清香，
不會再有香味沖天的窘境了。

　　如果用洗衣機清洗衣服，可將 3 至 5 滴的精油加入洗衣精的盒
子中；如果是手洗衣服，在最後一次的清洗步驟中加入 1 至 2 滴精
油稍微地攪拌。不過，需要注意的事，避免使用樹脂類的精油，因
爲它們的質地較濃，反而會黏附在衣服的表面。

建議配方：

1. 清洗時

　－甜美果香：檸檬草、薰衣草或香水樹、橙花等。

　－預防感冒：尤加利樹、綠花白千層、迷迭香、牛膝草、薄荷
　　　等。

　－預防失眠：洋甘菊、橙花、馬喬蓮等。

2. 烘衣時(滴於綿布上放入烘乾機中與衣服一起烘乾)

　－浪漫花香：香水樹、玫瑰、茉莉

　－提神清新：迷迭香、佛手柑、苦橙

3. 燙衣時(精油加入噴灑器，燙衣時先噴灑於衣服上再燙衣服)

　－天竺葵、紫檀木、薄荷、薰衣草、香水樹都是不錯的選擇。

11

（六）、浴室

　　剛忙完了所有的家事，覺得全身痠痛，皮膚也很久沒好好保養一下了，現在的妳，只想好好地放鬆一下…。

　　在所有的SPA調理中，芳香沐浴永遠是最先開始的一環，如果您的時間不允許您常常上SPA中心，您可利用家中的浴室來營造疲累的身心，在純淨自然的香氣中，得到了完全的放鬆。討厭一成不變的人，也可為自己準備不同香味的清潔用品，隨著當天心情用不同的香味，盡情享受Home SPA的芳香療法。

建議配方：
－浴室除菌－檸檬草＋綠花白千層＋檸檬＋水(沖洗浴缸、水槽及馬桶)
－浪漫薰香－棕櫚玫瑰＋香水樹＋萊姆(浴室中避免使用插電式的薰蒸台)

（七）、新房子的味道

　　為了佈置一個夢想的家，你是否花了許多心思？當你搬到剛裝潢裝修的新房子或新辦公室之後，可能會被其中的嗆人的油漆味、新地毯味、新傢俱味弄得很不舒服。精心設計的傢俱可能充滿了致癌的甲醛；華麗的毛地毯、窗簾可能沾滿了塵蟎！

　　室內建材、傢俱在製造過程，或內部施工使用時，為保護材料本身，避免腐壞及外觀好看，通常會使用含尿素甲醛樹脂等成份的黏著劑，做為烤漆、上光的原料。如果通風不良，揮發性的甲醛會逐漸累積，這些東西聞多了，會對人體造成一定程度的傷害。雖然這種傷害並不明顯，都會導致你經常頭痛，或身體感覺怪怪，而你根本就無法想像竟是這些化學成分搞的鬼！

建議配方：
－擦拭：茶葉水＋檸檬草＋乳香或檀香木(從裡到外確實擦洗，之

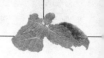

後可將上述配方裝於水盆中擺放 1 至 2 天，效果更顯著)

（八）、香袋

　　在東方的歷史中，古人利用芳香藥草來薰衣、洗衣，或作成香袋、香囊，來達到消除體味的目的。紅樓夢的故事中，賈寶玉與林黛玉也因為香袋而牽扯糾葛。而在西方的歷史中，英國伊莉莎白時代，情人們用薰衣草香袋作為互贈的禮物。而女士們更會將薰衣草香袋縫入裙中，並用薰衣草花朵做百花香，薰衣草是僅次於玫瑰的人氣香花。十四世紀時，法國的查理六世便是坐在塞了薰衣草的座枕上。芳香植物的香袋，從古至今仍如伊莉莎白時代般地風行且仍歷久不衰。

　　自己動手做香袋，不僅可以創造個人獨特的風格，您選擇的精油還能依據需求來選擇療效。只要拿一塊乾淨的布或是一個棉布袋，將精油倒在清新的乾燥植物上並放到香袋裡，置放一晚，隔天早上您將發現所有的精華都被乾燥植物吸收了！

建議配方：
－東方禪風：檀香木＋刺蕊草＋安息香＋香水樹＋萊姆
－花香情緣：紫檀木＋天竺葵＋葡萄柚＋苦橙

（九）、精油香皂

　　清潔，是美麗的第一步，手工香皂沒有化學傷害，柔細、芳香、天然、高營養，如同做西點般簡單有趣！自己製造的手工香皂不僅沒有化學傷害，泡沫柔細芳香，更是最自然且不會傷害皮膚的清潔用品！洗淨、重生的清潔感受，讓您的肌膚嚐得出幸福的感受！

準備材料
　　純質皂基、精油、裝飾物品、瓦斯爐、模器、水性色料、基礎油、燒杯、鍋

11

步驟

1. 選擇適量的皂基，然後隔水加熱溶化。（如果將皂基切得越細小，融化速度越快）。

2. 皂基大約在攝氏 45 度就會開始融化。加熱時儘量不要攪拌皂液，否則會產生很多不必要的泡泡。泡泡並不會影響香皂品質，只是會影響外觀或須要多花時間去修飾。

3. 可加入適量的基礎油增加滋潤度。

4. 如果想要加點顏色，可使用水性色料來調色。

5. 依照種類與個人喜好的味道選擇精油滴入。

6. 將調好顏色、味道的皂液倒入模子。

7. 待皂液變硬後，即可脫膜。

8. 若香皂上有泡泡，可用刀背修飾。

9. 香皂在過幾天後表面可能會有小水珠，這是因為香皂裡的甘油與空氣中的水分凝結。為避免水珠產生，香皂做好後需要用保鮮膜包起來，並存放在陰涼乾燥的地方。

建議配方：

－夏日艷陽：葡萄柚＋萊姆＋檸檬＋山蒼果＋橙花

－自然氣息：快樂鼠尾草＋刺蕊草＋肉豆蔻

－英式鄉村：薰衣草＋天竺葵＋羅馬洋甘菊＋迷迭香

（十）、手工蠟燭

蠟燭與一般生活密不可分。浪漫的歐美人，喜歡點蠟燭來增加生活情調。熱戀中的情侶，喜歡一起享受燭光晚餐。而至今，"吹蠟燭"仍然是慶生會中代表活動之一。蠟燭豐富了我們的生活，是許多浪漫時刻的最佳配角。蠟燭從最初單純的照明功能，到今天各式各樣的造型、功能各自不同的蠟燭，擺脫了以往呆板的形象及單一用途，成為兼具實用功能的擺設藝術，蠟燭有了全新的定義。

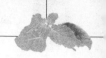

準備材料

　　精油、石蠟(果凍蠟)、棉絨、模型、不銹鋼鍋、燒杯、溫度計、攪拌棒、油性色料、電磁爐

步驟

1. 取適量石化蠟(或果凍膠)於燒杯中，利用隔水加熱將之融化。

2. 石蠟(或果凍膠)融化後，加入適量的色料，調出自己喜愛的顏色。(如要原色，則不加任何的色料。)加入適量的芳香精油。視個人喜好而定，調出屬於自己的風味。10ml 約 10 滴芳香精油。

3. 倒入容器或模型中(容器可事先抹些基礎油，以方便脫膜)。

4. 沾過蠟的棉線做燈蕊，利用竹筷固定於模型中。

5. 靜待 1 小時左右，即可脫模(如為果凍膠，則無法脫模，必須裝於容器中)。

(十一)、個人香水

　　「香水」這個神秘的液體，其實她的生產過程，與我們調複方精油的方法是相當類似。在二十世紀初期，香水師還是以純天然精油來調配香水。而近年來，由於化學香料的方便取得，精油的使用比例開始降低，目前市面上一般的香水幾乎都是天然和化學成份的混合物，調香師為了避開如天氣或運輸及儲藏不利等因素，大多都採用成本較低的原料。然而現今最流行的精油香水，不但不用擔心買到存放已久或是人工香料的「化學香水」，還可調配出專屬於您的個人香味。只要您大膽的運用自己的鼻子和直覺，就能盡情的揮灑無窮的創造力。並且我們希望您能夠帶著愉快的心情，享受著調配自己專屬香水的快樂。

準備材料

　　酒(琴酒、伏特加或龍舌蘭酒)、精油

步驟

1. 認清精油的氣味

你必須非常清楚的認識精油的氣味，因為同一種精油在瓶子裡透著瓶口聞與薰香出來或是使用在身體上經過體溫加熱後的味道都是不一樣的，而同一種精油中，含有各類化學分子及大小不一的比例，這個因素也會讓精油自身的氣味隨時在改變，也就是說，單一的精油本身就有前味中味後味的變化。所以一定要非常熟練您手邊的基本精油。

精油旋律	香水調性	精油對照
高音	前調	羅勒、佛手柑、尤加利樹、檸檬、苦橙葉、葡萄柚、柑橘、山蒼果、棕櫚玫瑰、檸檬草、萊姆
中音	中調	玫瑰、洋甘菊、快樂鼠尾草、天竺葵、茉莉、薰衣草、馬喬蓮、橙花、紫檀木、麝香草、香蜂草、紫羅蘭葉、香水樹
低音	基礎調	安息香、雪松、永年草、檀香木、安息香、乳香、刺蕊草、菩提樹花、培地草

2. 調配方法

原則上我們建議的精油比例如下：

20% 高音精油，60% 中音精油，10% 低音精油

純粹以基礎油為基底的香精

(1) 50滴香水混合配方

(2) 10cc的荷荷芭油(甜杏仁由和核桃仁油都適合)

(3) 在標籤上註明製作日期、混合精油名稱，貼於瓶身。

(4) 使用方法：存放在密閉深色的玻璃瓶中。使用時輕抹於動脈上。須注意的是：香精是高濃度的只需要塗抹少量即可。

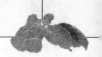

以酒為基底的香精

(1) 4又1/4茶匙的伏特加

(2) 1又1/2茶匙的蒸餾水

(3) 60滴香水混合配方

(4) 在標籤上註明製作日期、混合精油名稱,貼於瓶身。

(5) 使用方法:存放在密閉深色的玻璃瓶中,並存放至少兩個星期,每天搖晃瓶子1-3次。兩個星期後用咖啡濾紙過濾即可。

以酒為基底的古龍水

(1) 4又1/2茶匙的伏特加

(2) 2茶匙的蒸餾水

(3) 30滴香水混合配方

(4) 在標籤上註明製作日期、混合精油名稱,貼於瓶身。

(5) 使用方法:存放在密閉深色的玻璃瓶中,並存放至少兩個星期,每天搖晃瓶子1-3次。兩個星期後用咖啡濾紙過濾即可。

以酒為基底的身體噴霧

(1) 4又1/2茶匙的伏特加

(2) 2茶匙的蒸餾水

(3) 18滴香水混合配方

(4) 在標籤上註明製作日期、混合精油名稱,貼於瓶身。

(5) 使用方法:存放在密閉深色的玻璃瓶中,並存放至少兩個星期,每天搖晃瓶子1至3次。兩個星期後用咖啡濾紙過濾,然後倒入有噴頭的容器中即可使用。

哪種香水使你聞起來很美?

意志堅強偏外向型

　　這類女士心態保持平衡,很少憂鬱失望,熱情奔放,能克服一切困難,對朋友坦誠,是可以信賴的對象。

＊適合香型：橙花、佛手柑、萊姆、檀香木、萊姆、香水樹、茉莉等。

智慧型

這類女士是那種覺得可以和男人一樣負擔一半世界，承擔自己和家庭的責任，脾氣有些倔強，日常生活上是日理萬機的女性。是爲行動能力強，處事態度獨立的女性所設計。

＊適合香型：刺蕊草、棕櫚玫瑰、茉莉、薄荷、檸檬草、香水樹等東方香型。

意志堅強偏內向型

類型的女性追求情感上的平衡，有些微的活躍但實質是偏向文靜。爲人處世小心謹愼。

＊適合香型：玫瑰、快樂鼠尾草、茉莉、紫檀木、香水樹、杜松、絲柏、檀香木。

活潑可愛型

這類女士因爲爽朗、不拘小節、笑起來有兩個深深的酒窩。你一定以爲這樣的你幾乎與香水無緣，其實不然

＊檸檬、快樂鼠尾草、葡萄柚、香蜂草、薰衣草等。

純情明朗型

這類女士喜歡簡潔明朗不愛華麗，有著如詩般的純潔情懷。

＊清新花香果：山蒼果、佛手柑、天竺葵、萊姆、迷迭香。

多愁善感型

這種類型的女士性格清新、婉約而浪漫，喜歡詩歌和如清風般的淡淡馨香。

＊適合香型：花香、草香、薄荷類的香水。例如：尤加利樹、

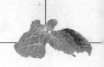

檸檬草、香蜂草、棕櫚玫瑰、天竺葵、快樂鼠尾草、杜松莓
等。

多情善變型

這種類型女士是矛盾的最佳詮釋，活潑、溫柔、古典、前衛、
謙虛、驕傲。

＊適合香型：丁香、檀香木、玫瑰香。

建議配方：

－永浴愛河，春色無邊：柑橘、刺蕊草、橙花和玫瑰
－錢來也：檀香木、培地草、葡萄柚和檸檬草
－桃花來找我：茉莉、桔子、天竺葵和菩提樹花
－五行能量：松木、尤加利樹、薰衣草、香蜂草及綠花白千層
－好運跟著來：橙花、檀香木、佛手柑、薰衣草、雪松

注意事項

(1) 自調香水因為沒有添加抗氧化劑，所以最好在6個月內使用完！
(2) 增減配方任意種類或用量，甚至於靜置時間等，都會影響味道
的感覺或持續力，所以記得將每次調製所用的種類、用量、時
間過程等細節詳細記錄下來，以免當您發現一種舉世聞名的配
方時，卻忘了當初是怎麼調出來的。

（十二）、滋潤沐浴油

泡澡是提高基礎代謝率的好方法，因為泡澡後的生理狀況，就
如同做了一場運動般，呼吸急促、臉紅、心跳加快！如果是泡熱水
澡，溫度約在攝氏38度的話，一小時可以消耗50仟卡卡路里，而
熱水澡一次可以提高代謝率(增加熱量消耗)2至4小時，因此對促
進身體的循環是有幫助的。如果能夠添加具有療效性的精油，那將
使身體更健康。

11

步驟

1. 將基底油放入乾淨的瓶中。
2. 加入精油〈搖晃均勻〉。
3. 在標籤上註明製作日期、混合精油名稱，貼於瓶身。
4. 放置二個星期，讓精油的香味充分融入基底油中。
5. 使用前記得搖晃均勻，一小匙的量加入一浴缸的水即可。

建議配方：

－清爽果香：基礎油＋檸檬＋柑橘＋萊姆
－曲線再創：基礎油＋葡萄柚＋絲柏＋天竺葵
－東方風華：基礎油＋茉莉＋紫檀木＋山蒼果
－乾敏救星：基礎油＋棕櫚玫瑰＋德國洋甘菊＋胡蘿蔔籽＋紫檀木

（十三）、體香油

　　體味可以吸引異性，甚而是可以牽動記憶，令人魂牽夢縈、難以忘懷。每一個人都有與生俱來的體味，而當我們在遇到互相吸引的異性時，費洛蒙就藉由汗液而釋放出來。男性費洛蒙的分泌處是在汗腺，女性則多來自腋下腺。

　　而費洛蒙是無聲無臭的化學分子，自體內製造，從皮膚表層散發出去，也可能自汗腺浮出，懸藏在毛髮裡。人們所釋放的每一個費洛蒙分子，都富含關於個人訊息，包括慾望、攻擊性、免疫系統等等，它可以蒙蔽人心，讓想像力加味，讓身體為愛融化，讓自己增添魅力。但是如果您所散發出來的體味並非吸引人的快樂費洛蒙，可是會讓人掩鼻，反而讓人退避三舍。

建議配方：

　　最佳塗抹體香油的時間是睡前，而非一般認為的洗澡後或出門前。那是因為睡前腋下的水分較少，而且身體平躺易於體香劑吸收。

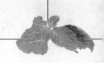

－塗抹：基礎油＋快樂鼠尾草＋麝香草＋薄荷＋絲柏

（十四）、身體化妝水

　　臉部肌膚的保養步驟是每個人都熟悉的，然而身體上面的保養卻很容易被大家所忽略。其實沐浴後的肌膚收斂，也是預防肌膚老化一個相當重要的環節。身體化妝水具有收斂、滋潤及放鬆身心的功效，您可依照自己的需求來調配各式各樣的化妝水，讓身體一整天都適呈現最保水潤澤的輕柔觸感。

準備材料

　　伏特加酒 10 ml、精油、礦泉水 500 ml、白酒或蘋果酒 100 ml

步驟

1. 選取自己喜歡的精油，總滴數約在 15 至 20 滴左右。
2. 將混合好的精油加入伏特加裡，充分搖晃均勻後，靜置一段時間，之後加入白酒。
3. 把所有已經混合均勻的材料加入 500ml 的礦泉水中，再次混合均勻。之後，使用咖啡濾紙來過濾雜質即可使用。
4. 在標籤上註明製作日期、混合精油名稱，貼於瓶身。

建議配方：

－保水潤澤：檸檬草＋快樂鼠尾草＋刺蕊草＋天竺葵
－活力再現：萊姆＋薰衣草＋檸檬＋薄荷
－寧靜夜晚：安息香＋檀香木＋橙花＋肉豆蔻
－快樂費洛蒙：葡萄柚＋檸檬＋玫瑰＋薰衣草

（十五）、精油沐浴鹽

　　都市煩擾的生活，常常讓人不自覺地想逃開。如果能在壓力緊繃的一天後，溫壺小酒，來個舒服的天然精油鹽浴，是多麼美妙至極的享受。沐浴鹽中使用的海鹽有多重功效，除了含有豐富的礦物

質，還能去角質、清潔制菌並促進新陳代謝等。

　　人的身體是小型發電機，而「鹽」則是種良好的電解體，易於溶解、導電，因此，將會自然的形成一個小電場，對我們的皮膚、末稍神經有刺激的效用。使用沐浴鹽來泡澡能去除角質，滋潤肌膚，促進新陳代謝，鬆弛生活緊張，還能幫助身體代謝雜質及多餘水分脂肪。市面上銷售的沐浴鹽，不論是香味或是舒緩的功效都無法自己選擇，如果自己嘗試DIY，不僅能夠掌握品質還能依照個人的需求來訂做！

準備材料

　　密封罐、攪拌匙或竹筷、天然海鹽、精油、基礎油

步驟

1. 將精油20至25滴與荷荷芭油30ml倒入密封罐中充分混合均勻。
2. 海鹽500g倒入密封罐中，來回攪拌，讓每顆海鹽都能接觸到精油。
3. 在標籤上註明製作日期、混合精油名稱，貼於瓶身。

注意事項

1. 製作完成後，每星期將密封罐倒置一次，讓精油與海鹽能更均勻的混合。
2. 如果要將海鹽用來按摩皮膚，在製作前應先將海鹽磨碎。
3. 沐浴時，身體會感到發熱，是正常現象。
4. 節約方法：可先將浴缸放些熱水，將沐浴鹽在身體搓揉，讓搓揉過後的沐浴鹽掉落浴缸中。然後泡澡，將可享受到去角質與泡澡的雙重功效。

（十六）、抗菌洗手乳

　　炎炎夏日裡，傳染病很容易透過雙手而感染。我們的雙手是最

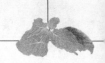

容易傳播細菌途徑，可是如果太常使用化學藥品製成的洗手乳，又容易使肌膚乾澀及脫皮。所以自己來做一份屬於自己的味道，不僅能充分達到清潔兼保養效果的洗手乳，同時還能夠保護自己與家人，何樂而不為？

準備材料

　　無香精沐浴乳100ml、精油約30滴、玻璃瓶

步驟

1. 將所挑選的精油充分混合均勻。
2. 上述材料加入沐浴乳中，充分攪拌均勻，裝入玻璃瓶中。
3. 在標籤上註明製作日期、混合精油名稱，貼於瓶身。

建議配方：

－抗菌：尤加利樹＋檸檬草＋綠花白千層

（十七）、柔膚純露

　　每次洗完臉後如果能夠迅速地擦上化妝水，不但可以補充水分，還可幫助肌膚恢復原有的酸鹼值，幫助呈現健康狀態。其實，大部份的人都知道清潔肌膚的重要性，但是如果無法選擇適當的化妝水，還是看不出護膚的效果。

　　臉部肌膚容易因室內空調而過於乾燥，或因為外在環境中的灰塵、紫外線。以及化妝而產生疲勞。所以我們更需要細心的呵護，何不自己動手做最適合自己的純露來好好呵護保養臉部肌膚！

準備材料

　　玻璃噴瓶(100 ml)、燒杯或量筒、標籤(標示成分製造日期用)、蒸餾水90 ml、酒精(蒸餾酒精或無水酒精)10 ml

步驟

1. 將所選擇的精油滴入調配瓶中，充分混合均勻。

2. 酒精到入調配瓶中，與精油充分混合均勻。

3. 將蒸餾水倒入調配瓶中攪拌均勻。放置3天之後再次搖晃，然後使用咖啡濾紙過濾。

4. 在標籤上註明製作日期、混合精油名稱，貼於瓶身。

建議配方：

－正常肌膚：棕櫚玫瑰＋香水樹＋乳香

－油性皮膚：茉莉＋肉豆蔻＋檸檬

－敏感肌膚：羅馬洋甘菊＋天竺葵＋薰衣草

－乾性肌膚：胡蘿蔔籽＋玫瑰＋紫檀木

（十八）、足部龜裂精油膏

　　大多數的人所忽略的足部保養，現在已經漸漸受到重視了。由於足部每天必須承受我們身體的重量，而愛美的女性又容易為了造型而屈就高跟鞋或不適合的鞋子，造成足部受到拉扯的力量增大。這種情形會迫使我們的腳底容易發生角質增生的情況，以致於出現粗糙、暗黃、角跟龜裂等狀況。

　　但是足部保養光擦乳夜是不夠的，主要原因是足部的角質粗厚：腳底有乾皮、脫皮或較深紋路；趾頭與鞋帶接觸面，角質也會比較粗厚；習慣穿高跟鞋的腳還會因為重心集中足踵，導致大拇趾長出厚皮；穿尖鞋的大小拇趾也會長繭，大拇趾更可能骨頭變形和腫脹。

　　因此，為了您的足部健康，唯有每天持之以恆的按摩及擦拭腳底專用的特殊保養品，給予足部完全的滋養，這樣才能擁有一雙傲人的雙足。

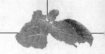

材料

精油25滴、蜜蠟15克、核桃仁油100 ml

步驟

1. 先煮一鍋滾水。
2. 將蜜蠟和核桃仁油倒進燒杯裡，將燒杯置入鍋中隔水加熱直到融合均勻。
3. 將燒杯拿出並不斷攪拌，當漸漸冷卻即將黏稠時，加入精油。
4. 一直攪拌到完全冷卻黏稠後，裝入瓶子裡保存。

使用方式

將足部龜裂精油膏塗抹在腳掌、腳背上，然後用手壓按腳掌、腳背；腳趾則用手的拇指及食指夾住來回揉擦按摩。

建議配方：

－保濕滋潤：紫檀木＋薰衣草＋洋甘菊

（十九）、臉部酸鹼平衡水

皮膚擁有足夠的水分才能避免乾燥、暗沉與皺紋老化的現象，並能擁有吹彈可破的晶瑩膚質！我們在清洗完臉部之後，原來弱酸性的的肌膚會暫時的略帶鹼性，此時如果能夠使用酸鹼平衡水來幫助肌膚恢復正常的酸鹼值，也可讓角質層獲得大量的水分以及滿足滋潤的需求。

材料

精油6滴、蘋果醋（或葡萄酒）10 ml、蒸餾水80 ml

步驟

1. 將精油滴入空的10 ml精油瓶中。
2. 使用滴管吸取蘋果醋（或葡萄酒），加入精油瓶中，並搖晃均

11

匀。

3. 置於陰涼處約一週的時間，每天稍微搖動幾下。

4. 準備一個大的深色玻璃瓶（約 100 ml），上面放置一個鋪有濾紙的漏斗。

5. 將精油瓶取出並倒入漏斗中，使液體過濾後留在大深色瓶中。

6. 接著將蒸餾水緩緩倒入漏斗中（濾紙不要拿掉），收集在深色瓶裡。

7. 搖晃深色瓶使其混合均匀即可。

建議配方：

－平衡：乳香＋橙花＋薰衣草

（二十）、荷荷芭按摩乳霜

使用按摩霜按摩皮膚可以幫助皮膚的血液循環通暢，還能讓深層皮膚得到足夠的氧氣和營養，進而改善表面的皮膚狀況。按摩皮膚的方式須依照皮膚的性質、狀況而定，按摩時不要用太多按摩霜，否則滑動太快反而變成表皮按摩，無法按摩到深層的肌肉，那就失去按摩的意義和作用了。

經常使用按摩霜按摩臉部，能使我們吸收營養的能力加快，也能讓皮膚變得更柔軟，細緻。須注意的是，按摩時動作宜輕柔、緩慢，按摩後需將按摩霜擦掉，因為一直把它留在臉上，反而會刺激皮膚，對皮膚不利。

材料

精油6滴、蜜蠟10克、荷荷芭油35 ml、小麥胚芽油5ml、核桃仁油30 ml、薰衣草純露20 ml

步驟

1. 先煮一鍋滾水。

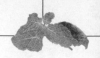

2. 將蜜蠟、荷荷芭油、小麥胚芽油、核桃仁油倒進燒杯裡，將燒杯置入鍋中隔水加熱，輕輕搖晃直到融合均勻為止。

3. 將燒杯拿出，一邊慢慢加入薰衣草純露一邊攪拌，使其充分混合均勻。

4. 一直攪拌到乳霜冷卻後，加入精油，再繼續攪拌到黏稠狀後裝入瓶子裡。

11

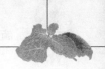

參考文獻

1.「The Essential Oil Safety」; Robert Tisserand; The Association of Tisserand Aromatherapists.
「精油安全專業指南」，羅伯・滴莎蘭德著，芳香療法師協會出版。
中文版由鄉村國際有限公司出版

2.「The Essential Oils」; Ernst Guenther PH.D; D. Van Nostrand Co. Ltd.

3.「The Art of Aromatherapy」; Robert Tisserand; The C. W. Daniel Co. Ltd.
「芳香療法的藝術」，羅伯・滴莎蘭德著，C.W. 丹尼爾公司出版
中文版由鄉村國際有限公司出版

4.「Aromatherapy」; Wanda Sellar; The C. W. Daniel Co., Ltd.

5.「The Complete Guide to Aromatherapy」; Salvatore Battaglia; The Perfect Potion (Aust) Pty Ltd.

6.「The Fragrant Pharmacy」; Valerie Ann Worwood; Macmillan London Ltd.

7.「The Fragrant Mind」; Valerie Ann Worwood

8.「Aromatherapy for the Healthy Child」; Valerie Ann Worwood

9.「12星座芳香療法」，KAHARI TAKAMURA著，世茂出版社出版

10.「婦科診療室」，威廉・派克等著，天下文化出版

11.「全身經穴應用解剖圖譜」，嚴振國主編，志遠書局出版

12.「家庭醫學圖書館」，光復書局出版

13. King Net 國家網路醫院 http://www.webhospital.org.tw

14. http://www.coden.com.tw

15. http://www.askalee.com

16. http://www.theqi.com

17. http://www.dharma.com.tw

18. http://health.ntcpe.edu.tw

19. http://www.bio.ncue.edu.tw

20. http://content.edu.tw

21. http://microbiology.scu.edu.tw

22. http://www.health4ever.com

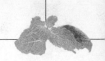

名詞解釋(Glossary)

原精(Absolute)

利用溶劑萃取法提煉自植物的芳香物質。精油的製造通常透過蒸餾法或低溫壓榨(像是柑橘精油)兩種。原精比精油粘稠，比較容易帶有顏色。

抗痙攣(Antispasmodic)

利用溶劑萃取法提煉自植物的芳香物質。精油的製造通常透過蒸餾法或低溫壓榨(像是柑橘精油)兩種。原精比精油粘稠，比較容易帶有顏色。

催情劑(Aphrodisiacs)

芳香精油的香味可使人感到溫暖愉快，且具有催情效果。具有催情效果的精油大致上有三類，鎮定類、安撫類及直接創造性慾功效。

袪腸胃脹氣(Carminative)

對於食物消化不完全或是服用抗生素產生的脹氣；利用精油以順時鐘的方式按摩，可有效舒緩。

卡答兒黏膜炎(Catarrh)

即一般所稱的鼻喉黏膜炎，鼻腔或呼吸道的黏膜發炎並分泌許多黏液，形成黏膜炎。病菌感染、花粉、灰塵所引發的敏感也是黏膜炎發生的原因之一。

化學型態(Chemotypes)

芳香植物品種常有變化，雖然外表相同但製造出來的精油化學性質卻有很大的差異，同一植物不同的化學型態，常會有不同的主要成分。

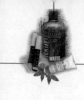

名詞解釋(Glossary)

香豆素(Coumarins)

香豆素是一種具有香氣、具揮發性很低的分子,因此很不容易用蒸餾法取得。具有鎮定、抗痙攣和抗抽筋的功能。

稀釋(Dilutions)

精油不可直接使用於肌膚上,需要以基礎油稀釋後,才可塗抹於肌膚上。與基礎油稀釋後用於按摩,更有利於人體吸收。

利尿(Diuretic)

使排尿增多,促進水分從腎臟排出。

灌洗(Douches)

將精油製成灌洗液對於陰道炎等感染,具有非常優異的效果,但是需要注意的是精油是高濃度物質,必須稀釋到極低比例才能接觸陰道黏膜。

通經(Emmenagogue)

促進並調節經血流通。

祛痰(Expectorant)

使呼吸道之分泌增加,不但可以保護呼吸道的黏膜, 而且會減低痰的黏性,使其流動性增加,易於排出,間接促成止咳的目的。

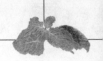

名詞解釋(Glossary)

呋喃香豆素(Furanocoumarin)

又稱補骨脂(Psoralen)。為含氧的環狀結構，通常存在冷壓法的柑橘精油中。通常和UV光線照射後的光毒現象有關。

吸入法(Inhalations)

吸入法可用來改善呼吸方面的疾病，像感冒、鼻竇炎、喉嚨痛、咳嗽等。但罹患氣喘、花粉症或其他過敏性病症的患者，使用吸入法要比一般人更為小心注意。

異丙醇(Lsopropylalcohol)

會對人體健康產生危害，輕度會刺激眼睛及上呼吸道，高濃度可能造成頭痛、噁心症狀，大量暴露時則會造成意識喪失及死亡。另外，異丙醇在密閉空間的蒸氣濃度達2%-12%時，即會引起爆炸。

代謝物(Metabolite)

體內生化反應進行後所產生的物質，有時在解毒的過程中形成。

嗅覺上皮(Olfactory epithelium)

鼻子頂部的黏膜組織的一小塊區域，再進去即為嗅覺神經的終點投射。

氧化(Oxidation)

添加氧分子或移走有機物質的電子、氫分子。

名詞解釋(Glossary)

光敏性(Phototoxic)
　　某些精油中的物質會使皮膚對於紫外線的敏感度增加或產生過敏，但如果將這類精油稀釋到2%以下，光敏性就會降低。

倍半萜烯(Sesquiterpenoids)
　　以1½的萜烯單位為基礎，構成一種精油成分，含有醛、酯或酮等功能基，在精油中並不常見。例子包括廣木香內酯及廣藿香醇。

萜烯化合物(Terpenoidsl)
　　以萜烯碳氫化合物為基本架構的精油成分，含有醛、酯或酮等功能基，大多數精油組成若不是萜烯碳氫化合物就是萜烯化合物。

滋補(Tonic)
　　只要是能夠增進身體機能與健康，都具有滋補的功效，特別是身體循環不佳、筋疲力竭或是虛弱時，通常都會帶來提升的作用。

刺激(Stimulants)
　　很多精油都有刺激、振奮的效果；不過雖然它們比咖啡因或是藥物來的安全，但是還是需要視狀況使用。

揮發性(Volatility)
　　揮發性是用來描述物質接觸空氣之後消失的速率。通常揮發性最好的物質歸類為「高音」，揮發性低的歸類於「低音」，中間的屬於「中音」的範圍。

● 特別說明：芳香療法為一種輔助療法，在使用芳香療法做治療前，必須請教醫師及專業人員。編者與出版商無法堅控他人使用精油，故使用精油時，用者當審慎行事。編者與出版商不保證其使用功效或對其使用效果負責。

滴莎蘭德：您個人的專屬芳療書／Michelle
Studio編著. —第二版.—臺北市：鄉村國
際，2004[民93]
　　面；公分
　參考書目：面
　含索引
　　ISBN　957-30227-3-7（軟皮精裝）

　1.芳香療法　2.植物精油療法

418.52　　　　　　　　　　　　93013404

滴莎蘭德
～您個人的專屬芳療書～

編者：Michelle Studio

審訂：劉容珠

封面設計：林松泉

美術編輯：吳怡瑱

發行人：林松泉

出版者：鄉村國際有限公司

地址：台灣・台北市南京東路四段186號9樓之1

TEL：886-2-25786718　FAX：886-2-25770938

http://www.tisserand.com.tw

E-MAIL：shyang.tsuen@msa.hinet.net

電腦排版：宏陽電腦排版印刷有限公司

印刷：宏陽電腦排版印刷有限公司

出版日期：2004年9月1日第二版第一次印行

Printed in Taiwan
・本書如有破損、缺頁、裝訂錯誤，請寄回更換・
定價：NTD/500 ・ RMB/120

您書架上不可缺少的
芳香療法書籍

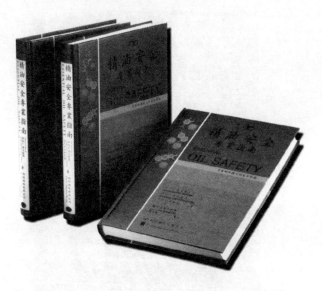

作者：羅伯・滴莎蘭德，湯尼・貝勒屈
審訂：劉容珠
精裝本
頁數：442頁
定價：新台幣1500元

內容簡介：

　　對於芳香療法的使用者來說，「安全」的使用精油是非常重要的事。本書著重於實用性，作者以最新的研究發現為基礎，給予最廣泛的導引。其中囊括有：**311**種安全精油資訊及**135**種精油的構成要素，並詳盡介紹**95**種精油檔案，包括化學結構、危險性、使用、劑量、毒性資料及使用禁忌，以及更多您不可錯過的必要資訊等，是目前市場中最齊全實用的總論書籍！

　　無論您是研究者、藥劑師、護理人員、臨床醫生、精油零售商、芳療師或是精油愛好者，本書絕對是您要珍藏的一本專業好書。

您書架上不可缺少的
芳香療法書籍

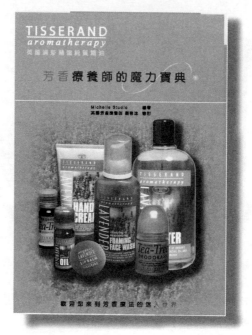

作者：Michelle Studio
審訂：劉容珠
全彩精裝本
頁數：115頁
定價：新台幣250元

內容簡介：

　　對於初次接觸芳香療法的使用者來說，「實用性」可說是普遍受到重視的一環。本書引用圖文並茂以及淺顯易懂的文字來介紹芳香療法這門科學。內容包括精油的歷史、療程運用以及提供實用的按摩手法，其中更特別的是在於十二星座的介紹，讓所有人能夠將精油運用於不同的層面上，達到舒緩神經、放鬆心情，進而清靜思緒、心靈，達到身心靈全面平衡的完美狀態。

您書架上不可缺少的
芳香療法書籍

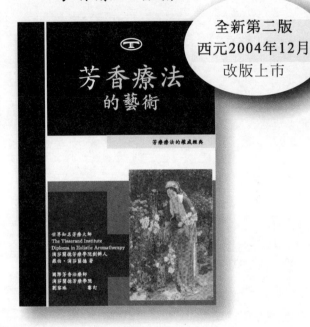

作者：**羅伯‧滴莎蘭德**

審訂：劉容珠

精裝本

頁數：350頁

定價：新台幣350元

內容簡介：

　　1977年於英國出版，其為第一本以英文撰寫的芳香療法書籍，同時被視為芳療界的聖經。書中內容對於芳香療法的整個概念，起源及應用都有完整的介紹。不僅如此，書中亦提供許多基本的保養及治療配方，是一本會讓您愛不釋手的書。